허브 *Herb*
마더팅크처 *Mother tincture* ∅

자연으로 치유하는 동종요법판 허브요법

50 종류의 허브
60 종류의 팅크처
40 종류의 사례

유이 토라코 由井寅子 지음

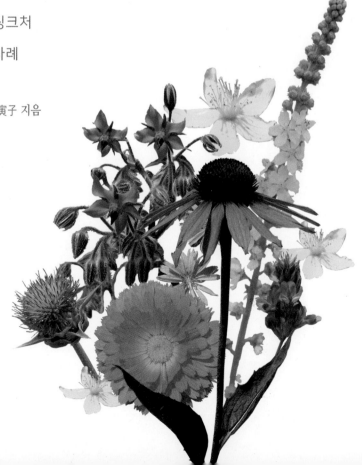

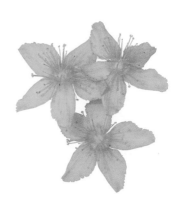

「모든 초원과 풀밭, 산과 언덕은 살아있는 약국이다」

Labyrinthus medicorum erratium 파라켈수스

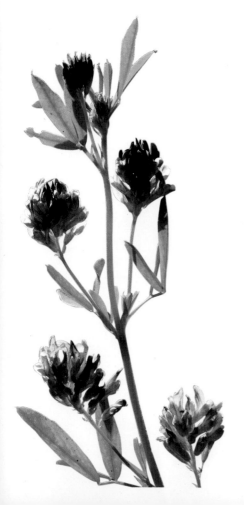

시작하며

마더팅크처란 식물을 알코올에 담가 엑기스로 추출한 것을 말합니다. 마더팅크처에는 식물의 강력한 성장력과 영양이 농축되어 있어 에너지로 가득 차 있습니다. 다만 화학비료나 농약을 사용하지 않고 기른 허브와 약초를 신선할 때 알코올에 담가 식물의 기운과 영양을 꾹 눌러 담은 것이어야 합니다.

옛날에는 집 주변에 봄 여름 가을 겨울마다 약초가 되는 식물을 심었습니다. 그것을 먹거나 달여 마셔서 병을 예방하고 치료했습니다. 약초는 우리 생활과 밀접한 관계를 맺어 왔지만, 약초에 관련된 많은 지식이 잊혀졌습니다. 약초의 유효성이 그 안에 포함된 화학물질로만 간주되어 그 화학물질(의약품)을 배우는 것이 약학이 되었고 일반인들도 그런 생각을 받아들여 믿게 되었습니다. 한편에선 효능이 있는 성분을 함유한 약초를 의약품으로 취급하여 일반인들이 이용하기 어렵게 만든 것도 그 이유 중 하나입니다. 그렇지만 우리에게는 예로부터 약초를 사용할 권리가 있습니다. 그러니 약초에 대한 조상들의 지혜를 찾아내 함께 부활시켜야 합니다.

독일에서는 옛날부터 마더팅크처가 병을 예방하는 건강주로 애용되었습니다. 구 왕립 런던 동종요법 병원에서는 치료사가 있어서 무좀이나 티눈, 사마귀 등의 치료에 카렌듈라 마더팅크처를 사용했습니다. 또한 런던 할리가(Harley Street)에는 아주 유명한 치료사들이 모여있는 거리에 카렌듈라 마더팅크처만으로 치료하는 동종요법 전문가도 있을 정도입니다. 카렌듈라 마더팅크처는 비타민A의 전구물질인 베타카로틴의 함유율이 높아 피부 재생이나 위궤양, 구내염, 치은염 등의 염증을 진정시키고 세포 재생력을 강력하게 높이는 것으로 알려져 있습니다. 임상경험에 비추어 봐도 만성병에 대한 마더팅크처의 유효성은 분명이 있으며 저의 ZEN메소드에서도 매우 중요한 부분을 담당하고 있습니다. 식물의 은혜인 마더팅크처의 훌륭함을 한국에 계신 분들이 알고 더 많은 분들이 마더팅크처의 은혜를 입게 되시길 진심으로 바라겠습니다.

농민 유이 토라코

Contents

제1부 마더팅크처 개론

Contents

제2부 약물학(Materia Medica)

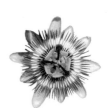

Contents

제3부 서포트 팅크처

Contents

제4부 레퍼토리

제 **1** 부

마더팅크처 개론

제1장 정의

1. 레메디(Remedy): 동종요법에서 치료를 위해 사용하는 것으로 다양한 광물, 식물, 동물, 병원체 등의 물질을 천문학적으로 희석 진탕해 만들어지는 것으로 일반적인 의약품과는 차이가 있습니다

마더팅크처란

마더팅크처란 좁은 의미로는 식물을 알코올에 담근 뒤 일정 시간이 지나고(대략 한달) 얻게 되는 추출액을 말합니다. 넓게는 식물뿐 아니라 동종요법의 모든 레메디를 만들 때에 사용되는 모액(母液)을 말합니다. 마더팅크처 기호는 Φ(파이)이고 레메디의 기호는 Rx(복수형 Rxs)입니다. 마더팅크처에 사용되는 식물은 주로 독성이 없는 허브를 사용합니다.

레메디와의 차이

동종요법에서 치료로 사용되는 레메디는 마더팅크처를 천문학적인 횟수로 희석 진탕해서 만든 것입니다. 희석하고 진탕하는 것을 포텐시라고 합니다. 시중에 판매되는 마더팅크처 제품은 원액을 식물 농도가 10%가 되도록 조정한 것으로 1X(X란 10배희석=Φ)라고 합니다. 대표적으로 세 가지 포텐시(역가)가 있는데 X는 10배로 희석, C는 100배로 희석, LM은 5만 배로 희석한 정도를 나타냅니다. 예를 들어, 12X는 10배 희석을 12번 진행한 포텐시이고, 30C는 100배 희석을 30번 진행한 포텐시입니다.

추출액(모액)의 희석 진탕한 정도에 따라 치유력이 작용하는 범위가 달라집니다. 1X인 마더팅크처는 육체 차원인 장기나 조직에 영향을 주어 신진대사를 높이는 작용을 합니다. 포텐시(희석 진탕 횟수)가 높아질수록 감정이나 영혼에까지 영향을 미칩니다.

이처럼 마더팅크처와 레메디의 차이는 포텐시(희석 진탕)의 차이로, 그 차이에 의해 작용하는 차원이 달라집니다. 마더팅크처는 몸에 직접적으로 작용하고 레메디는 마음이나 감정, 사고방식에까지 작용합니다. 즉 마더팅크처는 장기(臟器)치료의 도구로, 레메디는 근본치료의 도구로 사용하고 있습니다.

좀 더 자세히 설명해보겠습니다. 예를 들면 암처럼 육체 차원에서 변화가 보여질 경우, 육체 레벨에 병이 있다고 생각할 수 있습니다. 그 때엔 마더팅크처를 오랫동안 복용할 필요가 있습니다. 최소한 한 병(150mL: 반 년 ~ 1년분)은 복용해야 합니다. 암은 혈액을 깨끗이 해야 하므로 혈액 정화 작용이 있는 에키나시아(Echi-p.), 튜야(Thuja), 카렌듈라(Calen.), 페이고피럼(Fago-t.), 루타(Ruta)등 많은 마더팅크처가 필요합니다. 또한 일본 약국법으로 사용이 금지되어 있는 컨듀랑고(Cund.), 히드라스티스(Hydr.)도 혈액을 정화하고 다양한 종양을 제거하므로 암 치료에 중요한 마더팅크처입니다. 또한 마더팅크처는 아플 때뿐 아니라 건강한 상태에서도 장기의 기능을 활성화하고 싶을 때 사용할 수 있습니다. 즉, 평소에도 건강 증진과 질병 예방에 사용할 수 있습니다. 물론 평상시 몸 상태가 좋지 않을 때 혹은 쉽게 피로해지는 체질 등의 개선에도 효과가 있습니다.

레메디의 경우 식물뿐 아니라 광물, 동물, 세균, 화학 물질, 불가양물(무지개, 색깔, 전자파 등 비물질적인 것) 등 온갖 것이 그 원료로 쓰입니다. 이들을 천문학적 배율까지 희석 진탕하여 원물질을 순수한 에너지체로 만듭니다. 레메디는 하네만이 『의술 오르가논』에서 서술하고 있듯이 병(생명력인 바이탈 포스가 정체)에 직접 작용할 수 있습니다. 병의 패턴과 동종의 패턴을 가진 레메디를 복용함으로써 생명력 자체가 병(비자기)이 있음을 인식하고 이를 스스로 밀어낼 수 있도록 하는 것입니다. 이처럼 고도로 역동화(희석 진탕)된 레메디는 시공을 초월하여 직접 병에 작용하기에 과거 마음의 상처도 깨끗이 치료할 수 있습니다.

원료로서의 식물

식물의 역할

마더팅크처의 원료인 식물에 대해서 생각해 봅시다. 식물은 우리 인간에게 정말 고마운 존재입니다. 우리는 더욱 더 식물에게 감사해야 합니다. 그러나 현대인은 각 식물의 존재 의의를 잊어 버려서 식물을 효과적으로 이용할 수 없게 되었습니다. 식물은 대지의 미네랄을 뿌리에서 빨아올려 그것을 인간에게 전달해 주는 중요한 역할을 담당하고 있습니다. 동시에 식물 특유의 각종 영양(비타민, 탄수화물, 지방, 단백질)과 약효 물질을 인간에게 제공해주는 식량이자 치료제이기도 합니다. 또한 식물은 햇빛과 물과 이산화탄소를 이용해서 스스로 당을 합성할 수 있고 그 당을 이용해 에너지를 만들어 냅니다. 인간뿐 아니라 동물도 스스로 에너지를 만들어 낼 수 없습니다. 모든 동물의 에너지의 근원을 더듬어 가보면 식물로부터 나온다는 것을 알 수 있습니다.

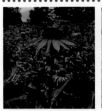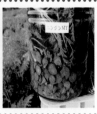

1. 에키나시아 (Echi-p.)
2. 당근 마더팅크처

식물은 우리에게 영양과 에너지를 제공하고 있을 뿐만 아니라 꽃을 피워 '아름다움'까지 무상으로 제공합니다. 자연과 함께 평화롭게 사는 지혜도 가르쳐줍니다. 식물은 군락을 이루어 양분을 흡수하고 부족한 것은 스스로 만들어 내어 환경에 적응하고 있습니다. 그리고 식물은 당황하는 일이 없이 늘 침착합니다. 식물도 생물인 이상 충격과 공포를 어쩔 수 없이 느끼겠지만 소와 말이 자신을 뜯어 먹는 것이 공포는 아니기에 통증도 없나 봅니다. 다만 자연스럽지 않은 행위에 대해서는 어떤지 모르겠습니다. 그래서 채취할 때는 식물이 충격을 받지 않도록 기계가 아니라 감사를 담은 사람의 손으로 소중히 채취하는 것이 중요합니다. 애정을 담아 키워 채취한 식물로 만든 마더팅크처는 그 식물의 힘이 농축된 것으로 이것을 먹는 것으로도 인간은 식물처럼 환경에 적응하고, 당황하거나 공포심을 느끼는 것이 점차 적어질 것이라 생각합니다. 햇빛을 흡수하고 빛을 향해 무럭무럭 자라나는 식물은 태양의 무조건적인 사랑을 그 몸에 품고 있다고 할 수 있습니다. 이처럼 식물은 인간의 이상적인 모습을 나타내고 있는 것 같습니다.

인간은 식물보다 훨씬 좋은 조건을 부여받고 있는데도 불평만 합니다. 고통 속에서 어둠만 보고, 그곳에 빛이 있다는 것을 알아차리지 못하고 나에게 빛이 없다고 생각하여, 뒤틀리고 엉뚱한 쪽을 향해 가거나 멈추기도 하고, 성장하는 것(영적으로 진화하는 것)을 막아버립니다. 그런 우리가 오히려 식물보다 뒤떨어지는 것이 아닐까요? 우리는 식물에게 고개를 숙여야 할지도 모릅니다.

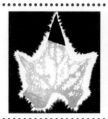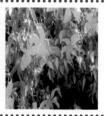

1. 식물 키를리안 사진
2. 하이페리쿰 (Hyper.)

참고로 몸의 성장과 영적 진화가 멈추어 버렸을 때는 튜야(Thuja), 하이페리쿰(Hyper.) 마더팅크처가 아주 좋습니다. 정말 고맙게도 인간이 식물에게 받는 은혜를 나열하자면 끝이 없습니다.

식물이 머금은 빛

녹색채소의 엽록소는 태양으로부터 쏟아지는 빛 에너지를 흡수합니다. 그것을 우리가 얻어먹고 있는 것입니다. 한편, 빛의 힘에 의해 뇌의 송과체는 멜라토닌의 분비를 촉진합니다. 그러면 우울증이 개선되거나 흉선이 강해져 면역력이 높아집니다. 저의 임상 경험상 우울증인 사람들은 조리를 지나치게 한 것이나 가공식품을 주로 먹고 생채소는 먹지 않는 경우가 있습니다. 생채소와 허브에는 멜라토닌의 분비를 촉진하는 빛이 깃들어 있을 겁니다. 그런 의미에서도 생채소와 허브를 먹는 것이 중요합니다. 참고로, 우울한 사람에게는 카렌듈라(Calen.)와 하이페리쿰(Hyper.) 등의 마더팅크처를 추천합니다. 잎 주변에서는 에너지의 빛이 나오고 있습니다. 이 빛은 잎의 일부를 잘라낸 뒤에도 원래의 형태로 남아 있습니다. 거기에 에테르체의 힘이 남아 있기 때문입니다. 다만, 날이 갈수록 그 힘은 줄어듭니다. 또한 제왕절개를 한 흔적을 키를리안 사진으로 촬영해 보면 그 부분만 빛이 가라앉아 보입니다. 이것은 에테르체의 상처에 의한 것입니다. 즉, 아우라라는 말을 자주 합니다만 식물뿐 아니라 우리를 포함한 생명체는 살아 있는 한 미약하게 빛을 방출하고 있습니다. 그 방출이 키를리안 사진으로 보이는

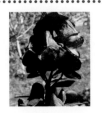

것입니다. 우리가 식물을 먹을 때는 식물의 영양과 비타민이나 미네랄뿐만 아니라 주위에 있는 기(氣)도 먹고 있다는 것을 알겠지요. 그래서 마더팅크처를 만들 때에는 식물의 에너지를 잃지 않도록 채취한 허브를 곧장 알코올에 담그는 것이 중요합니다. 건조시킨 허브로는 힘이 있는 마더팅크처를 만들 수가 없습니다.

빛을 싫어하는 식물

식물은 태양이 없으면 자랄 수 없지만 그 중에서 태양을 싫어하는 식물이 있습니다. 예를 들면 투구꽃입니다. 투구꽃은 직사광선이 들지 않는 그늘과 습기 있는 곳을 좋아합니다. 이처럼 태양을 피하는 식물은 자칫 독을 포함하는 경우가 많습니다. 마더팅크처는 당연히 원물질을 담기 때문에 맹독인 투구꽃은 마더팅크처로 쓸 수 없습니다. 원물질이 없어질 때까지 희석 진탕하는 것으로 무독화시키고, 순수 에너지체인 레메디로 써야 합니다. 그런데 저는 인도인 친구로부터 인도에서는 맹독인 아코나이트(Acon. 투구꽃) 마더팅크처를 심장이 나쁜 사람에게 사용한다는 것을 듣고 깜짝 놀랐습니다. 소량의 물에 아코나이트 마더팅크처를 3방울 떨어뜨리고 먹는 것인데 이것이 굉장한 특효약이라고 합니다. 하지만 분량이 틀리면 자칫 큰일이 되기 때문에 절대 아코나이트 마더팅크처는 사용하지 마세요. 인도의 호메오퍼스가[2] 맹독의 마더팅크처를 처방하는 일이 가능한 것은 인도에서는 동종요법이[3] 아유르베다, 현대의학과 함께 제1의학이기 때문입니다.

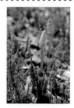

1. 쇠뜨기 (Equis-a.)

쇠뜨기와 실리카

선인들의 지혜, 특히 독일의 약초학이나 일본의 민간요법에는 식물을 이용하는 방법이 많이 남아 있습니다. 일본인은 옛날부터 쇠뜨기를 먹고 몸을 건강하게 만들었습니다. 쇠뜨기에는 실리카(이산화규소)가 다량으로 함유되어 있어 비뇨기계가 튼튼해지고 야뇨증이나 요실금, 폐의 문제가 나아집니다.

쇠뜨기는 실리카를 많이 포함하고 있으므로 피부에 탄력을 줍니다. 실제로 쇠뜨기로 만든 에퀴세튬(Equis-a.) 마더팅크처를 먹고 피부에 생기가 돈다는 소리를 많이 들었습니다.

쇠뜨기가 실리카를 많이 함유하고 있는 이유는 토양 미네랄을 모아 스스로(원자 전환을 일으켜) 실리카를 만들어 내는 힘이 있기 때문입니다. 쇠뜨기의 강력한 번식력은 실리카를 많이 함유하고 있기에 생기는 것입니다. 우리는 쇠뜨기를 먹거나 쇠뜨기 마더팅크처를 먹음으로써 그 힘을 받을 수 있습니다. 쇠뜨기는 실리카가 부족한 밭에서 많이 자라고 토양에 실리카를 가져다주는 소중한 잡풀이자 약초입니다.

실리카는 체력이 약한 사람에게 깊이 작용하여 병을 잊을 정도로 건강하게 해줍니다. 특히 광물인 실리카 자체보다 식물이 토양에서 빨아들인 실리카가 사람에게는 온화하고 더욱 깊이 작용합니다. 사람에게는 정제된 영양분보다는 식물이 빨아들인 영양을 섭취하는 편이 훨씬 좋습니다.

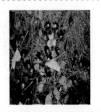

곰과 마그네슘

불곰이 초식 동물을 공격하는 이유를 아시나요? 불곰은 내장을 먹고 싶어 하기 때문입니다. 초식 동물의 장 속에는 절반 정도 소화된 식물이 가득 차 있습니다. 이것은 엄청난 영양분입니다. 게다가 장내세균이 많이 들어 있는 상태라서 스스로 소화시킬 필요가 없습니다. 그래서 불곰은 초식 동물을 덮치고 싶어하는 것입니다. 한편, 반달곰은 초식 경향이 강해 동물을 공격하지 않습니다. 물론 곰은 식물 자체에서도 미네랄을 흡수합니다. 마을 근처에는 도토리나 밤, 으름 덩굴 등 곰이 좋아하는 나무가 있습니다. 인간이 그 나무를 베어 버리면 곰은 나무 열매를 못 먹게 되고 그 결과 마그네슘이 부족해집니다. 마그네슘이 부족해진 곰은 겨울잠을 잘 수 없습니다. 곰에게는 생존의 문제이기 때문에 마그네슘이 풍부한 사과 등을 훔치러 마을에 나타나는 것입니다. 반면 인간은 곰을 포획하기 위해 큰 새장에 닭을 미끼로 유인하지만 곰은 닭 따위는 거들떠보지도 않습니다. 예전에는 곰이 토종닭을 잡아먹기도 했지만, 인간이 기르고 있는 지금의 닭은 곰에게는 음식으로 보이지 않는 것 같습니다. 유전자 조작 옥수수 등 이상한 사료를 닭에게 먹이고 있기 때문입니다. 곰이 그것을 아는지 요즘 닭은 거들떠 보지도 않습니다. 인간도 먹지 않습니다. 그래서 어떤 장애가 있든 곰은 전속력으로 사과를 훔치러 마을로 가는 것입니다.

또한 산머루에도 마그네슘이 풍부합니다. 저도 산머루를 무척 좋아

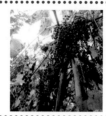

1. 산머루(Yamab.)

해서 도야(洞爺:지명)의 산머루를 혼자 먹은 뒤 곰에게 대단히 미안해서 죄책감이 들었습니다. 이런 야생의 자연스러움이 새콤달콤하고 맛있습니다. 산머루의 마더팅크처를 마시면 정말 행복한 기분이 듭니다. 향기에도 마그네슘이 풍부하게 포함되어 있기 때문입니다. 마그네슘은 가라앉기 쉬운 사람이나 우울한 경향의 사람에게 매우 중요한 미네랄입니다. 마그네슘은 통곡물과 해조류에 많이 포함되어 있습니다.

현대인의 미네랄 부족 원인

현대인 대부분은 미네랄이 부족한 경향이 있는데 그 첫 번째 원인으로는 채소에 들어있는 미네랄이 줄어드는 것을 들 수 있습니다. 채소에 들어있는 미네랄이 감소하고 있는 이유는 토양에서 미네랄을 흡수하는 채소의 힘이 약해졌기 때문입니다. 이는 채소의 생명력이 줄어들고 있다는 표시입니다. 채소의 생명력이 감소하고 있는 원인은 화학비료와 농약 등의 사용으로 토양의 생명력이 떨어져 버린 것과, 유전자 변형 작물 등 인간의 손이 더해진 것 때문입니다. 현대인의 미네랄 부족 두 번째 원인은 음식에서 미네랄을 흡수하는 능력이 저하되고 있는 것입니다. 음식에서 미네랄을 흡수하는 능력이 저하되는 원인은 면역력의 저하(장 생명력의 저하)에 있습니다. 장의 생명력이 감소하는 원인은 예방접종과 부자연스러운 음식 때문입니다. 세 번째 원인은 스트레스로 미네랄이 부족한 만성적인 미네랄 결핍상태가 되는 것 때문입니다.

스트레스가 많은 원인은 이너차일드(Inner Child)[1] 부분에서 설명하겠지만 감정을 억압하고 있기 때문입니다. 감정을 억압하는 원인은 이너차일드에 있습니다.

미네랄 부족을 해소하는 데에 도움이 되는 것은 생명조직염(티슈솔트) 레메디입니다. 생명조직염 레메디는 미네랄을 직접적으로 보급하기 위해서라기보다는 체내 미네랄 밸런스를 정상으로 유지하기 위한 서포트 레메디입니다. 즉, 미네랄이 부족할 때 음식에서 미네랄의 흡수를 높이고 과할 때는 배출을 촉진하는 기능이 있습니다. 이처럼 생명조직염 레메디는 미네랄 부족을 인식하고 음식으로부터 미네랄의 흡수율을 높여 현대인의 만성적인 미네랄 결핍 상태를 극복하도록 하는데 중요한 역할을 합니다. 특히 흡수되기 쉬운 형태로 미네랄이 함유된 마더팅크처와 생명조직염 레메디의 병용은 큰 도움이 됩니다.

식물의 부위와 3대 요소와의 관계

식물은 인간과는 위아래가 반대로 뿌리는 머리, 꽃은 생식기에 해당합니다. 그래서 머리에 작용시키고 싶으면 뿌리채소를 먹고, 생식기, 비뇨기계에 작용시키고 싶다면 꽃을 먹으세요. 뿌리, 줄기, 꽃의 성장에는 특정 미네랄이 관여하고 있습니다. 비료의 3대 요소는 질소(N), 인산(P), 칼륨(K)입니다. 자기에게 필요한 미네랄과 식물의 성분, 그리고 작용 부위에 대한 연관성을 생각하면 모종의 힌트를 얻을 수 있을 것입니다.

제1장 **정의**

1. 도요우케: 일본 도요우케 자연농 (日本豊受自然農) 주식회사. 시즈오카현 간나미와 홋카이도 도야의 농장 운영, 자연농 농산물을 생산하여 식품 가공 및 무첨가 화장품 제조, 교육 프로그램 개최

뿌리·칼륨·지구

뿌리는 지구와 칼륨과 관계가 있습니다. 칼륨은 "근비"로 불리며 뿌리의 발육과 관계있는 미네랄입니다. 대사를 촉진하는 보조 효소로서의 기능이 있으므로 부족하면 성장에 필요한 에너지를 생산할 수 없게 되거나 세포벽이 약해지곤 합니다. 또한, 칼륨은 식물 체액의 삼투압 조절에도 관여합니다. 그래서 부족하면 줄기나 잎자루의 세포 내 압력이 약해져서 쓰러지기 쉽게 되거나 잎이 잘 떨어지기도 합니다.

동종요법에서 칼륨 타입은 토대를 만드는 사람에 해당됩니다. 저처럼 학교를 만들고, 협회를 만들고, 사물의 기초를 만드는 것을 좋아하지요. 자신에게 주어진 책임을 다하는 것이 칼륨의 사람입니다. 식물의 경우에도 칼륨은 뿌리를 내리고 토대를 만드는 데 사용됩니다. 칼륨이 많은 식물은 쇠뜨기(Equis-a.)입니다. 농사짓는 사람은 밭에 쇠뜨기가 자라면 "들(のら:노라, '들'과 '게으름'은 동음이의어)이니까"라며 웃는다고 합니다. 즉, "게으르니까"라는 것입니다. 지금 농가는 모두 제초제를 뿌리고 쇠뜨기가 안 나도록 하고 있습니다. 일본 도요우케¹ 자연농에서는 제초제를 쓰지 않으므로 쇠뜨기를 하나하나 뽑아야 합니다. 쇠뜨기는 땅속으로 줄기가 퍼지니 큰일입니다. 줄기는 잡으면 획획 끊어집니다. 게다가 내버려두면 거기에서 다시 뿌리가 나옵니다. 이처럼 쇠뜨기에는 엄청난 생명력이 있으므로 이를 캐내는 것은 힘든 일입니다. 언젠가 쇠뜨기의 흰 뿌리를 보고 칼슘이 들어 있다는 것을 알았

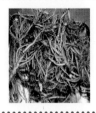

1. 민들레 뿌리 (Tarax.)

습니다. 그때부터는 캐서 건조시키고 달여서 차로 마셨습니다. 일본 도요우케 자연농에서는 밭에 농약을 뿌리지 않기 때문에 아무 걱정 없이 차로 마셔도 됩니다. 쇠뜨기에는 칼슘뿐 아니라 이미 말씀드린 대로 칼륨과 실리카도 풍부하게 함유되어 있습니다. 루돌프 슈타이너도 쇠뜨기는 몸에 좋다고 말했습니다. 쇠뜨기 차를 마신 직원들은 자주 화장실에 가기 시작했습니다. 체독이 쌓여 있는 사람은 쇠뜨기를 먹으면 설사를 합니다. 쇠뜨기에는 숙변을 배출시키는 기능이 있습니다. 쇠뜨기 마더팅크처인 에퀴세튬(Equis-a.)은 노폐물 배설과 결합 조직 강화에 사용할 수 있습니다.

줄기·실리카·태양

줄기는 태양과 관계가 있습니다. 태양을 향해서 곧게 뻗어 나가는 줄기를 단단하게 하는 것이 실리카(Sil.)입니다. 줄기가 단단하지 않으면 잎도 잘 나오지 않습니다. 실리카(Sil.)는 추워서 움츠리고 있는 사람을 위한 레메디입니다. 그렇기에 따뜻한 태양을 향해서 뻗어 나가는 줄기에 잘 맞습니다.

잎·질소·수성

잎은 수성과 관계가 있고 질소를 함유하고 있습니다. 질소는 '엽(葉)비'라고 불리는 원소입니다. 질소 원료로는 화학 비료가 아닌 가축 분뇨를 이용하는 것이 좋습니다. 다만, 기성 사료를 먹는 소가 아니라 자연의 풀을 먹는 소의 분뇨를 이용해야 합니다. 그렇지

21

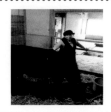

1. 소(花子)

만 밭에 질소만 주면 식물이 허약하고 연약해져 병충해를 입게 됩니다. 반대로 말하면, 부드러운 식물을 만들 때 질소가 필요한 셈입니다. 예를 들어 상추 재배 등에는 질소를 자주 사용합니다. 질소 비료를 주면 왜 해충에게 공격당하는 것일까요? 그것은 인간의 몸에 독이 쌓이면 이를 정화하기 위해 병원체에 감염되는 감염증이 발병하는 것처럼, 질소 비료를 주면 질산 이온이 몸속으로 들어가 아질산 이온으로 변하고 이를 배출하기 위해서 벌레가 꼬이고, 벌레에 파 먹힌 구멍을 통해 아질산 가스를 배출하는 것입니다.

쇠똥은 밭에 넣을 때 $1m^2(1m \times 1m)$에 단 1g으로 충분합니다. 참고로 일본 도요우케 자연농에서는 식물 75종을 3년 발효시킨 액체에 레메디와 마더팅크처를 넣은 '액티브 플랜트'(동종요법 식물 활성제) 500ml을 2000배 희석한 액체에 나의 반려동물인 소(花子)의 똥 100g을 물에 녹인 용액을 섞어 분무기로 토양과 식물에 뿌리고 있습니다. 액티브 플랜트의 희석액은 1평방미터에 1ℓ를 기준으로 살포합니다. 토양에 질소를 늘리기 위해서는 천둥이 많이 치는 것도 필요합니다. 옛날부터 "천둥이 많은 해는 풍년"이라고 하는데 천둥으로 인해 공기 중의 질소가 산화되어 그것이 비에 녹아내리기 때문입니다. 그래서 천둥이 치면 땅이 기름지고 농작물이 크게 자란다고 생각한 것입니다. 또, 콩과식물에 많은 뿌리혹박테리아도 중요합니다. 뿌리혹박테리아는 공기 중의 질소를 식물이 이용할 수 있는 형태로 바꾸어줍니다. 그리고 동종요법적으로 질소는 '용서하지 않는 마음을 가진 사람을 큰 사랑으로 이끌어 가는 원소'

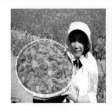
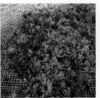
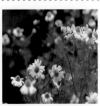

1. 카렌듈라
2. 치커리꽃
3. 카모마일

이고, 그런 사람에게는 암모니아나 질산 등의 질소계 레메디를 처방합니다. 질소 서포트 팅크처도 고안했습니다. 분뇨도 천둥도 농작물에는 소중한 것이므로 결코 미워해서는 안됩니다.

꽃·인·금성

꽃은 아름다움, 우아함, 그리고 생식 기능을 가진다는 점에서 금성과 관계가 있습니다. 꽃에는 인산이 필요합니다. 인산은 '화(花)비', '실(実)비'로 불리는 미네랄입니다. 꽃은 마음을 치유하고 빛을 줍니다. 꽃을 보며 "이 꽃, 얄밉네."라고 생각하나요? 꽃을 보는 사람은 모두들 좋은 얼굴을 합니다. 아기를 보며 "애, 얄미워"라고 생각하나요? 꽃, 아기, 새끼동물은 모두 빛을 발산하는 존재입니다. 그래서 모두들 좋은 얼굴을 하고 바라보는 것입니다.

꽃을 먹는 것은 아주 좋은 풍습이라고 생각합니다. 그것은 꽃이 주는 빛 자체를 먹는 것입니다. 꽃을 먹으면 마음이 편안해집니다. 꽃이 많이 떠 있는 물로 목욕하는 것도 좋습니다. 그것은 아마도 신진대사를 높이는 쪽보다는 기분을 편안하게 하는 효과가 있는 것 같습니다. 물론, 꽃 마더팅크처(제2부 약물학에서 꽃 부위를 쓰는 마더팅크처)를 섭취하는 것도 좋습니다. 우리는 꽃을 생활 속에서 더욱 가까이 해야 합니다. 일본 도요우케 자연농에서는 밭의 구석 구석에 꽃을 피우는 식물을 심었습니다. 고된 일을 하는 농부들이 일하는 도중 문득 눈에 들어온 아름다운 꽃을 보고 지친 마음을 달랠 수 있기를 바라는 마음에서입니다.

제2장 계보

파라켈수스

약초요법의 역사를 거슬러 올라가면 선사시대가 됩니다만, 마더 팅크처의 역사를 이야기하기 위해 여기서는 파라켈수스(Paracelsus, 1493-1541년)를 소개하겠습니다.

파라켈수스는 독일계 스위스인 의사로 약학에 화학을 도입하고, 거기에 더해 신학을 도입한 사람입니다. 또한 연금술사로 명성을 얻었습니다. 아이들이 자주 보던 『강철의 연금술사』라는 대히트 만화를 아시는 분이 많이 계시겠지요. 주인공의 아버지 호엔하임이라는 이름은 파라켈수스의 본명(Theophrastus Philippus Aureolus Bombastus von Hohenheim)에서 유래했습니다. 파라켈수스라는 이름은 '고대 로마의 고명한 의사 켈수스를 능가하는'이라는 의미를 담아 자칭하였다고 알려졌는데, 켈수스가 고대 의학의 상징이라면 '그리스·로마 의학을 넘는다'라는 의미가 그 이름에 담겼다고 생각하는 것이 자연스럽지 않을까 싶습니다. 파라켈수스의 논문에서 가장 유명한 『Archidoxen』(독일 원서 「Decem Iibri Archidoxis」)이라는 연금술을 사용하여 비약(秘藥)을 제조하는 방법이 적힌 책이 있습니다. 이 책에 『강철의 연금술사』 주인공이 찾아 헤맸던 '현자의 돌'의 제조 방법도 적혀 있습니다.

파라켈수스와 하네만

파라켈수스는 하네만보다 300년 전의 인물로 동종요법의 아버지라는 이름을 얻은 사람입니다. 'Similia Similibus Curantur 비슷한 것

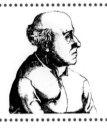

1. 파라켈수스(Paracelsus)
2. 사무엘 하네만: 독일 출신 의사로 "유사한 것은 유사한 것을 치료한다"는 동종의학적 개념 및 치료의 체계를 발견하고 구체화 시킨 동종요법 창시자

은 비슷한 것에 의해 치유된다'라는 동종요법의 원리도 파라켈수스의 말에서 찾을 수 있습니다. 하네만이[1] 파라켈수스에게 큰 영향을 받았다는 것은 틀림없는 사실입니다. 그런데 하네만 시대에 파라켈수스는 수상한 의사로 세상에 알려져 있었기 때문에 하네만은 동종요법의 명성이 손상되는 것을 두려워했는지 파라켈수스를 싫어했습니다. 그리고 동종요법과 파라켈수스의 관련성을 지적하면 자신은 파라켈수스의 흉내를 내지 않았다고 우겼습니다. 그러나 하네만의 저서에는 파라켈수스의 책을 참고한 것으로 보이는 부분이 많이 발견되어 역시 하네만이 파라켈수스의 영향을 강하게 받았다는 것을 확신할 수 있습니다.

또한 파라켈수스의 명예를 위해 거듭 말하지만 그는 결코 수상한 의사가 아니라 진정한 의학을 습득한 진정한 의사라고 말할 수 있습니다. 그러므로 그가 생전에 박해를 받아 죽은 것은 오명을 입은 것이라고 생각합니다. 파라켈수스는 광물을 사용하는 동종요법뿐만 아니라 식물을 사용하는 마더팅크처, 꽃을 사용하는 플라워 에센스, 재를 이용한 스퍼지릭(spagyric) 등 다양한 치료법의 원리를 자신의 치료에 도입했습니다. 식이요법이나 식사 등을 포함하여 환자를 전인적으로 치료했던 것입니다. 또한 인체를 대우주와 상응관계에 있는 소우주로 간주하여 의학이 인체를 다루는 이상 의사는 자연의 법칙, 우주의 법칙, 천문학(점성학), 연금술을 배워야 하며 이들 모두를 습득해야 비로소 진정한 의사가 될 수 있다고 생각했습니다. 관심 있는 분들은 파라켈수스의 명저

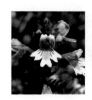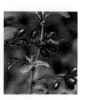

1. 유프라시아 (Euphr.)
2. 베르베리스 (Berb.)

『의사의 미스터리-이것이 없이는 어떻게 해도 진정한 의사가 될 수 없다』(독일 원서「Labyrinthus medicorum erratium」)를 읽어 보시기 바랍니다.

특징표시설

장기의 자양분이 되는 장기 친화적인 약초는 장기의 모양 또는 색상과 비슷합니다. 예를 들어 눈에 좋은 유프라시아(Euphr.)는 눈 모양과, 신장에 좋은 베르베리스(Berb.)는 신장의 모양과, 뇌에 좋은 호두는 뇌의 형태와 비슷합니다. 이런 생각을 특징표시설이라고 하는데, 이것을 언급한 사람이 파라켈수스입니다.

하네만은 파라켈수스의 특징표시설을 엉터리라며 상대하지 않았지만 어쩌면 모양과 색상은 의미가 있고, 장기와 유사한 모양과 색상을 지닌 약초는 장기를 치료하는 힘이 있을지도 모릅니다. 우리는 각양각색의 패턴(형태)으로부터 구성되었고 각각의 패턴은 원래 존재하는 자연스러운 패턴을 가집니다. 간은 간의 자연적인 패턴을 갖고, 비장은 비장의 자연적인 패턴을 가지고 있습니다. 만약 그 패턴이 왜곡되어 있다면 자연스러운 패턴을 불어 넣어, 스스로 패턴을 되찾는 능력을 자각하게 함으로써 원래의 자연이 갖는 패턴을 되찾게 된다면, 그 자연의 패턴 자체가 장기를 움직이게 하는 영양이 됩니다. 이 패턴은 모양과 색상에도 반영된다는 점에서 특징표시설의 원칙이 생겨났습니다. 이것도 동종의 법칙 중 하나라고 할 수 있습니다.

··

··

병이나 증상의 본질

파라켈수스는 모든 치료법은 신(=자연)에게 귀속된다고 말하였고, 자연을 관찰하여 신(=자연)에게 부탁을 하면 들어준다고 합니다. 저도 그렇게 생각합니다. 원래 병을 치료한다는 것은 신의 분신이 되어 사람을 올바른 방향으로 이끈다는 것을 의미합니다. 왜냐하면 병은 신(=자연)에게서 벗어남으로 인해 생기고 그것을 알아차릴 수 있게 증상과 질환으로 나타나기 때문입니다. 즉 증상과 질환은 신의 뜻이 아니라 자기 자신이 본래의 자신으로 되돌아가기 위한 길잡이로서 존재합니다. 그래서 병을 고칠 수 있는 약은 신의 표현이며, 바른 약의 처방으로 환자를 치유로 이끄는 자는 신의 심부름꾼이라고 말할 수 있습니다. 동시에 치료하는 자는 자신이 신의 심부름꾼임을 받아들이고 병의 본질을 알고 증상과 질환의 의미를 이해하고 치료해야 한다는 의미를 '이해한' 사람이어야 합니다.

치료란 그 사람을 자연체로 되돌리는 것으로 신(=자연)으로부터 단절된 부분(병)을 알아차릴 수 있도록 하는 것입니다. 알아차림을 위해서는 병에 걸린 자신을 비추는 거울이 필요합니다. 그러므로 자신을 비추는 거울이 되는 동종의 레메디가 효과가 있는 것입니다. 동종요법의 레메디는 환자 자신이 자연에서 벗어난 상태임을 알아차릴 수 있도록, 혹은 자신의 마음을 어지럽히는 상대방 안에서 자기 자신을 찾을 수 있도록 돕기 위한 도구입니다.

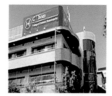

파라켈수스의 가르침

파라켈수스는 사랑이 없는 사람은 치료사가 되어서는 안 된다고 합니다. 모든 것을 수용하는 사랑이 있어야 완고한 환자의 마음도 풀린다는 거지요. 그리고 신의 본질 또한 모든 것을 받아들이는 수용성, 즉 '사랑'에 있고, 치료사는 신의 심부름꾼이기 때문에 사랑을 가지는 것이 필수조건입니다. 또한 파라켈수스는 의사는 창조주나 신의 실제성과 인간 안에 있는 신성을 인식할 수 있어야 한다고 합니다. 이것이 없이는 치료를 할 수 없기 때문입니다. 저는 파라켈수스의 저서 『의사의 미궁』을 읽었을 때 그의 열정을 느꼈고 그가 말하는 진정한 치료사를 양성하는 살아있는 학교를 만들겠다고 다짐하여 College of Holistic Homœopathy(CHhom)를 설립했습니다.

파라켈수스는 대단히 훌륭한 의사였지만 불우한 인생을 보냈습니다. 1527년 바젤 대학 교수로 취임한 그는 대학 의학을 통렬히 비판했습니다. 파라켈수스 입장에서 보면 진실을 알고 있기에 거짓으로 얼룩진 당시의 의학과 의사를 인정하기에는 양심이 견디지 못한 것이 아닐까하고 생각해봅니다. 이렇게 주위의 반감과 원한을 한 몸에 받고 이듬해에는 바젤 대학에서 추방되어 방랑생활을 합니다. 최종적으로 그는 살해당합니다. 두개골에는 상처 자국이 있었다고 합니다. 그러나 파라켈수스는 후대 의료에 큰 영향을 끼쳤습니다. 하네만은 물론 라데마처와 슈타이너도 그의 영향을 받았습니다. 그리고 우리 또한 자연의 법칙에 따른 파라켈수스의

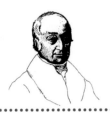
의료로 돌아가야 한다고 생각합니다.

2014년 가을 일본에서 파라켈수스의 『Herbarius』(독일 「Theophrastus Paracelsus Werke, Band1」)가 출판되었습니다. 내용은 약초를 중심으로 광물 등 다양한 의약의 효능에 대해서 기술한 파라켈수스 약물학입니다.

라데마처

요한 고트프리드 라데마처(Dr. Johann Gottfried Rademacher, 1772 -1850년)는 하네만(1755-1843년)과 동시대를 살았던 사람입니다. 독일 의사로 경험주의자였는데 당시 경험주의 의사와 낭만주의 의사는 철저하게 외면을 받고 있었습니다.

라데마처는 파라켈수스의 문헌을 조사하고 장기와 마더팅크처의 친화력에 관한 책을 썼습니다. 그는 병은 몸 전체의 질병과 부분적인 질병(국부적인 질병)으로 나뉜다고 보고 부분적인 질병을 치료하는 데는 마더팅크처가 유효하다고 생각했습니다. 만성병을 고치기 위해서는 장기의 기능을 회복시키지 않으면 치유될 수 없다며 마더팅크처를 사용한 장기요법을 제창했습니다. 이것은 하네만도 같은 의견이며 저도 경험상 이 의견이 맞다고 생각합니다. 라데마처가 말하는 국부적 질병은 장기나 조직 자체가 병에 걸린 것을 말합니다. 병에는 계층이 있으며 육체 차원의 병이 있으면 마더팅크처 같은 물질적인 힘을 가진 장기 레메디가 필요한 것입니다. 이에 대해서 조금 설명하겠습니다.

삼위일체로서의 인간

인간은 영혼·마음·몸의 삼위일체의 존재이며 병도 각각의 차원에서 존재합니다. 영혼의 병이란 자연(신)에서 벗어난 신앙과 가치관을 말합니다. 즉 잘못된 것을 믿었기에 생기는 병입니다. 특히 '그렇게 생각해서는 안 된다' 등의 생각을 억압하는 가치관이 가장 많은 영혼의 병을 만들어 냅니다. 하네만은 이를 '신념의 병'이라 하여 가장 무거운 병으로 동종요법 치료로도 고칠 수 없다고 생각했습니다. 어떤 것에 대한 믿음을 바꾸는 것은 동종요법으로도 하지 못한다는 것입니다. 여기에서 호메오퍼스나 이너차일드 세라피스트의¹ 역할이 중요합니다. 영혼의 병은 마음의 증상으로 나타납니다. 마음의 증상이란 감정을 말합니다.

다음으로 마음의 병이란 끙끙거리며 마음이 상할 때나 마음의 증상인 감정을 억압하는 데서 생깁니다. 현대식으로 말하면 스트레스입니다. 감정대로 행동하면 스트레스를 느끼는 일은 없습니다. 감정을 억압해서 스트레스가 쌓이는 것입니다. 그것이 마음의 병입니다. 그리고 마음의 병은 몸의 증상으로 나타납니다. 몸의 증상은 기침, 가래, 설사나 구토, 발열이나 발진 등입니다.

마지막으로 몸의 병이란 장기와 기관의 기능 장애나 기능 저하를 말합니다. 몸의 병은 몸의 증상인 기침, 가래, 설사나 구토, 발열이나 발진을 억압하는 데서 생깁니다. 혹은, 백신을 비롯한 부자연스러운 화학 물질을 몸 안에 넣을 때, 그리고 독극물을 취할 때도 생깁니다.

마음의 병은 자연스러움에서 벗어난 왜곡된 삶과 사고방식(영혼의 병)을 가졌기 때문이고, 그로 인해 면역이 떨어지고 이물질과 노폐물을 원활하게 배출할 수 없게 됩니다. 이물질이 몸에 쌓이면 곧 몸의 이상을 겪으며 최종적으로는 장기나 조직의 기능 장애 및 기능 저하로 나타납니다. 즉 몸의 병으로 나타나게 됩니다.

영혼의 질병은 직접적으로 그에 상응하는 신체 부위의 이상으로 나타날 수 있습니다. 생명이라는 것은 자연스러운 삶의 목적과 함께 하기 때문에 부자연스러운 생각과 잘못된 가치관은 직접적으로 생명의 흐름(Vital force)을 왜곡해 버립니다. 그리고 이것이야말로 질병의 근본이 됩니다. 생명에너지(Vital force)는 육체를 형성하는 힘이므로 영혼이 병들면 생명에너지의 흐름이 정체되고 그에 상응하는 몸의 부위도 정상적으로 기능하지 않게 됩니다.

켄트의 과오 1

고전 동종요법의 시조인 타일러 켄트(Tyler Kent, 1849-1916년)는 정신(마음)이 상함으로써 몸의 병이 형성된다는 생각을 기반으로 높은 포텐시의 레메디에 의한 정신 치료만 하고 조직 변화를 수반하는 대증요법(Allopathy)적인 병리학을 무시했습니다. 켄트는 육체에 병이 있을 때 그것은 사고와 의지의 병이 반영된 것이라 생각했습니다. 확실히 육체의 병은 본질적으로는 '영혼의 병'인 가치관에서 초래된 것입니다. 가치관은 사고를 낳습니다. 가치관은 선악을 내포하고 선악에 의지가 깃들어 있습니다. 그런 의미에서 켄트가 말한 '육체의 병은 사고와 의지의 병이 반영된 것'이라는 생각은 확실히 맞습니다. 그러나 장기나 조직 자체가 병에 걸렸을 때 육체 차원의 병을 직접적인 치유로 이끌지 못한다면 그것은 적절한 치료라 할 수 없습니다. 비록 그 상태가 사고와 의지의 잘못에서 빚어졌다 하더라도 말입니다. 가령 크게 다쳐 과다 출혈이 있을 때 더 큰 시점에서 보면 그 상처도 사고와 의지의 병에서 비롯됐다고 할 수 있지만 그렇다고 해서 근본 레메디를 주고는 이걸로 됐다고 생각할 수는 없습니다. 상처를 지압해서 출혈을 멈춰야 합니다. 육체 차원에서 병에 걸렸다면 우선 그곳을 치료하지 않으면 안 되기 때문입니다. 그와 마찬가지로, 장기가 육체 차원에서 병에 걸렸을 때 그것을 무시하고 정신 차원의 근본 레메디만 처방하는 것으로 치료가 끝났다고 할 수는 없습니다.

켄트도 역시 말년인 1911년에는 육체 차원의 병에 대해서 더 충분히 고려될 필요가 있음을 인식하기에 이르렀습니다. 그리고 이것에 관해서 거의 소리 소문도 없이 작은 기사로 의견을 내비쳤습니다. 그는 여전히 기존 입장을 지키면서도 장기나 조직의 변화에 대해서는 필요한 경우에 처방을 해야 된다는 언급을 처음으로 했습니다.

장기요법

몸이 아플 때는 육체에 대한 치료를 해야 한다는 얘기를 했습니다. 물론 근본적인 치료는 영혼이나 마음의 병 치료에 있습니다만, 육체 차원에서 병이 있는 경우 영혼이나 마음의 병 치료와 별

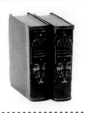

도로 몸의 병을 치료할 필요가 있는 것입니다. 몸의 병을 치료하는 데는 물질적인 접근이 필요합니다. 이것이 영혼이나 마음의 질병 치료와 다른 부분입니다. 몸의 병을 치료하는 데에 있어 훌륭한 방법은 이에 대해 최초로 설명한 라데마처의 장기요법입니다. 장기요법은 장기 친화성이 있는 허브 마더팅크처를 사용하는 것입니다. 몸의 병을 치료하기 위해서는 물질적인 힘이 필요하다고 했는데 그 물질의 양이 반드시 많을 필요는 없습니다. 라데마처는 호메오퍼스가 아니었지만 최종적으로는 마더팅크처 한 방울을 물 반 컵에 넣어 희석해서 사용했습니다. 라데마처는 이 용액에 관하여 자신의 경험에서 얻은 것이라고 말했습니다. 하네만을 따라했다고 말하는 게 싫었던 것 같습니다.

그 후 라데마처는 희석하는 방법의 근원이 적힌 파라켈수스의 다음 글을 발견하게 됩니다. "병에 의한 몸의 환경에 따라 몸 상태가 변하므로 병에 걸렸을 때 무게를 잴 수 없을 정도의 미량을 투여한 레메디는 놀라운 정도의 치유 효과가 있다." 저는 마더팅크처를 500mL페트병에 10~20방울 떨어뜨려서 쓰는 것을 권하는데 이것은 마더팅크처를 1000배 정도 희석한 것입니다.

라데마처도 말년에 마더팅크처를 희석하여 사용했듯이 대부분은 이 정도의 농도가 가장 효과적입니다. 이것은 뒤에 나올 임상 호메오퍼스들에 의해서도 입증되고 있습니다. 약효 성분이 희석되는 것으로 인해 잠재되어 있던 치유력이 해방되는 것일지도 모릅니다.

그런데 이 놀라운 라데마처의 장기요법은 이후 쇠퇴하였습니다.

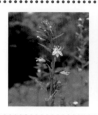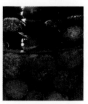

1. 로벨리아꽃
2. 케리페라 소귀나무 마더팅크처

제자가 없었기 때문입니다. 그가 몇 십 년의 경험을 바탕으로 쓴 800페이지의 2권짜리 책은 아직도 영어로 번역되지 않았습니다. 현재의 라데마처 영어판은 고작 100페이지 밖에 안 되는 책입니다. 영국에서 동종요법을 배우던 시절 장기를 서포트하기 위해 이 얇은 책에 기대 열심히 공부했던 기억이 떠오릅니다. 라데마처의 장기요법은 나중에 영국 호메오퍼스인 버넷이 재발견하여 오늘날 동종요법에 도입하고 있습니다. 이렇게 라데마처 장기요법은 동종요법에서 살아남은 것입니다.

톰슨

약초요법

사무엘 톰슨(Samuel Thomson, 1769-1843년) 역시 하네만과 라데마처와 동시대의 사람으로 자신만의 치료법을 확립한 사람입니다. 일본에서는 톰슨의 약초요법에 그다지 주목하지 않지만 평가받아 마땅하다고 생각합니다. 톰슨의 약초요법은 단 한 가지 방식입니다. 그 하나의 방식으로 많은 병을 고쳤습니다. 간단하게 소개하면 로벨리아 꽃이라는 약초로 위를 정화하고, 고추로 체내의 열을 만들어 내고, 케리페라 소귀나무(Myrica Cerifera)로 궤양을 제거하는 방법입니다. 톰슨은 체내 열을 만들때 한증막을 이용할 것을 권했고 그 뛰어난 효용성을 칭찬했습니다.

하네만은 당시의 영웅 의학을 규탄하고 있었습니다. 그것은 사혈을 하거나 궤양을 일으키는 약을 사용하거나 하는 등 체액을 빼내어

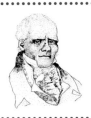
체력을 소모시키는 경우가 많았기 때문입니다. 그러나 만약 안전하게 체액을 유출시킬 수 있다면 그것은 치유로 이어질 가능성이 있습니다. 약초와 증기욕을 써서 열을 되찾아 발한을 촉진한다는 톰슨의 방법이야말로 보편적 치유의 방법은 아닐까 생각합니다. 제 경험상 만성병에서 배출은 필수입니다. 몇 년 전 도요우케에서 자연농법으로 기른 카렌듈라(Calen), 하이페리쿰(Hyper.), 쑥(Art-i) 등을 사용한 한증막+꽃차요법을 시작했습니다. 증기욕은 약초의 증기를 온몸으로 받아들임으로써 발한을 촉진시키고 허브티와 조합함으로써 열을 발생시키고 체력을 보강하면서, 체내 독을 포함한 땀과 기름을 배출시킵니다.

또한 로벨리아 꽃은 독성이 강해 일본에서는 취급할 수 없지만 밀포리움(Mill.)과 루멕스(Rumex)로 대용하면 좋습니다. 일본 이즈(伊豆 일본지명)에 소귀나무가 많이 있으니 소귀나무 마더팅크처는 만들어봤으면 합니다. 소귀나무는 에리오보튜랴(Eriob.)나 브래시카 올레라시아(Bras-o-c.)로 대용하면 좋습니다.

버넷

호메오퍼시와 장기요법의 통합

라데마처의 장기요법이 우수한 치료법임을 재발견한 이는 영국의 호메오퍼스 제임스 캄턴 버넷(James Compton Burnett, 1840-1901년)입니다. 그는 하네만의 동종요법과 라데마처의 장기요법을 통합하는데 성공했고, 그 흐름은 현재 실용 동종요법(임상 동종요법)으로

35

계승되고 있습니다. 버넷의 말대로 만약 라데마처파가 동종요법에 합류되지 않고 독자적으로 장기 친화적 식물을 연구했다면 동종요법에 필적하는 의학을 확립했을지도 모릅니다. 다만 장기요법은 병의 근본 원인인 영혼과 마음의 문제를 해결할 수는 없습니다. 버넷의 그룹에 있던 호메오퍼스인 로버트 토머스 쿠퍼(1844-1903년)는 『초보 호메오퍼스를 위한 암 치료』라는 책에서 마더팅크처를 사용하는 암치료를 소개하고 있습니다. 마더팅크처에 의한 장기치료는 큰 가능성을 가진 치료법입니다.

버넷의 임상주의

버넷은 『백신병』이라는 책에서 예방접종에 의한 각종 질병(백신병)과 『발달장애 아이들』 책에서는 예방접종에 의한 발달장애의 발병에 관해 집필해 예방접종의 위험성과 그 해를 공개한 사람입니다. 또한 『동종요법을 사용해야 하는 50가지 이유』라는 책도 썼습니다. 이 책에는 어떻게 여드름을 치료했는지와 어떻게 암과 백혈병을 고쳤는지 등 다양한 이야기가 담겨 있습니다. 많은 임상을 토대로 하고 있으므로 굉장히 재미있고 설득력 있는 책입니다. 저도 임상주의이므로 버넷의 생각과 동종요법의 접근법에 공감이 갑니다. 그리고 그의 임상 경험에 근거한 통찰력에 존경심을 갖고 있습니다.

버넷의 임상주의와 관련해 이런 에피소드가 있습니다. 그는 병원을 가지고 있어 소아병동에서 실험을 하고 있었습니다. 같은 병을

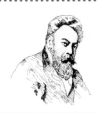

가진 환자들을 레메디를 처방한 그룹과 그렇지 않은 그룹으로 나누어 연구했습니다. 레메디를 준 그룹은 많은 아이가 퇴원했는데 레메디를 안 준 그룹은 병원에서 죽은 아이들이 많았다는 결과가 나왔습니다. 이 실험으로 그는 동종요법의 효과를 보다 확신했다고 합니다. 그런데 이를 듣고 화가 난 간호사가 버넷에게 와서 "레메디가 효과가 있다면 모든 아이들에게 주세요." 라고 했다고 합니다. 그럼에도 불구하고 버넷은 이 실험을 그만두지 않았습니다. 각종 질병에 걸린 아이들이 입원 한 가운데 그는 이같은 실험을 계속했습니다. 아이러니하게도 그것으로 인해 버넷은 많은 책을 쓸 수 있었습니다.

현대의 백신병

버넷은 『백신병』에서 백신병 레메디로 튜야(Thuja)가 매우 중요하다고 말했습니다. 예방접종은 임질 마이아즘을 불러온다고 생각하여 임질 마이아즘 레메디인 튜야(Thuja)를 강조한 것도 있겠지만 무엇보다도 예방접종으로 인한 병에는 튜야(Thuja)가 잘 듣는다는 임상 경험에 근거해서 말을 하고 있습니다. 그러나 『백신병』의 머리말에서 기술하듯 현재 예방접종의 핵심은 천연두가 아닙니다. BCG, DTP, 인플루엔자, 홍역, 풍진 등 각종 예방접종의 반복된 접종으로 인해 이제는 튜야(Thuja)만으로는 백신병을 해독할 수 없다는 것이 명백한 사실입니다.

튜야(Thuja)는 과거 백신병에 있어서 최고의 레메디였지만 현대에

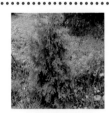

1. 튜야(Thuja)

서는 예방접종에 따른 부분적인 증상에만 적합합니다. 예방접종으로 인한 의원병을 치유하기 위해 개선 마이아즘과 임질 마이아즘을 극복하고 지금의 백신병과 가장 관계있다고 생각되는 매독 마이아즘을 전면적으로 커버할 수 있는 레메디가 필요합니다. 하네만이 가장 적합한 동종(同種)의 레메디를 투여해도 반응하지 않는 경우 항개선 마이아즘 레메디인 설퍼(Sulph.)를 이용할 것을 추천한 것처럼 또한 버넷이 근본 레메디인 타이타늄(Titan.)의 효과를 높이기 위해 마개(뚜껑)가 된 백신병을 없애려고 튜야(Thuja)를 쓴 것과 같이 지금은 백신의 해를 없애기 위해서는 마개를 닫게 하는 코르티손, 항생물질 등 좋지 않은 것을 제거할 필요도 있습니다.

겹겹이 억눌려 복잡하고 기이해지는 현대인들을 구하려면 우선 약으로 인한 피해와 백신병을 해독해야 합니다. 그래야 진정한 고질병이 모습을 드러내게 됩니다. 안타깝게도 반복되는 몇 종류의 예방접종은 증식하는 임질 마이아즘에서 악성 매독 마이아즘으로 전환되고 있습니다. 때문에 암 환자가 끊이지 않는 상황입니다. 그래서 튜야(Thuja) 뿐만 아니라 머큐리(Merc-sol.)와 시필라이넘(Syph.)등도 사용하여 백신을 해독해 나갈 필요가 있습니다. 튜야(Thuja)는 생명의 나무라고 불리고 심신의 성장이 멈춘 경우에 사용합니다. 버넷은 특히 임질에 튜야(Thuja)를 사용할 것을 권했습니다. 또 튜야(Thuja)는 비스쿰(Viscum)과 함께 종양이나 사마귀를 고칠 수 있다고 합니다. 버넷은 튜야(Thuja) 레메디 뿐만 아니라 튜야(Thuja) 마더팅크처도 사용했으며 그 뛰어난 유효성에 대해서 말했습니다.

· ·

켄트의 과오 2

타일러 켄트는 버넷과 동시대를 살았던 사람입니다. 「켄트의 과오 1」 단락에서 언급했는데, 켄트는 몸의 치료를 경시하는 과오 뿐 아니라 또 하나의 잘못을 저질렀습니다. 켄트는 하네만의 『의술 오르가논』 제5권과 『만성병론』을 제대로 연구하지 못했습니다. 『의술 오르가논』 제4권의 영어판 지식에 주로 기대어 한 종류의 레메디 한 알로 장기간(1~6개월 정도) 기다리는 것에 집착한 결과 많은 환자들이 고통 속에 방치되었습니다.

하네만은 『의술 오르가논』 제5권에서 이 방법으로는 만성병이 치료되지 않는다고 명시하고 자주 레메디를 바꾸거나 반복하는 것이 중요하다고 주장합니다. 그리고 『의술 오르가논』 제6권에서 만성병을 치유하기 위해서는 LM 포텐시(5만 배 희석 단위로 제작한 알코올 레메디)로 자주 반복해야 한다고 썼습니다.

켄트의 가르침에 따라 고전 동종요법이 탄생했습니다. 고전 동종요법에서는 한 종류의 레메디 한 알을 장기간 기다리며 사용하라는 것과 높은 포텐시(높은 희석 배율)의 레메디만을 사용하여 정신만을 치료하라는 가르침이 절대시되어 질병 치료가 현실성을 벗어나 관념적인 것이 되어 버렸습니다. 현재 세계 호메오퍼스의 90%가 고전 동종요법을 쫓는 현실이 유감스럽습니다.

임상 동종요법(Clinical Homeopathy)

한편 버넷은 당시 출판된 『의술 오르가논』 제5권의 원서를 중심으로 배웠습니다. 그러므로, 버넷의 저서인 『백신병』과 『발달장애 아이들』에 적힌 처방을 보면 알겠지만 매일 반복하거나 레메디를 액체 형태로 취하도록 지시해서 훌륭한 성과를 올리고 있습니다. 동시에 그는 마더팅크처 등의 장기 레메디를 비롯하여 높은 포텐시의 레메디와 마이아즘 레메디 등을 폭넓게 사용했습니다.

영국의 버넷, 클라크, 쿠퍼 등을 중심으로 한 이러한 움직임의 그룹을 임상 동종요법이라고 부릅니다. 환자를 병리적으로 파악하고 마더팅크처와 레메디를 처방하기 때문이죠. 고전 동종요법은 이런 방식에 대해 거부 반응을 보이지만 고전 동종요법을 고안한 켄트 자신이 말년에 인정한 것처럼 몸의 장기나 기관에 병이 있을 때는 그 부분을 병리적으로 파악하는 것은 올바른 것입니다. 그리고 장기 친화성을 가진 마더팅크처를 처방하는 것도 올바른 것입니다. 버넷을 비롯한 임상 동종요법가들은 영혼이나 마음의 병도 병리적으로 파악한 부분이 있을지도 모르지만, 그야말로 임상에 근거해서 연관된 육체 차원의 병리와 마음이나 영혼의 경향과 관련된 부분을 경험적인 지식에 따랐다고 생각됩니다.

실용 동종요법(Pratical Homeopathy)

버넷, 클라크, 쿠퍼를 중심으로 한 영국의 임상 동종요법은 적극적으로 라데마처의 장기요법을 도입하고 큰 성과를 올렸습니다. 당시 그들

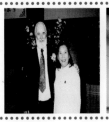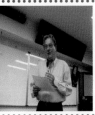

1. 로버트 데이빗슨
(Robert Davidson)
2. 마틴 마일
(Martin Miles)

덕분에 영국의 많은 호메오퍼스들이 동종요법에 마더팅크처를 도입하여 쓰게 되었습니다. 그러나 그 후 임상 동종요법은 쇠퇴하게 됩니다. 그 원인은 제약 회사가 생겨 항생제 치료가 주류가 되었기 때문입니다. 또한 1, 2차 세계 대전으로 인해 능력 있고 열정적인 호메오퍼스의 대부분이 숨졌고, 이어지는 1972년 미스테리한 비행기 사고(벨기에에서 열린 큰 규모의 동종요법대회에 영국 임상 호메오퍼스가 소집되어 가던 중 이들이 탄 비행기가 추락하여 전원이 사망한 사건)로 우수한 임상 호메오퍼스들이 대부분 사망한 것을 들 수 있습니다. 이렇게 하여 1970년대에 영국의 임상 호메오퍼스가 거의 사라졌습니다. 그 때 그 비행기를 타지 않고 살아남은 이가 전설의 임상 호메오퍼스인 토마스 몬입니다.

제가 졸업한 영국의 College of Practical Homeopathy(CPH)의 당시 학장인 로버트 데이빗슨은 이 토마스 몬에게 사사 받았습니다. 토마스 몬은 자유를 즐기고 제자를 두지 않는 사람이었지만 생애 단 세 명의 제자를 두었습니다. 로버트와 마찬가지로 토마스에게 사사받은 다른 호메오퍼스는 저의 궤양성 대장염을 치료하여 준 생명의 은인이자 동종요법의 스승이며 아버지처럼 따르던 고 마틴 마일 선생님입니다. 이렇게 임상 동종요법의 불은 토마스 몬에 의해서 힘겹게 지켜지고 로버트 학장과 마틴 선생님에 의해서 다시 켜졌습니다.

한편 아르헨티나 호메오퍼스인 고 아이시 아가(Eis ayaga, 1924-2001년)에 의해 인간을 계층구조로 보는 계층 메소드가 제창되었습

1. 데이비드 하우
(David Howe)
2. 로빈 머피
(Robin Murphy)
3. 이안 왓슨
(Ian Watson)

니다. 아이시 아가는 하네만의 『만성병론』을 철저히 연구한 사람입니다. 당시 CPH의 부학장이자 암 치료의 대가인 데이비드 하우와 CPH의 강사로 연금술에 조예가 깊은 로빈 후이는 아이시 아가에게 사사 받았습니다. 로버트 학장과 데이비드 하우 부학장이 손을 잡고 CPH를 창립했습니다. 임상 동종요법과 계층 메소드를 융합시켜 탄생한 것이 실용 동종요법입니다.

유이 토라코

저는 처음에는 고전 동종요법(Classical Homeopathy) 학교에 입학하여 1년을 배웠습니다. 그러나 실천적인 접근을 하는 CPH의 소문을 듣고 편입했습니다. 그리고 CPH에서 로버트 학장, 데이비드 하우 부학장, 로빈 머피, 이안 왓슨 등에게 직접 배우며 실용 동종요법의 지식을 흡수했습니다. 지금 생각하면 저는 버넷, 토마스 몬, 그리고 로버트 학장, 마틴 선생님으로 이어진 임상 동종요법의 정신을 계승하고 있었던 것입니다. 제가 동종요법을 공부하는 계기가 된 궤양성 대장염에 걸린 것과 그것을 마틴 선생님이 낫게 해 주신 것, 그 후 로버트 학장의 학교에 입학하게 된 것들이 우연이 아니라는 생각이 듭니다.

한편 아이시 아가의 계층 메소드는 저의 ZEN메소드(삼차원 처방)의 베이스가 되었습니다. ZEN메소드는 실용 동종요법과 하네만의 만성병 치료를 철저히 연구하여 처음으로 완성한 것입니다. 아이시 아가가 살아 계실 때 일본에서 강의를 해달라고 부탁했었

1. Tautopathy, 동일요법:
의원병의 해독을 하기 위해 병을
일으킨 약제나 백신 등, 원인이
된 약물이나 화학물질로 만든 레
메디를 처방하는 방법

습니다. 그도 일본에서 강의하기를 간절히 원했지만 고령으로 인한 체력저하를 이기지 못해 결국 실현되지 못했습니다. 이후 저는 레메디 처방의 정확도를 높이기 위해 하네만이 저술한 약물학『순수 마테리아 메디카』,『만성병 마테리아 메디카』와 하네만의 애제자인 보닝 하우젠이 저술한 레퍼토리『TBR』을 사용했습니다. 약물학과 레퍼토리 지식이 잘못되면 모든 것이 엉망이 되기 때문입니다. 이들은 모두 완역되어 CHhom 교재(책과 소프트웨어)가 되어 있습니다.

ZEN호메오퍼시

 저는 인간이 영혼·마음·몸 삼위일체의 존재인 이상 각각의 차원에서 병은 동시에 존재하고 상호 영향을 주고받고 있기 때문에 영혼·마음·몸을 함께 치료해야 된다고 생각합니다. 육체 차원에 병이 있을 땐 그 육체의 병에 대한 레메디(혹은 마더팅크처)가 필요하고 그 안으로는 마음과 영혼의 병이 있기에 각각에 대해서도 역시 다른 레메디가 필요합니다. 즉 영혼의 병을 치료하기 위해서는 마이아즘 치료와 근본체질 치료를, 마음의 병은 동종요법의 핵심치료로, 몸의 병은 장기치료(마더팅크처를 포함한 장기 레메디)와 생명조직염 요법, 토토파시(Tautopathy, 동일요법)[1] 등의 치료를 사용합니다. 그와 동시에 영혼의 질병(삶과 사고방식 문제)과 마음의 질병(감정의 억압)을 치료하기 위해 이너차일드를 치유하고 몸의 질병을 치료하기 위해 식이요법을 실시합니다. 이것이 동종요법을 중심으로 한 삼위 일체의 ZEN호메오퍼시이며, 그 핵심이 ZEN메소드(삼차원 처방)입니다.

ZEN메소드는 영혼의 병에는 마이아즘 레메디와 항마이아즘 레메디를, 마음의 병에는 현재 가장 두드러지게 출현 중인 병(증상)에 대한 주요 레메디를, 몸의 병(장기나 조직 등의 병)에는 마더팅크처와 생명조직염(수시)을 처방하는 방법입니다. 레메디는 LM 포텐시에서 선택해 주세요. 그리고 의원병이나 환경병으로 인한 억압층이 있는 경우에는 그 층을 없애기 위해서 백신이나 양약, 화학물질로 만든 토토파시 레메디(디톡스 레메디)를 병용합니다.

이처럼 영혼의 병(병에 걸리기 쉬운 경향), 마음의 병, 몸의 병에 각각 맞는 레메디와 마더팅크처를 처방하여 영혼, 마음, 몸을 일체로 하여 치료하는 방법이 ZEN메소드입니다. 이렇게 처음으로 만성병을 치유합니다. 「켄트의 과오 3」에서 서술하는 것처럼 만성병을 앓는 사람은 단 하나의 병만 가지고 있는 것이 아닙니다. 모든 각도에서 질병을 탐구하고 접근하는 것이 중요합니다.

이너차일드(Inner Child)

저는 어느 순간부터 삶의 방식이나 생각이 자연에서 왜곡되는 원인인 이너차일드에 병의 핵심이 있다는 것을 깨달았습니다. 저의 궤양성 대장염은 동종요법으로 한 달 만에 나았지만 스스로를 심하게 책망하고 비하하면 증상이 다시 돌아올 수 있고, 자책하거나 자기를 비하하는 마음이 있는 한 근본치유는 힘들지 않을까 하는 생각을 했습니다. 이런 과정에서 마음 속에 있는 이너차일드의 존재를 알게 되었습니다. 왜 자신을 나무라거나 자기 비하를 하는지 스스로에게 진지하게 묻지 않는다면 레메디만으로는 근본적인 치유를 할 수 없다는 것을 저의 경험을 통해 알게 되었습니다.

극단적으로 말하면 질병 치료의 본질은 이너차일드의 치유입니다. 물론 예방접종 등 외부의 원인에 의한 질병도 있기에 그럴 경우 물질의 배출을 촉진하는 레메디가 필요합니다. 그러나 그때에도 이물질을 배출하지 못하는 면역의 약점이 이너차일드와 밀접한 관련이 있는 경우가 많습니다. 외부와 바깥만을 탓할 수는 없는 것입니다.

어쨌거나 이너차일드 치유는 최종적으로 환자 본인이 스스로 가진 가치관으로 인해 부정하고 거부해버린 자기 자신을 받아들이는 것(=가치관에서 해방되는)에서 완성되므로 치료사는 참을성 있게 그 일이 일어나기를 기다리는 수밖에 없습니다. 환자는 각자 자신만의 속도로 깨닫기 때문입니다. 하지만 환자의 깨달음의 속도를 높이는 것이 치료사의 역량이라고도 말할 수 있습니다. 그리고 동종요법은 환자의 깨달음을 가속시킬 수 있는 훌륭한 방법입니다. 제가 일본에 동종요법을 가져왔을 때부터 '동종요법은 신의 치료법'이라고 말해온 것은 이러한 의미 때문입니다.

치료사의 역량 중 다른 하나는 치료사 자신의 이너차일드는 얼마나 치유했고 자신의 마음을 스스로 얼마나 여는지에 달려있습니다. 치료사가 마음을 열지 못하면 환자의 마음은 해방되지 않습니다. 치료사는 철저히 이너차일드를 치료할 필요가 있다고 생각합니다. 솔직히 말하면 치료사는 치료사이기 전에 이너차일드를 가진 사람이어야 합니다. 그리고 내면의 치유를 돕는 치료사가 되려면 자신의 이너차일드를 극복하는 경험이 필요합니다. 자신의 경험을 통해서 환자의 이너차일드에 공감하고 치유로 이끌 수 있기 때문입니다. 그리고 이너차일드를 달래 주는 과정에서 감정이 움직일 때마다 왜 화가 났는지, 왜 죽고 싶었는지 자신에게 물을 수밖에 없습니다. 원인도 해법도 모두 내 안에 있는 것이지 밖에 있지 않으니까요.

모든 병은 이너차일드에 있다고 해도 과언이 아닙니다. 치료의 기본은 이너차일드의 치유에 있고 치유하는 도구로는 동종요법, 플라워 에센스, 허브요법, 침구(鍼灸), 정체요법(整体), 아로마 테라피, 아유르베다 등의 각종 치료법이 있습니다. 저는 이런 다양한 치료법이 반드시 있어야 된다고 생각합니다.

제**3**장 기초지식

제조법

마더팅크처 만드는 법

마더팅크처는 식물을 알코올에 담가 만듭니다. 식물 고형분을 제거한 원액의 식물 농도는 10~50% 정도이지만 마더팅크처 제품은 원액 그 자체가 아니라 식물의 농도가 10%가 되도록 조정된 것입니다. 즉 앞서 말한 대로, 마더팅크처=1X이며, 이 마더팅크처를 희석 진탕(역동화)하여 레메디를 만듭니다. 마더팅크처의 원료가 되는 식물을 수확하는 날에 관해서는 기본적으로 『마리아툰의 천체 에너지 재배법』에 근거한 『파종 달력』(한국은 생명역동농업 실천연구회에서 발간하는 파종 달력 참고)을 참고하면 되지만, 적절한 시기는 10일에 한 번씩 돌아오는데 달의 주기나 상승과 하강까지도 고려하면 한 달에 한 번씩 돌아오는 경우도 있어 맞추기 어려울 때도 있습니다. 그럴 때는 『파종 달력』에 나온 좋지 않은 날(휴경)만은 피하도록 조정합니다.

다음으로는 식물의 신선도나 식물의 힘이 가득 차 있을 때를 우선으로 합니다. 예를 들어 꽃 부분을 사용하는 카렌듈라의 경우 꽃의 힘이 가장 강한 아침 햇살을 받은 직후에 수확합니다. 카렌듈라는 일단 차례차례 피어나므로 만개한 꽃은 꽃이 핀 후 3일차에는 수확하여 알코올에 담급니다. 이렇게 하여 가능한 한 에너지가 강한 마더팅크처를 얻도록 합니다. 또한 원료가 되는 식물은 수확하면 재빨리 씻어 먼지와 벌레를 털어낸 후 바로 알코올에 담가야

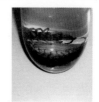

1. 지네 마더팅크처

합니다. 그냥 두면 식물의 소중한 정기가 달아나기 때문입니다. 그래서 마더팅크처를 만드는 공장이 밭 바로 인근에 있는 것이 중요합니다. 예를 들어 하루 동안 그냥 두거나 홋카이도에서 도쿄까지 트럭으로 날라서는 안 됩니다. 농장 바로 옆에 공장이 있어 원료가 되는 식물을 채취해 바로 가공하는 것이 최우선입니다. 하물며 건조되어 말라버린 것은 정기가 대부분이 빠져나가기 때문에 날마다 차로 마실때는 좋을지 모르지만 장기요법을 위한 마더팅크처로는 쓸 수가 없습니다. 이것은 식물 마더팅크처에만 해당되는 이야기가 아닙니다. 생물에서 유래된 레메디의 마더팅크처를 만들 때도 마찬가지입니다. 예를들어 아피스(Apis.) 마더팅크처를 만들 경우 서양 꿀벌을 잡아 병에 넣고 그 병을 흔듭니다. 그러면 서양 꿀벌은 화가 나서 꽁무니에서 독침을 빼냅니다. 이때 바로 알코올에 담궈야 합니다. 독침에서 맹독을 만들어낸 상태일때 마더팅크처를 만드는 것입니다. 죽은 서양 꿀벌을 데리고 와서 알코올에 담가서는 힘이 있는 레메디를 만들 수 없습니다.

지네(Mukad.) 마더팅크처

저는 예전에 지네(Mukad.) 마더팅크처를 만든 적이 있습니다. 벌써 오래전 일입니다. 후쿠오카의 사무실에는 지네가 자주 출몰했는데 꼭 부부(한 쌍)가 함께 나온다는 말을 직원으로부터 들었습니다. "음, 그렇구나"하고 문득 발 밑을 보았는데 거기에 지네가 있었습니다. 정말 대소동이 되어버렸지요. 저는 이것으로 마더팅크처

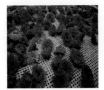
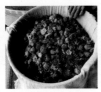
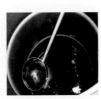

1. 수확한 카렌듈라 꽃
2. 수확한 카렌듈라 꽃을 바로 넣어 알코올에 담근다
3. 일정기간 알코올에 담근 후의 원액

를 만들어야겠다고 바로 생각하여 "빨리 알코올을 가져와요"라고 했지만 아무도 갖고 있지 않았습니다. 한 직원이 "소주라면 있습니다"라고 말하길래 "그래, 그것도 괜찮아"라고 말하고 소주를 병에 부었습니다. 그리고 지네를 젓가락으로 집어 병에 넣었지요. 지네는 필사적으로 도망치려고 하며 엄청난 힘으로 젓가락을 휘감았습니다. 우리도 방심하면 물리기 때문에 필사적이었지요. 간신히 소주가 든 병에 녀석을 담갔지만 몸을 뒤틀며 발버둥치더니 최후의 저항을 했습니다. 오죽 답답했으면 자신의 꼬리를 물고 있었지요. 그 결과 지네의 입과 꼬리에서 흰 즙이 쏟아져 나왔습니다. 사실 힘이 있는 레메디를 만들려면 이 액체가 필요합니다.

이런 이야기는 동물 애호가의 입장에서는 듣기 힘든 이야기일지도 모르겠습니다. 부디 용서하십시오. 이렇게 만든 마더팅크처는 지네에 물리거나 지네에 물린 것 같이 퉁퉁 부어 오르는 아토피와 두드러기에 사용할 수 있습니다. 물론 지네 레메디를 만들 때에는 지네에게 감사하면서 만들었습니다.

Homeopathic Pharmacopoeia

마더팅크처 만드는 방법은 『호메오퍼식 파마코피아』(이하 『파마코피아』)라는 책에 레메디 제조 규정이 나와 있습니다. 예를 들어 마더팅크처를 만들 때 어느 부위를 써야 하는지에 대해서도 쓰여 있습니다. 식물 전체를 사용하는지, 꽃만 사용하는지, 열매를 사용하는지 등에 대해 『파마코피아』를 참조해서 만들어야 됩니다.

또한 사용하는 식물 부위에 따라 담그는 술의 알코올 도수도 각기 다릅니다.

단단한 부위에서 추출하는 경우에는 높은 도수의 알코올이 사용됩니다. 예를 들어 베르베리스(Berb.)는 뿌리를 사용하기 때문에 알코올 도수가 높아집니다. 한편 카렌듈라(Calen.)는 부드럽고 추출하기 쉬운 꽃을 사용하기 때문에 그렇게 도수가 높지 않은 술이 사용됩니다. 게다가 그 식물이 수분을 얼마만큼 함유하고 있는지도 사용하는 알코올 도수와 관련있습니다. 마른 원료와 신선한 원료를 비교함으로써 그 식물이 함유하는 수분량을 잴 필요가 있습니다. 모은 재료는 잘라서 용기에 넣고 거기에 알코올이 찰랑거릴 때까지 붓고 한 달 정도 담가둡니다. 단 추출기간은 재료에 따라 다르므로 이것도 『파마코피아』를 참조해야 합니다.

충분히 추출되면 자루에 걸러서 남은 재료는 버립니다. 이렇게 마더팅크처 원액을 1X가 되도록 조정하면 마더팅크처가 완성됩니다. 이 마더팅크처를 거듭 희석 진탕하면 레메디를 만들 수 있습니다.

마더팅크처 사용법

마더팅크처를 건강촉진을 위해서 사용할 때에는 제가 "통찰랑법"이라고 부르고 있는 방법으로 사용해주세요. 만성병을 앓는 사람, 장기의 기능 장애나 기능 저하가 있는 사람은 이 통찰랑법으로 6개월에서 1년은 계속 복용하는 것이 좋습니다.

••

통찰랑법

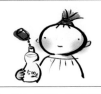	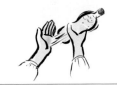	
① 500ml병에 마더팅크처를 10~20방울 넣습니다. (물의 양은 개인에 따라 조절) 그 물을 소량으로 조금씩 하루에 걸쳐 모두 마십니다.	② 물을 마시기 전 손바닥에 "통통"하면서 바닥을 치고 세운 다음 공중에서 "찰랑찰랑" 흔들어 역동화(활성화) 합니다.	③ 다음날 역시 같은 방법으로 하루 종일 마십니다. 매일 반복합니다.

150ml의 큰 병에 있는 마더팅크처는 하루 10방울씩 복용하면 약 일 년간 먹을 수 있고 하루 20방울이면 약 반 년은 복용할 수 있습니다. 건강한 사람도 3개월 동안 지속하면 효과를 실감할 수 있습니다.

기타 복용하는 방법으로는 기운이 가득 찬 고품질 마더팅크처를 질 좋은 음식과 함께 음료나 샐러드 드레싱에 넣는 방법도 있습니다. 진저(Zing.)를 밀크티에 20방울 정도 넣으면 차이티처럼 되어 맛이 매우 좋습니다. 또한 마더팅크처를 외용으로 사용할 수도 있습니다. 예를 들어 환부에 마더팅크처를 직접 스프레이 하거나 몸에 해롭지 않은 화장품에 넣어 바르거나 하는 것입니다. 목욕을 할 때 입욕제로 사용할 수도 있습니다. 목욕물에 넣는 양은 적어도 20방울은 넣어야 효과적입니다. 창포물과 같은 느낌으로 마더팅크처 탕을 이용해 평상시 건강 증진에 도움이 되길 바랍니다.

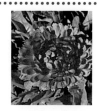

1. 카렌듈라(Calen.)

기타 사용 방법

건강 증진 이외의 마더팅크처의 사용 방법으로는 스킨에 넣거나 액체 비누나 샴푸, 린스 등에 넣을 수 있습니다. 특히 카렌듈라(Calen.) 마더팅크처에는 항균작용이 있어 손 세정 및 방 청소, 외출 시 변기 닦기 등에도 매우 효과적입니다. 다쳤을 때 상처에 스프레이 하면 소독이 됩니다. 이를 닦지 않았을때 직접 입 안에 스프레이 하는 것도 좋습니다. 특이한 사용법으로는 거머리에 물렸을 때 카렌듈라(Calen.) 마더팅크처를 뿌리면 쉽게 떼어낼 수 있다고 합니다. 카렌듈라 스프레이 타입을 휴대하고 다니면 만일의 경우 아주 편리하게 사용할 수 있습니다.

예시로 두 가지 마더팅크처의 사용법을 소개하겠습니다.
① 양치질(2~5방울/20~50㎖물)
플랜타고(Plantago): 구내염, 치통, 입 안이 끈적거릴 때
카렌듈라(Calen.): 인후통, 감기의 초기증상 등
② 점안(1~2방울/2㎖의 물/하루 사용량)
눈보호 팅크처: 눈의 피로, 시력 저하, 가려움증 등의 불편감, 꽃가루 알러지 등
※ 작은 술잔 등을 이용하여 동량으로 세안도 가능

이렇게 다양한 방법으로 유용하게 사용할 수 있습니다.

··

··

알코올을 못 마시는 사람은 어떻게 복용할까?

500ml의 페트병 물에 마더팅크처를 20방울 넣으면 알코올 도수는 0.16%로 매우 낮습니다. 티라미스 등 알코올이 든 간식보다 훨씬 낮습니다. 다만, 아이나 알코올에 민감한 사람이라면 페트병에 5방울만 넣어도 괜찮습니다. 어른은 20방울 정도 넣는 것이 좋습니다. 10~20방울이라고 말한 것은 알코올에 약한 사람도 있기 때문입니다. 물뿐만 아니라, 차나 음료에 넣을 수도 있습니다. 특히 쓴 것을 싫어하는 아이는 효소 주스나 차조기 주스에 넣어 마시면 좋겠지요.

마더팅크처들을 섞어도 괜찮을까?

기본적으로 주요 마더팅크처끼리 섞어 사용해도 괜찮습니다. 오히려 시너지 효과가 생깁니다. 예를 들어 약해를 없애고 싶은 경우 솔리드(Solid.)와 튜야(Thuja) 마더팅크처를 섞어 사용하면 좋습니다. 그러나 국화과의 마더팅크처같이 쓴 것으로만 넣으면 마시기 힘드니 주의하세요.

복용하고 싶은 마더팅크처가 많다면?

앞서 말한 것처럼, 마더팅크처는 섞어서 사용해도 괜찮기 때문에 복용하고 싶은 마더팅크처 여러 가지를 함께 섭취해도 굉장히 좋습니다. 심장, 간, 신장 등의 마더팅크처를 같이 복용하고 싶은 경우는 우선 하나의 마더팅크처 한 병을 계속 사용하고 그것이 끝나면 다른 종류를 사용해도 좋을 것입니다.

그러나 서로 연관된 마더팅크처는 함께 사용하는 것이 좋다고 생각합니다. 예를 들어 간과 비장은 매우 관련이 있지요. 비장이 나빠지면 신장에도 영향을 줍니다. 간, 신장, 비장은 관련이 깊은 기관이므로 이 경우는 아침에는 신장, 낮에는 간, 밤에는 비장과 같이 시간을 나누어 먹으면 효과적입니다. 이 경우 500ml의 페트병을 3개 준비하여 넣는 물의 양을 조절하여 각각 하루에 나누어 마실 수 있도록 하세요.

마더팅크처와 레메디를 섞어도 괜찮을까?

제 임상 경험으로는 마더팅크처와 레메디는 서로 충돌하지 않습니다. 이 둘은 존재의 차원이 달라서 작용 차원도 다른 것이 그 이유라고 생각됩니다. 간단히 말하면, 마더팅크처는 물질적이고 육체에 작용하며 레메디는 비물질적이고 생명력(Vital force)에 작용합니다. 레메디는 자기 치유력을 자극하여 독소 배출을 촉진하고 마더팅크처는 독소 배출을 담당하는 장기에 영양을 제공합니다. 그러므로 레메디와 마더팅크처를 함께 사용하거나 조합하여 사용하면 독소의 배출에 아주 큰 도움이 됩니다.

약을 복용 중인 사람이 마더팅크처를 함께 사용해도 괜찮을까?

약을 복용 중인 사람이 마더팅크처를 먹으면 몸이 편안해질 것입니다. 마더팅크처는 장기에 영양을 준다고 생각하세요. 특히 병원에 입원을 했을 경우에는 레메디보다는 마더팅크처를 사용하면 좋습니다. 레메디는 바이탈포스를 활성화하고 배출을 촉진합니다(호전 반응).

 그러나 병원에서는 비록 호전 반응이 있다 하더라도 그것을 증상으로 보고 약으로 억압하여 배출을 멈추려고 합니다. 그래서 입원 중에 레메디를 계속 먹으면 바이탈포스는 여러 번 독소를 배출하려고 하지만 그때마다 약으로 억압받게 되는 것입니다. 배출 증상도 그렇지만, 급성 증상을 내는 것은 몸에도 큰 부담이 됩니다. 여러 차례「레메디로 배출 증상을 이끌어 내고 약으로는 그것을 억압」하는 것이 반복되면 현저한 체력소모가 생길 수 있습니다. 결국 몸은 배출하는 것을 포기하게 됩니다. 증상을 억압하려고 한다면 처음부터 배출을 돕는 레메디는 먹지 않는 것이 좋습니다.

 현대 의학과 동종요법은 증상을 이해하는 방법도 원리도 다릅니다. 현대 의학에서는 증상 = 병이라고 생각합니다. 반면 동종요법은 증상 = 배출입니다. 이를 알고 있는 의사라면 입원 중에 안심하고 동종요법을 사용할 수 있지만, 그렇지 않은 경우에는 우선 어느 정도 증상이 없는 상태가 되어 퇴원을 하는 것이 우선입니다. 이렇게 동종요법을 적극적으로 쓸 수 없을 때에는 몸에 힘을 북돋아 주는 마더팅크처를 사용하는 것이 중요해집니다. 예를 들면 약을 해독하느라 간에 부담을 주었다면 카르듀스 마리아너스(Card-m.)를 함께 사용합니다. 약의 부작용으로 신장이 나빠지면 베르베리스(Berb.)를 씁니다. 체력이 떨어졌다면 알팔파(Alf.)가 좋습니다. 물론 입원할 상황이 아니라면 레메디도 함께 사용하면 좋다고 생각합니다.

마더팅크처가 암에 좋은 것은 왜일까?

암 등 난치병은 모두 혈액의 문제입니다. 어떤 장기가 고장나서 해독할 수 없게 되었을 때 암과 난치병에 걸려 버립니다. 그래서 장기가 튼튼하고 혈액의 독을 제대로 해독하고 있다면 암에 걸리지 않습니다. 장기를 강화시킬 수 있다면 해독과 배출이 진행되어 혈액이 정화되고 암도 치유될 것입니다.

레메디의 호전 반응이 강하다는 것은 자기 치유력이 크게 높아졌다는 것을 반영하기도 하지만 한편으로는 뒤에 나오는 것처럼 장기가 약해져 있기 때문에 독극물이나 이물질의 해독이 제대로 안되어 호전 반응이 격렬하게 나타나는 것일지도 모른다고 생각합니다.

마더팅크처를 사용하면 장기가 튼튼해져 해독 및 배출 능력이 높아지고 이로 인해 혈액이 깨끗해지면서 동시에 호전 반응이 나온다고 생각합니다. 레메디와 마더팅크처를 동시에 사용함으로써 레메디의 호전 반응을 줄일 수 있다는 점에서도 마더팅크처와 레메디를 같이 사용하는 것이 합리적입니다. 물론 장기를 서포트하기 때문에 해독 능력이 높아지고 그 결과 배출 증상도 강해질 수 있지만 부드럽게 적용되는 편입니다. 간혹 신장이나 간 등 장기에 약간의 통증이 생길 수도 있지만 역시 아주 부드럽습니다.

장기 자체의 기능이 떨어지거나 정상적으로 작동되지 않으면 육체적으로 아프게 되기 때문에 물질적인 힘도 필요합니다. 예를 들어 타인을 용서할 수 없는 상태에서 암에 걸린 사람에 대해 그의 삶과 사고방식이 잘못되었기 때문에 암에 걸린 것이라고 추정해서, 타인을 용서할 수 없는 사람에게 니트릭 에이시드(Nit-ac.) 10M (10의 2만 제곱 배 희석)을 사용해도 암에는 효과가 없습니다. 확실히 혈액이 탁해지는 근본적인 원인은 음식이나 환경 등의 문제뿐 아니라 감정의 억압, 삶과 사고방식의 문제이기도 합니다. 그러나 아무리 높은 포텐시의 레메디로 바이탈포스에 작용한다 하더라도 육체적인 병변인 암 조직은 더 이상 바이탈포스의 말을 듣지 않습니다. 이런 경우 병변된 조직에 직접 영양을 제공해 주는 편이 낫습니다. 왜냐하면 암세포는 환경이 좋지 않은 열악한 조직이나 영양 상태가 나쁜 조직을 좋아하기 때문입니다. 마더팅크처는 세포와 장기에 영양을 제공하여 대사가 촉진되어 암세포가 자라지 않는 환경을 만듭니다. 그래서 암에 효과가 있습니다. 하지만 무엇보다 음식이나 환경이 원인이 되어 암이 생긴 경우에는 이런 환경을 변화시키는 것이 우선입니다.

치료법

장기요법

우리가 아프다는 것은 노폐물, 독소, 세균, 바이러스, 곰팡이 등의 이물질이 몸 밖으로 잘 배출되지 않았기 때문입니다. 배출할 수 없는 원인으로는 이물질을 이물질로 인식하지 못하는 경우(면역 저하의 경우)와 장기의 기능 저하로 인한 경우가 있습니다.

면역 저하의 근본 원인은 잘못된 가치관에 있습니다. 뭔가를 믿는다는 것은 믿는 것을 곧 자신으로 여기는 것이기에 만약 잘못된 생각을 믿어 버리면 비자기의 자기(자신이 아닌 것을 자신으로 인식하는 나)가 탄생합니다. 이물질을 이물질이 아니라고 여기는 것입니다. 잘못된 생각은 직접적으로 본래의 생명을 훼손시킵니다. 특히 자신을 홀대하는 생각이 그렇습니다. 한편으로는 예방접종으로 대량의 이물질을 직접 체내에 주입함으로써 면역체계가 교란되어 불순물을 배출할 수 없는 상태가 되거나, 배출 증상을 약으로 억압하여 이물질이 체내에 머무를 수 밖에 없어서 이물질을 자기로 인식하는 상태가 되기도 합니다. 그것으로 인해 생명의 흐름이 막혀 부자연스러운 생각을 갖게 됩니다. 부자연스러운 것을 몸 속에 투입하면 이물질을 이물질로 바르게 인식할 수 없게 되고 그 결과 생명의 흐름이 막히고 부자연스러운 생각을 갖게 됩니다. 마찬가지로 장기의 기능이 저하되어 이물질이 잘 배출되지 않는 것도 부자연스러운 생각을 만들게 되고 이것이 생명을 왜곡하게 됩니다.

 마음이 몸에 영향을 미치고 몸의 상태도 마음에 영향을 주기 때문에 몸과 마음은 서로 다른 둘이 아닙니다. 그래서 병을 치료하기 위해서는 영혼, 마음, 몸의 각 차원에서 치료하는 것이 맞습니다. 특히 몸 차원에서 병에 걸린 경우 즉 장기나 조직의 기능 장애나 기능 저하가 보이는 경우에는 몸에 대한 치료가 필요합니다. 아무리 근본 원인이 삶과 사고방식에 있다고 해도 몸이 너덜너덜하다면 물질적인 힘(생화학적인 힘)에 의한 직접적인 지원이 필요합니다. 그것이 라데마처가 체계화한 마더팅크처 중심의 장기요법입니다. 마더팅크처는 장기의 영양(마음의 영양도 포함)이라고 생각하고 복용하는 것이 좋습니다.

「버넷」 단락에서 말한 대로 영국의 버넷, 클라크, 쿠퍼 등을 중심으로 한 임상 동종요법은 적극적으로 라데마처의 장기요법을 도입하여 만성병 치료에 큰 성과를 올렸습니다. 또 앞서 말한대로 부자연스러운 물질을 배출할 수 없는 것이 마음에도 영향을 주기 때문에 마음을 편하게 하고 면역력을 높이기 위해 장기가 제대로 작동할 수 있도록 하는 것이 아주 중요합니다. 그래서 평소에 더 자주 마더팅크처를 사용하는 것이 좋습니다. 한편 장기가 제대로 일할 수 없는 이유 중 하나로 미네랄 부족이 있을 수 있기에 마더팅크처와 함께 생명조직염(티슈솔트) 레메디의 도움도 필요합니다.

저는 호전 반응이 심해지는 것은 레메디에 의해서 이물질의 배출이 시작되었을 때 장 기능이 떨어져 그 독극물이나 노폐물 등 이물질의 해독 배출을 원활하게 하지 못하는 것도 하나의 이유라고 생각합니다. 예를 들어 수도관 곳곳에 오물이 붙은 경우 수압을 높이고 세제를 넣어 깨끗이 해도 배출구가 오염되면 거기에 오염물이 쌓여 막히게 됩니다. 물은 역시 더러워지겠지요. 만약 배출구가 막히지 않았다면 점차적으로 오염물을 밖으로 밀어낼 수 있을 것입니다. 이렇게 수도관의 더러움을 씻어내리는 동시에 배출구를 깨끗하게 해야 수도관의 오염물질이 밖으로 나갈 수 있습니다. 마찬가지로 체내에 축적된 독소나 이물질을 레메디의 작용으로 혈액에 보냈을 때, 마더팅크처 등의 장기 레메디로 독소나 이물질을 해독·배출하여 장기를 활성화하는 것이 중요합니다. 실제로 저는 임상 경험에서 레메디와 마더팅크처를 함께 사용하여 호전 반응을 줄일 수 있음을 알게 되었습니다.

앞서 언급했듯이 병이 만성이 된 이유 중 하나는 독소와 이물질의 배출이 잘되지 않기 때문입니다. 이물질 배출이 잘 안되는 것은 이물질을 제대로 인식하지 못하는 것도 있지만 장기 기능 장애 혹은 기능 저하 때문이기도 합니다.

현대에 만성병을 앓고 있는 사람 대부분은 어떤 장기에 문제를 가지고 있습니다. 장기는 이물질의 배출과 밀접한 관련이 있기 때문에 약해진 장기를 보강하는 것은 만성병을 치유로 이끌기 위한 중요한 열쇠가 될 것입니다. 장기를 서포트하지 않으면 만성병은 좀처럼 치유되지 않습니다. 하네만도『의술 오르가논』§279에서 암시했듯이 장기 기능이 장애를 일으키지 않고, 약을 복용하지 않는 경우에는 레메디가 효과가 있지만 그렇지 않을 경우 즉, 장기가 기능 장애를 일으키거나 약을 복용하는 경우에는 레메디만으로는 좀처럼 치유가 어렵다고 했습니다. 이럴 경우 장기가 제 역할을 할 수 있도록 마더팅크처를 복용해야 합니다. 저는 레메디와 함께 마더팅크처도 함께 처방하여 장기를 서포트하는 것을 매우 중요하게 생각하고 있습니다.

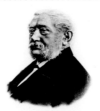

생명조직염 요법

육체 차원의 질병에는 생명조직염 요법(바이탈 티슈솔트 레메디를 사용한 요법)도 유용하기 때문에 마더팅크처와 함께 사용하는 것이 가장 좋습니다. 생명조직염 요법의 창시자는 독일인 호메오퍼스 빌헬름 하인리히 슈슬러(Wilhelm Heinrich Schuessler, 1821~1898년)입니다. 독일에서는 생명조직염을 슈슬러염이라고 부릅니다. 슈슬러는 무기 미네랄염이 부족하면 생명 현상이 방해를 받아 병을 일으킨다고 확신하고 생명조직염 요법을 실천하던 중 12개의 생명조직염 레메디로 대부분의 병이 치유된다는 것을 확신했습니다. 앞서 말했듯이 장기가 제대로 작동하지 않는 이유의 대부분은 체내의 미네랄 부족과 미네랄 불균형 때문일 수 있다는 점에서도 생명조직염 레메디는 장기 레메디와 함께 중요한 요소라 볼 수 있습니다. 음식에서 얻을 수 있는 미네랄의 흡수를 높이거나 미네랄 밸런스를 정돈하기 위해 저는 12X 포텐시를 자주 사용합니다. 생명조직염 레메디는 특정 장기나 조직에만 작용하는 것이 아니라 몸 전체에 작용합니다.

일반적으로 사용하는 레메디로 바이탈포스의 흐름이 활성화됐다고 하더라도 몸에 필요한 무기염이 부족하면 그 무기염이 제어하는 몸의 기능은 잘 작동하지 않습니다. 12개의 생명조직염은 삐걱거리는 부분에 기름칠을 하여 몸이 본래 기능대로 제대로 일할 수 있도록 하는 역할을 합니다. 인간을 지배하는 근본적인 12종류 무기염의 정보를 담은 생명조직염 레메디를 복용하는 것은 몸이 미네랄 부족과 균형이 무너진 것을 인식하게 합니다.

또한 음식과 마더팅크처에서 필요한 미네랄을 흡수하는 힘이 커지게 되고 미네랄 부족과 균형의 붕괴로 기능을 제대로 하지 못하는 부분이 작동할 수 있게 해줍니다. 하네만은 슈슬러 이전에 이미 인간에게 무기염이 얼마나 중요한지를 잘 알고 있었으며 그에 대해 철저히 조사하였습니다. 특히 실리카, 염화물, 칼륨염, 칼슘염의 치유의 힘은 훌륭하다고 말했습니다. 밖에서 보면 생명조직염은 불활성 침전물로 보이지만 이들 무기물이 유기 시스템과 생명을 움직이고 있습니다. 만약 어떤 유기 시스템이 구동하려 해도 그 유기 시스템을 구동하는 미네랄이 없다면 움직이지 않습니다. 생명조직염은 필요한 무기염의 흡수력을 높임으로써 정지됐던 유기 시스템을 활성화시킵니다.

요즘 사람들은 미네랄 부족으로 병에 걸리는 경우가 많습니다. 특히 약을 너무 많이 복용하는 사람은 간이 열심히 약을 해독하느라 체내의 중요한 미네랄이 손실될 수 있습니다. 이런 사람은 잘 흡수되고 식물 미네랄도 풍부하게 들어있는 마더팅크처와 생명조직염 레메디를 함께 먹는 것이 좋습니다. 함께 먹는 것이 마더팅크처에 포함된 미네랄을 더욱 잘 흡수할 수 있도록 시너지 효과를 발휘하게 할 것입니다.

서포트 팅크처

마더팅크처와 레메디의 융합

마더팅크처와 레메디의 조합은 마더팅크처로 장기를 지원하고 생명조직염 레메디로 체내의 필수 미네랄 부족을 해소하여 균형을 이

루게 합니다. 근본 레메디로는 감정과 마음의 상처를 치유하고 약
에서 오는 의원병은 약으로 만든 약제 레메디를 사용합니다. 만성
마이아즘 레메디로는 그 사람의 경향을 극복하도록 합니다.

ZEN메소드에 기초한 마더팅크처와 레메디를 먹으면 낫기 힘든
만성병도 치유로 이끌 수 있습니다. 어느 날 마더팅크처와 레메
디를 함께 먹으면 좋겠다는 생각이 떠올랐습니다. 그 생각을 계
기로 제3부에서 소개하는 서포트 팅크처와 발달장애 및 암 치료
를 위한 서포트 팅크처를 고안했습니다.

하네만의 실제 사례집을 보면 병리적으로 레메디를 처방하는 경우
가 많이 있다는 것을 알 수 있습니다. 그것을 소신있게 철저히 실천
한 이들이 버넷 등의 임상 동종요법가입니다. 마더팅크처가 특정 장
기와 친화성이 있듯이 레메디 역시 특정 장기와의 친화성이나 특정
질병과 관련이 있습니다. 저는 특정 질환과 관련되는 장기를 지원하
는 마더팅크처와 마찬가지로 그 질병과 관련된 레메디도 같이 복용
하면 시너지 효과를 얻을 것이라는 생각을 하게 되었습니다. 원래
마더팅크처와 레메디는 작용하는 차원이 다르기 때문에 서로 충돌
할 가능성이 적다고 생각했습니다. 실제로 사용하면서 이 생각이 옳
았음이 증명되었습니다. 이렇게 하여 특정 장기를 지원하는 서포트
팅크처와 특정 질병에 사용하는 서포트 팅크처를 고안해 냈습니다.

발달장애

장 엘미(「진정한 의학의 재발견」 저자)라는 의원병을 다루는 의사

호메오퍼스를 찾아 스위스까지 간 적이 있습니다. 그 때 예방접종의 해를 제거하기 위해서는 접종한 백신을 역순으로 하여 레메디를 복용하면 된다는 것을 배우게 되었습니다. 예를 들어 BCG, DPT, MMR 백신을 차례로 접종했다면 먼저 MMR백신 레메디를 복용하고, 다음은 DPT, BCG 백신 레메디를 복용하는 것입니다.

저도 배운 대로 백신 레메디를 접종한 순서의 반대 순서로 각각 단독으로 환자에게 처방했습니다. 그런데 효과가 없었습니다. 레메디를 복용할 때마다 열과 발진이 나오는데 자폐증도 과잉행동도 좋아지지 않았습니다. 아토피나 천식에서도 그랬습니다. 왜일까? 생각했습니다. 그 때 떠오른 것이 모든 예방접종이 뒤죽박죽 된 것이 아닐까? 즉, 각각의 예방접종이 엉겨서 떡처럼 뭉쳐버린 것이 아닐까라는 생각이었습니다. 예를 들면 그 엉긴 덩어리로부터 BCG만을 콕 집어 들어내면 일시적으로는 호전 반응이 생기지만 다시 원래 상태로 돌아옵니다. 그리스 신화에 등장하는 괴물 히드라처럼 아무리 목을 잘라도 잘린 곳에서 다시 목이 나오는 그런 느낌이었습니다. 단일 레메디 한 종류만 사용해서는 전혀 치유되지 않았습니다.

켄트의 과오 3

앞서 말한 것과 같이 켄트는 한 종류의 레메디 한 알을 사용하여 장기간(1~6개월 정도) 기다리는 것에 집착했습니다. 확실히 하네만은 하나의 레메디를 사용하라고 했는데 그것은 하나의 병에 하나의 레메디를 사용하라고 한 것입니다. 사람은 동시에 여러 개의 병을 가질 수 있습니다. 환자가 여러 질병을 가지고 있는 경우 레메디를 번갈아 주거나 같이 주기도 했습니다. 켄트는 병을 전체적인 하나의 것으로 파악하는 실수를 하고 말았습니다.

물론 건강한 사람의 급성 병에 있어서 병은 하나이며 전체적인 하나의 것으로서 존재할 것입니다. 그러나 만성병일 때에는 병이 하나밖에 없는 경우는 거의 없습니다. 제가 생각하기에는 증상을 억압하면 병은 해결되지 않은 채로 계속 남아 있습니다. 극단적으로 말하면 증상을 억압할 때마다 질병이 늘어나지 않을까요. 어쨌든 병이 여러 개일 경우 그 사람의 전체 증상에 맞추어 레메디를 지시할 때 각각의 병에 맞는 레메디를 동시에 취하지 않으면 전체 증상에 맞출 수 없습니다. 게다가 증상을 억압함으로써 병이 서로 융합할 수도 있을 것이라 생각합니다. 이 경우 융합한 병이 마치 그 자체로 하나의 병이 되어 버리기 때문에, 병이 따로따로 흩어져 있는 경우에 효과가 있었던 단일 레메디로는 잘 듣지 않게 될 것입니다. 두 병이 내부에서 융합해 버리면 그에 맞는 동종의 레메디도 두 병에 맞는 레메디로 묶어 낼 수밖에 없습니다. 혹은 두 병이 융합함으로써 전혀 새로운 자연계에는 없는 병이 생기는 경우도 있습니다. 의약품으로 증상을 억압한 결과 약 자체로 인한 질병과 증상의 억압에 의한 질병이 융합하는 경우가 그것입니다. 실제로 의원병은 기존의 동종요법의 방법으로는 치유하기 힘들다는 이야기를 해외 호메오퍼스들을 통해 듣고 있습니다.

또한 앞서 말한 바와 같이 병에는 계층이 있습니다. 즉 영혼·마음·몸의 각 차원에서 병은 동시에 존재합니다. 그렇다면 각 계층의 병을 동시에 자극하는 것이 중요하다고 생각하여 ZEN호메오퍼시에서 설명한 대로 ZEN메소드(삼차원 처방)를 고안한 것입니다.

서포트 팅크처 제1호

발달장애는 단독 백신 레메디가 효과가 없다고 말했습니다. 단독으로 사용하는 것이 효과가 없다면 예방접종을 많이 맞은 사람에게는 모든 백신 레메디를 동시에 처방하면 효과가 있을 것이라 생각했습니다.

하네만은 하나의 병에 하나의 레메디라고 말했습니다. 5개, 6개의 병을 가지고 있다면 5종류, 6종류의 레메디가 필요하다는 것입니다. 그리고 5개, 6개의 병이 융합되었다면 레메디도 융합해야 한다고 생각했습니다. 이런 생각에서 백신 레메디를 조합하기로 결정했습니다. 먼저 저 자신에게 직접 실험해 보았습니다. 인체실험이죠. 그러자 편두통과 설사, 그리고 과거의 미해결된 문제들이 속속 생각나 화가 나서 어쩔 줄 몰랐습니다. 스스로의 존엄에 대해 생각하게 되었고 나는 무엇 때문에 태어났는지에 대해 깊이 생각해보는 계기가 되었습니다. 이러한 경험은 단일 백신 레메디를 취한 경우에는 일어나지 않는 반응이기에 이것을 발달장애 아이들에게 사용해야겠다고 생각했습니다. 실제로 적용해보았더니 글씨를 쓸 수 있게 되거나 단어를 말하기 시작하거나 자기주장을 하는 등 발달장애가 극적으로 회복되는 것을 알 수 있었습니다.

···

한편 튜야(Thuja)는 버넷이 『백신병』에서 기술한 예방접종의 해를 배출하는 마더팅크처입니다. 예방접종 후 생긴 종양이나 사마귀 등도 깨끗이 청소해줍니다. 백신병은 '백신 접종으로 생기는 병'이라는 뜻입니다. 튜야(Thuja) 마더팅크처에 일반적으로 접종하는 백신으로 만든 레메디(일부 노조드 레메디)와 5종류의 마이아즘 노조드를 함께 조합하는 것을 고안했습니다. 노조드(nosodes) 레메디는 병원체에서 유래한 레메디입니다. 이것이 서포트 팅크처 1호인 「Thuja·백신병 팅크처」 입니다. 이는 자폐증이나 주의력 결핍 과잉행동장애(ADHD)등 발달장애 아동뿐 아니라 어른들도 복용할 것을 추천합니다. 저도 예방접종을 한지 50년이 지났고 동종요법을 사용한지는 수십 년이 지났지만 「Thuja·백신병 팅크처」를 복용한 뒤 많은 배출 증상들이 나왔습니다. 예방접종의 해는 시간이 지난다고 없어지는 것이 아닙니다. 그러니 여러분들도 이 팅크처를 드시기를 바랍니다.

서포트 팅크처 제2호

또한 예방접종으로 인해 아이들의 뇌신경이 영향을 받는 경우가 있습니다. 그래서 신경의 문제에 맞는 여러 종류의 레메디를 더하여 하이페리쿰(Hyper.) 서포트 팅크처를 고안했습니다. 이것이 서포트 팅크처 제2호로 「Hyper.·스트레스 팅크처」 입니다. 침착하지 못한 아이들이 스트레스를 받지 않도록 하기 위해서 이 팅크처를 사용하면 아주 좋습니다.

이 서포트 팅크처는 침착하지 못한 아이들에게 사용할 수 있도록 고안했습니다. 신경의 긴장을 완화시키고 스트레스를 경감하는데 도움이 되는 마더팅크처와 레메디로 조합했습니다. 긴장이 완화되면 아이들도 사려 깊은 생각을 하게 되어 침착해질 테니까요. 하이페리쿰(Hyper.)은 동종요법판 진정제(신경 안정제)입니다. 어른도 하이페리쿰(Hyper.) 마더팅크처를 저녁에 목욕할 때 욕조에 20방울 넣고 사용해보세요. 매일 쌓인 피로가 많이 풀리겠죠? 또 아이들이 난리를 피워 대처하기 어려울 때는 이 서포트 팅크처를 100ml의 물이 담긴 스프레이 병에 5방울 넣은 뒤 뿌려보세요.

서포트 팅크처 제3호

자폐증이나 주의력결핍 과잉행동장애(ADHD) 등 발달장애의 문제에 대해서는 장의 문제를 지원하는 레메디가 필요합니다. 장의 융모 곳곳에 알루미늄과 수은을 비롯한 다양한 중금속이 쌓여있는 사람은 영양을 흡수하기 어렵습니다. 장에서 영양분을 흡수할 수 없다면 새로운 적혈구도 만들 수 없습니다. 그리고 적혈구가 만들어지지 않으면 새로운 세포도 만들 수 없고 새로운 세포를 만들 수 없다는 것은 장기의 세포를 재생할 수 없다는 것을 뜻합니다. 따라서 이런 사람은 필연적으로 빈혈이 생기고 몸이 약해집니다. 그리고 발달장애 아이들은 장에서 영양 흡수를 할 수 없어서 변이 무르거나 설사를 하는 경우가 많습니다. 이는 백신으로 인해 알레르기 체질이 되어 버린 것과 관계가 있습니다.

또한 밀 등에 포함된 글루텐에 이상 반응을 보이거나 소장에서 영양을 흡수할 수 없는 아이도 있습니다. 그런 경우를 위해 알팔파(Alf.) 마더팅크처에 장을 보호하는 레메디를 추가한 서포트 팅크처를 고안했습니다. 이것이 서포트 팅크처 제3호인 「자폐와 장의 문제 팅크처」 입니다.

인간은 두 개의 뇌가 있다고 알려져 있습니다. 소장이 또 다른 뇌입니다. 머리에 있는 뇌는 논리적으로 생각하는 뇌, 소장은 직감과 육감의 뇌입니다. 소장의 증상이 진정되면 마음도 안정됩니다. 소장이 안정되면 과잉행동인 아이들도 충동 없이 침착하게 생각할 수 있습니다. 발달장애 아이를 키우고 있는 엄마도 아이와 함께 장 서포트 팅크처를 복용하면 좋을 것입니다. 소장이 진정되면 인간은 진정됩니다. 아이를 대할 때 지혜롭게 대처할 수 있을 것이라 생각됩니다.

발달장애 아이와는 눈을 맞추거나 감정을 이해할 수 없는 경우가 많습니다. 침착하고 싶어도 침착하기 힘든 병에 걸렸기에 그 일에 대해 화가 나더라도 어쩔 수 없습니다. 어머니가 다양한 예방접종에 관한 정보를 수집하고 예방접종이 아이에게 필요한지에 대해 주체성을 가지고 판단하시기 바랍니다.

암

암 환자에게 마더팅크처를 사용하는 경우 단독보다는 몇 가지를 복합해서 먹는게 효과적입니다. 사용법에서 "500ml의 페트병 물에

마더팅크처 10~20방울 넣습니다"라고 썼지만 5종류의 마더팅크
처를 조합하여 "통찰랑물"을 만들려면 각각을 4~5방울씩 넣으면
좋습니다(모두 합쳐서 10~20방울).

암에 걸린 사람은 우선 갈륨 아파린(Gali.)와 튜야(Thuja), 에키
나시아(Echi-p.) 마더팅크처가 중요합니다. 이는 암의 통증에 좋
습니다. 그리고 간암이라면 간에, 위암이라면 위에 친화성이 있는
것을 사용하듯이 장기나 조직별로 대응하는 마더팅크처도 달라집니
다. 또 암에 걸린 사람이 신경이 항상 곤두서 있고 차분할 수 없다
면 신경 친화성이 있는 아베나 사티바(Aven.)나 패씨플로라(Passi.)
마더팅크처를 사용합니다. 설사 증상이 있다면 알팔파(Alf.)나 진저
(Zing.) 마더팅크처를 추가해도 좋습니다. 이처럼 그 사람을 전체적
으로 보고 마더팅크처 몇 가지를 조합해서 사용합니다. 신경과 장
양쪽 모두 좋지 않은 사람이 많으므로 그런 사람을 위해 두 가지
이상의 마더팅크처로 서포트하는 것이 좋습니다.

앞서 언급하였듯이 영국의 의사 호메오퍼스 로버트 토머스 쿠퍼
는 『초보 호메오퍼스를 위한 암 치료』라는 책에서 마더팅크처를
도입한 치료법을 소개했습니다. 그는 많은 암 환자들을 마더팅크
처를 사용해 치료하고 있었습니다. 현대의 동종요법 암 치료의
대가로 인도 호메오퍼스인 프라산타 바나지(Prasanta Banerji)와
프라팁 바나지(Pratip Banerji) 부자가 있습니다. 그들의 암 치료
율이 매우 높아서 미국의 암 연구소에서 인도에 있는 이들의 병
원까지 찾아와서 조사를 했다고 합니다. 참고로 바나지 부자가

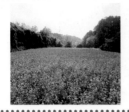
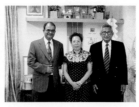

1. 메밀밭(Fago-t.)
2. 바나지 부자와
   유이 토라코

안타까워 하는 것은 "의사와 연구원에게는 발표 의뢰가 들어오지만 호메오퍼스나 동종요법단체에서는 유이 토라코를 제외하고는 발표 요청이 들어오지 않는다"는 것입니다. 바나지 부자의 방식인 레메디를 조합하여 사용하거나 병리적으로 접근하는 방법이 생소하기 때문입니다. 저는 그들을 2009년과 2011년 2회 일본으로 초빙해서 암 치료 발표를 요청드렸습니다. 실제로 그들이 암을 치료하고 있는데도 그것이 자신들의 원칙과 맞지 않는다는 이유로 거절하는 것은 이상한 일이라고 생각합니다. 이것이 바로 경험의학인 동종요법이 도그마화 되었다는 증명이라고 생각합니다.

바나지 부자는 루타(Ruta)에 들어있는 루틴이 암세포의 무한 분열 능력의 근원인 텔로머라아제(텔로미어 합성 효소)를 억제하는 힘이 있어 뇌종양이나 암에 효과가 좋다고 합니다. 또한 루틴은 항산화 작용이 있어 DNA를 활성 산소로부터 보호하여 돌연변이 세포의 발생을 막는 기능이 있다고 알려져 있습니다. 그래서 저는 루틴이 풍부하게 들어있는 타타르 메밀(Fagopyrum tataricum)로 마더팅크처를 만들어야겠다고 생각했습니다. 그것이 바로 페이고 피럼(Fago-t.)입니다. 타타르 메밀에는 보통 메밀의 100배나 되는 루틴이 포함되어 있습니다. 저는 루틴을 많이 포함한 페이고 피럼(Fago-t.)이 암을 예방하는데 사용할 수 있을 것이라 생각했습니다.

제3부에서는 암 서포트 팅크처를 소개하고 있습니다. 또한 암에 걸리지 않는 몸을 만들기 위해서는 저온 압착한 양질의 기름으로

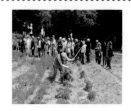

1. 일본 도요우케 자연농이 주최하는 '가정 채소밭 코스'

부터 오메가3를 섭취하여 장을 튼튼하게 하고, F1 혹은 유전자 조작이 되지 않은 씨앗으로 농약과 화학비료를 사용하지 않고 자연스럽게 만든 적당량의 유기비료로 키운 채소를 먹는 것이 중요합니다. 그리고 활성 산소를 발생시키는 약을 복용하지 않고 예방접종을 하지 않아야 됩니다. 또 과거의 트라우마나 해결되지 않은 감정을 바라보는 이너차일드 치유도 추천합니다.

채소와 흙을 위한 마더팅크처

채소와 흙을 위한 마더팅크처는 채소나 과일을 위한 서포트 팅크처입니다. 이 서포트 팅크처를 만들게 된 것은 일본 도요우케 자연농이 주최하고 있는 「텃밭 코스」에서 생명조직염을 활용한 채소의 재배를 강의하던 중 대표적인 채소와 과일의 미네랄 결핍증 발현 정도(채소에 부족하기 쉬운 미네랄)를 조사한 것이 계기가 되었습니다.

조사한 작물은 오이, 토마토, 가지, 피망, 수박, 딸기, 양배추, 배추, 양파, 상추, 시금치, 샐러리, 파, 아스파라거스, 콜리플라워, 브로콜리, 무, 당근, 감자, 고구마, 청대콩, 유채, 귤, 사과, 감, 배, 포도, 복숭아, 매실입니다.

채소나 과일에서 결핍되기 쉬운 미네랄이 무엇인지 알고, 두루두루 여러 작물에 대응할 수 있도록 이하의 생명조직염계열 레메디(Bor. Calc-p. Ferr-p. Kali-p. Mag-p. Mang-s. Moly. Nit-ac. Ph-ac. Zinc-m.) 10종류와 미네랄을 많이 함유하고 있는 약초 마더팅크처 (Alf. Hyper. Mill. Quer. Tarax. Urt-p. Valer.) 7종류를 조합하였습니다. 36가지의 생명조직염에 대한 자세한 내용은『동종요법 티슈솔트(유이 토라코저, 정명원옮김, 그물코)』를 참고하세요. 생명조직염 레메디에서 설명한 것처럼 미네랄은 인간과 동물, 식물, 미생물을 막론하고 생물의 유기 시스템을 움직이는 것이기 때문에 식물이든 미생물이든 미네랄 균형이 무너진 경우는 병적 상태에 있다고 볼 수 있습니다. 미네랄 균형을 되찾고 본연의 건강한 상태로 회복하기 위해 사람에게 생명조직염계 레메디가 매우 효과적입니다. 이것은 식물도 마찬가지입니다. 아마 미생물에게도 유효하다고 생각합니다.

7종류의 약초 마더팅크처는 채소나 과일에 부족하기 쉬운 미네랄을 풍부하게 가진 동시에, 식물의 장기 치료제라고 말할 수 있을 정도로 영양이 골고루 포함되어 있습니다. 이렇게 식물을 위한 마더팅크처와 식물이 결핍되기 쉬운 생명조직염 레메디를 조합함으로써 채소와 흙을 위한 마더팅크처가 완성되었습니다. 채소와 흙을 위한 마더팅크처를 땅에 뿌리게 되면 채소나 과일이 부족한 미네랄을 토양에서 빨아들이는 힘이 커져서 영양장애 발생을 막을 수 있고 싱싱한 채소로 자랄 것입니다.

채소와 흙을 위한 마더팅크처의 사용법은 물을 줄 때마다 1L의 물에 채소를 위한 마더팅크처 10방울을 넣고 채소나 과일을 심은 흙에 뿌립니다. 최소 한 달에 2회 시행하면 좋습니다. 액티브 플랜트(동종요법 식물 활성제, 액비) 속에 넣으면 더 좋습니다.

마더팅크처와 미네랄 *1*

인 이 많이 함유된 마더팅크처

Aven.	Borago	Card-m.	Equis-a.	Rumex

철 이 많이 함유된 마더팅크처

Berb.	Echi-p.	Lappa	Tarax.	Verb.

실리카 가 많이 함유된 마더팅크처

Borago	Equis-a.	Morus	Urt-p.

유황 이 많이 함유된 마더팅크처

Aven.	Morus	Tarax.	Urt-p.

망간 이 많이 함유된 마더팅크처

Eriob.	Zing.

제 2 부

약물학

(Materia Medica)

마테리아 메디카(Materia Medica) 보는 방법

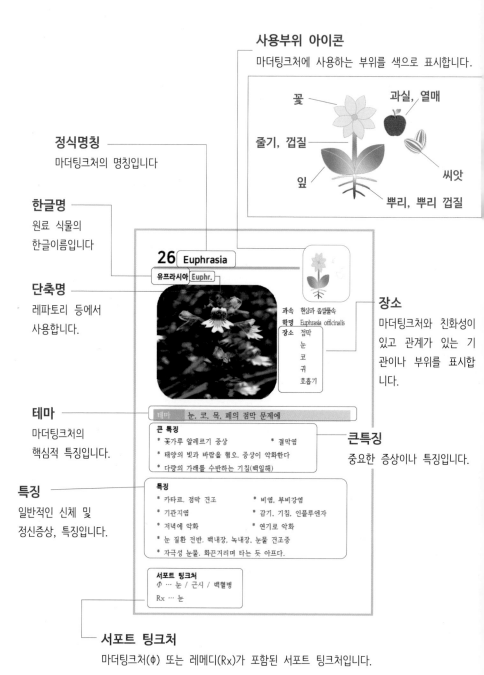

사용부위 아이콘
마더팅크처에 사용하는 부위를 색으로 표시합니다.

꽃
과실, 열매
줄기, 껍질
잎
씨앗
뿌리, 뿌리 껍질

정식명칭
마더팅크처의 명칭입니다

한글명
원료 식물의
한글이름입니다

단축명
레파토리 등에서
사용합니다.

26 Euphrasia
유프라시아 Euphr.

과속 현삼과 좁쌀풀속
학명 Euphrasia officinalis
장소 점막
눈
코
귀
호흡기

장소
마더팅크처와 친화성이
있고 관계가 있는 기
관이나 부위를 표시합
니다.

테마
마더팅크처의
핵심적 특징입니다.

테마 눈, 코, 목, 폐의 점막 문제에

큰 특징
* 꽃가루 알레르기 증상   * 결막염
* 태양의 빛과 바람을 혐오. 증상이 악화한다
* 다량의 가래를 수반하는 기침(백일해)

큰특징
중요한 증상이나 특징입니다.

특징
일반적인 신체 및
정신증상, 특징입니다.

특징
* 카타르. 점막 건조   * 비염. 부비강염
* 기관지염   * 감기. 기침. 인플루엔자
* 저녁에 악화   * 연기로 악화
* 눈 질환 전반. 백내장. 녹내장. 눈물 건조증
* 자극성 눈물. 화끈거리며 타는 듯 아프다.

서포트 팅크처
Φ … 눈 / 근시 / 백혈병
Rx … 눈

서포트 팅크처
마더팅크처(Φ) 또는 레메디(Rx)가 포함된 서포트 팅크처입니다.

※ 레메디를 표시할 때 아래에 붙은 .은 레메디명을 줄일 때 사용합니다.

　예) **Absinthium**→ Absin.

Rx: 레메디

Φ: 마더팅크처

TS: 생명조직염 미네랄

해설

마더팅크처의 기본적인 지식이나 특징에 관한 설명입니다.

해설	**Euphrasia**

영적으로는 두개골에 있는 눈에 보이지 않는 구멍을 떡처럼 된 점액이 막아 버려 영혼이 거기에서 벗어나지 못하고 곰처럼 하늘로 나갈 수 없는 상황이 됩니다. 또한, 인간의 두개골 안쪽에는 천체처럼 별들이 빛나고 있고 그곳으로부터 영적 에너지를 얻고 있지만, 두개골에 고름이나 점액이 쌓이면 그 영양분을 받을 수 없게 되어 물질만 숭상하는 유물적인 인간이 되어버릴 수도 있습니다. 눈곱이나 콧물, 염증, 가래 등이 많은 사람은 그만큼 점액이 많다는 의미입니다. 그때는 Euphr.를 사용하세요.

사례

마더팅크처나 레메디를 복용한 환자의 사례 소개입니다.

【사　례】

주증상	꽃가루 알레르기	32세 여성
상황	눈이 가려워서 긁었더니 눈이 부어 포도막염으로 진행되어 볼록하게 되었다. 눈 속과 눈가도 전체적으로 부어있다. 가장 신경쓰이는 것은 28세 가을에 헝가리로 여행을 갔을 때 눈에 뭔가가 콕콕 찌르는 것이 있어서 콘택트렌즈도 끼지 못했던 것. 이후 일본에서도 매년 2~3월에 코가 심하게 막히고 눈에 염증이 생기게 되었다. 꽃가루 알레르기가 생기면 몸도 피곤하고 체력이 없어진다. 머리도 무겁고, 일할 때도 의욕이 생기지 않는다. 레메디로는 무엇을 사용해도 개선되지 않는다.	
적용	수시 : Φ Euphr(RA-Fuku.) 아침 : Calc-p. 낮 : Psor.+Med.+Syph. 밤 : Merc-sol.	
결과	올해는 꽃가루 알레르기에 Puls., Ars.이 효과 있었고 꽃가루 알레르기 자체도 편안하게 되었다. 피부에도 여유가 생기고 건조한 피부가 좀 개선되었다. 신기한 것은 정전기가 줄어들어 생활하기가 편안해졌다.	

주증상

주요 증상입니다.

상황

마더팅크처나 레메디를 처방하기 전 상태입니다.

적용

처방한 마더팅크처나 레메디의 종류입니다. 앞에 Φ가 붙지 않은 것은 모두 레메디를 의미합니다. 괄호 안은 그 마더팅크처에 넣은 레메디를 의미합니다.

결과

처방된 마더팅크처나 레메디를 먹은 결과, 어떻게 되었는지를 소개합니다.

1 Absinthium

앱신시움 Absin.

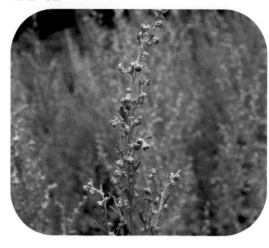

과속	국화과 쑥속
학명	*Artemisia absinthium*
장소	신경 정신 뇌 얼굴 손발 위

테마 아이의 경련이나 신경의 문제

큰 특징

* 전신 경련
* 정신 착란

특징

* 안면 경련
* 활울림긴장 (opisthotonoid : 후궁반장)
* 환각
* 손발 마비
* 구역질
* 불면
* 입에서 거품이 나오고 혀를 깨문다
* 소화불량, 위가 거북하여 압박감이 있다, 고창(장내 가스)

앱신시움(Absin.)은 국화과로 쑥의 친구입니다. 영어로는 'worm wood'라고 합니다. worm은 뱀을 말하는 것으로, 낙원에 있던 뱀이 기어간 자리에 자라났다는 전설에서 유래한 이름입니다. 유럽이 원산지이고 일본에는 에도시대 말기에 건너왔다고 전해지며 '향쑥'이라고 부릅니다.

쓴맛이 위를 건강하게 만드는 작용을 하고, 간이나 소화기계의 기능을 높여주기 때문에 옛날부터 약초로 쓰여 식욕부진, 소화불량, 고창, 산통, 구역질, 간염 등에 사용해왔습니다. 감기나 독감, 생리통이나 생리불순에도 사용됩니다.

청량음료나 허브주에 향을 내기 위해서도 사용됩니다. 향쑥을 사용한 술로는 압생트가 유명합니다. 19세기 프랑스 예술가들 사이에서 가격이 저렴한 압생트가 매우 유행했습니다. 시인 폴 베를렌이나 화가 고흐는 압생트 중독으로 몸이 망가졌다고 합니다. 스위스나 독일, 미국 등지에서는 20세기 초반에 압생트 제조와 판매가 금지되었습니다.

앱신시움(Absin.)은 아이의 신경과민, 불안, 흥분, 불면 등에 아주 좋은 마더팅크처입니다. 유아 경련이나 간질로 떨림이 생겨 안면 근육이 수축하여 입에서 거품이 나오고 혀를 깨무는 상태가 되는 것이 앱신시움(Absin.)의 특징적인 증상입니다. 이 때 심한 현기증이 생기고 망상이나 환각을 동반한 정신 착란에 빠져 의식을 잃는 경우가 있습니다. 또한, 경련 전후의 기억을 잃는 일도 있습니다. 기억상실이나 환각은 앱신시움(Absin.)의 특징입니다. 경련을 일으킨 몸은 통증을 느끼고 싸늘하고 마비된 듯한 상태가 됩니다.

위가 거북하여 압박감이 있거나 위에 불쾌하게 콕콕 쑤시는 듯한 아픔, 장에 대량의 가스가 차 있는 증상, 쓸개에서부터 올라오는 듯한 구역질, 트림 등의 소화기계 증상에도 앱신시움(Absin.)을 사용할 수 있습니다. 버섯중독에도 앱신시움(Absin.)이 좋습니다.

2 Alfalfa

알팔파 Alf.

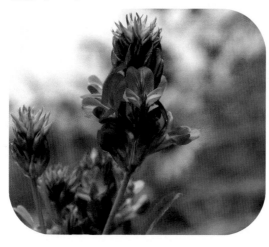

과속	콩과 개자리속
학명	*Medicago sativa*
장소	위
	소장
	신장
	방광
	혈액
	유선

테마 장의 소화 흡수의 No.1 마더팅크처

큰 특징

* 소화불량, 영양 흡수 부족
* 젖 분비 결핍
* 식욕부진
* 다뇨증, 빈뇨, 얇은 소변

특징

* 앓고 난 뒤 살이 찌지 않는다
* 미숙아, 허약아
* 목이 말라 물을 계속 마신다
* 엽산, 비타민 B군 부족
* 전립선 비대에 의한 방광염
* 빈혈
* 체력 저하, 피로
* 저혈당
* 묽고 영양이 없는 모유

서포트 팅크처

ϕ … 소장 / 젖 / 불임 (자궁) / 치아 (이, 알, 임신, 출산) / 영양부족 / 피로 / 자폐와 장의 문제 / 대장암 / 위암 / 채소와 흙을 위한 마더팅크처

알팔파(Alf.)는 콩과 식물로 꽃은 보라색입니다. 보라색은 영적인 색으로 알팔파(Alf.)가 영적인 식물이라는 것을 나타냅니다.

알팔파(Alf.) 마더팅크처는 위장에 좋고 소화, 흡수력을 높여줍니다. 식욕부진에도 좋습니다. 그래서 먹어도 몸이 영양을 흡수하지 못하는 사람, 영양실조인 사람, 허약한 사람, 미숙아, 허약아, 군것질을 계속하는 사람, 혈당치가 낮은 사람은 알팔파(Alf.) 마더팅크처를 드세요. 가능하면 적게 먹고 100% 흡수 할 수 있는 몸으로 만들어 가는 것이 이상적입니다.

알팔파(Alf.)에는 엽산이 다량으로 함유되어 있습니다. 엽산이 없으면 태아가 자라지 못합니다. 그렇기에 임산부가 엽산이 풍부한 알팔파(Alf.) 마더팅크처를 먹으면 좋겠지요. 또한, 모유가 잘 나오지 않는 분이나 수유로 인해 영양이 부족한 분에게도 좋으므로 산후기에 알팔파(Alf.) 마더팅크처로 서포트할 필요가 있습니다.

몸을 만드는 비타민B1 부족, 빈혈, 설사를 자주 하고 노란 변을 보는 사람, 구토, 목이 말라 물을 계속 마시는 사람에게도 알팔파(Alf.) 마더팅크처가 맞습니다. 다뇨증이나 빈뇨로 얇은 오줌이 줄줄 나올 때도 맞습니다. 이런 상태일 땐 뇌하수체에 문제가 있을 가능성이 많습니다. 스트레스로 인해 늘 뇌하수체에 자극이 전해져 그 결과로 신장이 약해져서 혈액이 묽어지는 것입니다.

심한 죄책감과 낮은 자존감을 보이는 사람이나, 부모로부터 신뢰와 감사라는 감정을 제대로 배우지 못했기에 사람에 대한 의심이 있는 사람은 인생 그 자체를 '소화·흡수'하지 못하고 사람이나 사회에 대한 불신을 안고 있습니다. 그 결과 소장이 나빠지고 신장이 활발하지 못해 혈압이 낮아져 신장 기능저하증이나 전립선염에 걸리는 경우가 있습니다. 이럴 때도 알팔파(Alf.) 마더팅크처가 좋습니다. 위가 안 좋은 사람은 장래에 대한 불안이 있거나 무거운 책임감에 짓눌려 공포와 위험에 노출된 경우가 많습니다. 이런 사람은 필요한 경험을 하지 않으려고 하는 경우가 종종 있습니다. 또한 따뜻한 가정의 보호, 특히 경제적인 보호가 없을 때 감정적인 응어리가 위에 전해지는 경우도 있습니다. 예를 들어 부모에게 "네가 할 줄 아는 게 뭐야?"라는 말을 들은 뒤 스스로에게 강한 수치심을 가지게 되는 사람의 경우입니다.

위암에 걸린 사람은 복수심을 가진 사람이 많습니다. 원망, 분노, 용서할 수 없음 등 이런 감정을 안고 있다는 것은 슬픔이나 분노의 감정과 제대로 마주하지 않아 왔기 때문입니다. 그래서 자신의 인생을 제대로 살아오지 못했던 것입니다. 그런 복수의 마음이 위에 암을 만드는 것입니다. 자신의 인생을 살아가기 위해서는 인생을 제대로 '소화·흡수'해야 합니다. 그러기 위해서는 감정도 제대로 '소화·흡수'할 필요가 있습니다. 감정을 제대로 '소화·흡수'하기 위해서는 이너차일드 치유가 필수입니다. 인생을 제대로 살려고 하지 않으면 머지않아 '소화·흡수'에 문제가 생깁니다.

참고로 지방 흡수가 잘 안 되는 사람은 쓸개가 나쁜 경우가 많으므로 알팔파(Alf.) 마더팅크처와 함께 간 서포트 팅크처를 먹으면 좋습니다. 간 서포트 팅크처에 들어있는 카르듀스 마리아너스(Card-m.)는 쓸개에 매우 좋은 마더팅크처입니다.

【사 례】

주증상	궤양성 대장염 40세 여성
상황	5년 전 궤양성 대장염에 걸림. 동종요법을 포함하여 다양한 치료법을 써봤지만 좀처럼 낮지 않는다. 주 2회 바나나 모양의 변이 나온다. 배변할 때마다 출혈. 변 주위에 선혈이 있다. 빈혈. 음식이 맛있지 않다.
적용	낮과 밤: φ Alf. 아침과 저녁 : φ (Alf. + Rumex + Echi-p.)
결과	영양 흡수력이 높아져 조금 살이 쪘다. 5년 내내 투병 생활을 했는데 체중이 늘어난 건 처음이었다. 장의 통증은 없고 변이 부드럽게 나온다. 처음 해보는 경험. 빈혈도 꽤 좋아졌다. 자신감을 가지게 되어 마음이 안정되었다. 체력도 붙어 조금 더 몸과 마음에 대해 배우고 싶다고 생각하여 동종요법 학교에 다니기 시작했다.

3 Aralia elata

아랄리아 Aral-e.

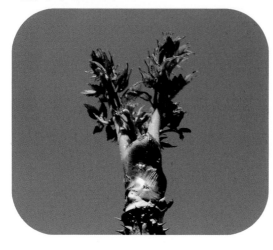

과속	두릅나무과
	두릅나무속
학명	*Aralia elata*
장소	췌장
	위
	십이지장
	혈액
	관절

테마　당뇨병의 No.1 마더팅크처

큰 특징

* 당뇨병, 고혈당
* 위장 궤양

특징

* 스트레스나 알코올에 의한 위궤양, 십이지장궤양
* 고혈압　　　　　 * 고지혈증
* 류머티즘성 관절염　 * 체력 저하
* 식욕부진　　　　 * 정신적인 피로에서 오는 인지력 저하

서포트 팅크처

Φ … 췌장

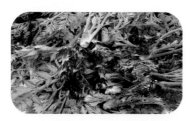

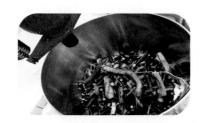

췌장 문제에는 두릅나무 마더팅크처인 아랄리아(Aral-e.)가 적합합니다. 두릅나무는 전국 각지에 자생하고 있는 가시가 많은 식물입니다. 가시가 있는 식물에는 고혈압에 유효한 성분이 많은데 아랄리아(Aral-e.)도 예외는 아닙니다. 참고로 아랄리아(Aral-e.) 마더팅크처는 가시 돋친 줄기도 함께 알코올에 담가 만듭니다.

두릅은 옛날부터 혈당치를 낮추는 식물로써 당뇨병의 민간약으로 사용되어 왔습니다. 가을보다는 봄에 채취한 것이 혈당을 낮추는 효과가 있다고 합니다. 류머티즘, 체력 회복, 인지력 회복, 혈중 지방 감소, 정신 안정 등에도 효과가 있습니다. 또한 맛있는 두릅나무의 새싹에는 암이나 궤양을 억제하는 작용이 있는 것으로 알려져 있습니다.

췌장은 췌액을 분비하는 외분비샘과 혈당치를 조절하는 인슐린과 글루카곤 등의 호르몬을 분비하는 내분비샘이 있습니다. 췌액은 알칼리성으로, 췌관을 통해 십이지장에 분비되어 위에서 산성이 된 내용물을 중화시키는 역할을 합니다. 또한 탄수화물, 단백질, 지방질 각각을 분해하는 효소를 분비합니다.

혈당치가 낮을 때엔 글루카곤을 분비하여 혈당치를 상승시키고 혈당치가 높을 때는 인슐린을 분비하여 낮춥니다. 인슐린에는 호르몬 중에서 유일하게 혈당치를 낮추는 작용이 있기 때문에 어떠한 원인으로 인해 인슐린 분비가 저하되면 당뇨병에 걸리게 됩니다. 췌장은 아드레날린 농도가 올라가면 손상을 받습니다. 아드레날린은 스트레스가 있으면 농도가 높아지기 때문에 스트레스를 줄이고 췌장을 건강하게 하려면 이너차일드를 치유하는 것이 중요합니다.

췌장 문제가 상징하는 것은 분노와 억울함의 억압입니다. 분노와 억울한 감정이 북받쳐 올라 올때 그 감정을 무리하게 억압하면 췌장에 문제가 생깁니다. 주위에서 거부당한 기억으로 인하여 사람들과 기쁨을 함께 나누지 못하고 모든 것을 거절해 버리는 사람이나, 인생의 단맛을 잃어버리고 혼자 분노하는 사람은 췌장에 문제가 생기기 쉽습니다. 이런 사람들은 자기중심적이고 자만감이 강한 경우가 있습니다. 그러나 마음속에서는 거절당함으로 인한 강한 원한을 가지고 있습니다. 자살을 하는 사람 중에는 스트레스로 인해 췌장에 충격을 받아 "모두가 나를 거부했다!"라고 믿어버린 나머지 스스로 목숨을 끊는 경우도 있을 것입니다.

동종요법에서는 미국의 두릅나무 아랄리아 레스모사(Aralia racemosa)로 만든 레메디인 아랄리아(Aral.)도 사용합니다. 레메디는 결핵의 기침에 적합하고 천식, 재채기, 꽃가루 알레르기 등 알레르기에 사용합니다. 누우면 발작적인 기침이 시작되는 천식, 잦은 재채기를 동반하는 꽃가루 알레르기, 약간의 기류가 재채기를 일으켜 양이 많고 물기가 많은 자극적인 콧물을 동반하는 꽃가루 알레르기에도 적합합니다.

【사 례】

주증상	당뇨병	42세 여성
상황	젊은 시절엔 대식가로 많이 먹었다. 종종 발이 부어 걷지 못하는 날도 있었다. 매우 잘 지치고 어떻게 해도 몸이 움직이지 않는다. 당뇨병 진단을 받아 인슐린을 투여하고 있다. 당뇨병으로 인해 각막 이상이 생겨 수술을 추천받았다. * 이 분의 문제는 어릴 적 가족 중에 자신의 진심을 말할 사람이 누구도 없었고 방임되어 심신 모두 제대로 자라지 못한 것입니다. 그렇기에 먹는 것만이 낙이 되어 대식가가 되었다고 생각됩니다.	
적용	수시 : φ Aral-e.　　아침 : Iod. 낮 : Syph.　　　　밤 : Con.	
결과	마더팅크처와 레메디를 먹은 후 자신에 대해 깊은 생각을 하게 되어 적극적으로 부모와의 관계를 개선하기 시작했다. 인슐린을 투여하게 된 뒤 권태감이 꽤 개선되었긴 하지만 마더팅크처와 레메디를 먹은 후 몸이 더욱 편안해졌다. 지금은 눈 수술은 하지 않아도 괜찮다. * 당뇨병에 걸린 사람은 인생의 영양분인 사랑을 누구에게서도 받지 못한 경우가 많습니다. 어릴 적의 이너차일드를 확실히 발견하여 해결하는 것이 필요합니다.	

4 Arnica

아르니카 Arn.

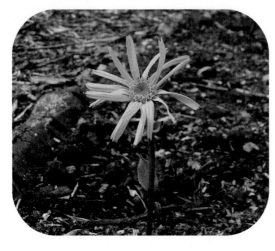

과속	국화과
	아르니카속
학명	*Arnica montana*
장소	혈관
	혈액
	(특히 응고작용)
	신경
	부드러운 조직
	근육

테마 사고나 부상의 No.1 마더팅크처

큰 특징

* 사고나 부상, 그 후의 만성질환   * 출혈, 울혈
* 타박상, 부상, 뇌진탕(머리에 타격)   * 근육통

특징

* 수술 전후, 치아 치료 전후
* 종기, 여드름
* 욕창

서포트 팅크처

Rx … 심장 / 혈액(빈혈) / 정맥(정맥류) / 상처, 부상, 타박상, 골절 / 식도암 / 백혈병

아르니카(Arn.)는 국화과 아르니카속 식물입니다. 사고나 부상에 적합한 마더팅크처입니다. 염좌, 타박, 출혈, 머리 부상으로 뇌진탕을 일으킨 후 등에 사용합니다. 단, 베인 상처가 있을 때는 아르니카(Arn.)보다 먼저 카렌듈라(Calen.)를 사용해야 합니다. 카렌듈라(Calen.)로 먼저 상처를 아물게 한 뒤에 아르니카(Arn.)를 사용하면 좋겠지요. 혈관이나 혈액의 문제, 혈전이 있을 때나 울혈이 생겼을 때, 이코노미 증후군 등의 경우에 아르니카(Arn.)가 굉장히 좋습니다.

격한 스포츠나 중노동을 한 뒤 몸의 통증, 근육 경련, 염증성 붓기에도 아르니카(Arn.)입니다. 등산하고 몸속에 유산이 쌓여 뻐근함이나 통증이 있을 때 아르니카(Arn.)를 사용하면 빠른 회복이 가능합니다. 욕조에 20방울을 넣어 목욕을 해 보세요. 아르니카(Arn.)나 카렌듈라(Calen.)같은 국화과 마더팅크처는 몸을 따뜻하게 합니다. 냉증이 있는 사람이 사용하면 순환에 도움이 됩니다. 카렌듈라(Calen.)와 아르니카(Arn.)를 섞으면 상승효과가 더욱 더 있습니다. 관절염이 있는 사람도 아르니카(Arn.)를 넣어 목욕을 합시다.

또한, 머리를 다친 뒤 편두통이 낫지 않아 밤에도 잘 수가 없고 허리나 등에도 통증이 남아있는 등의 사고나 부상 후 만성적인 후유증이 남아있을 때도 아르니카(Arn.)가 도움이 됩니다. 이를 뽑은 후에도 아르니카(Arn.)를 추천합니다. 플랜타고(Plantago)와 함께 가글용으로 사용합시다. 아르니카(Arn.)는 구취에도 효과가 좋습니다. 구강 내 불쾌한 냄새를 제거해 줍니다. 유선염에도 사용할 수 있습니다. 특히 모유에 피가 섞인 경우나 유방에 뚫린 듯한 아픔이 있는 경우, 중노동을 한 사람의 유선염에 아르니카(Arn.)가 굉장히 좋습니다.

【사 례】

주증상	습진 6세 남아
상황	농이 있는 습진이 뺨에 있고 터져서 출혈 중. 훌쩍훌쩍 울어 말이 전해지지 않는다. 기분이 좋지 않고 뭐든지 다 싫다며 반항적. 어머니가 가까이 가면 깜짝 놀라 튀어 오른다. 4살 위의 형에 대해서도 언제나 시비조로 잘난 척을 하여 형이 화가 나 맞붙어 싸우게 된다. 출산은 장시간에 걸친 난산이었다. 출산 시 출혈이 심했다. 그 후 자주 넘어져 몇 번이고 머리를 다쳤다. 자주 다쳐 상처가 끊이지 않는다. 임신 초기에 넘어진 적이 있다. 남편과 싸움이 끊이지 않아 자포자기하여 '이 아이가 유산되면 남편이 나를 소중하게 대해주려나'라고 생각했다.
적용	수시 : φ Arn. (Ferr-p. + Ars.) 아침 : Sul-ac. 낮 : Syph. 밤 : Cic. * 모자 함께 복용했습니다.
결과	아이 얼굴의 피부습진에서 냄새나는 농이 한가득 나왔다. 아무것도 하지 않았는데 관자놀이부터 이마까지 새파래졌다. 5일 정도 지나자 없어졌다. 형과 싸움도 줄어들고 두 사람이 사이좋게 노는 날이 많아졌다. 한편 어머니는 이 아이가 귀엽다는 생각을 하게 되었다. 레메디를 먹을 때 몸이 꿰뚫린 듯 아프고 나른하며 계속 졸렸다. 이 상태는 아이를 난산으로 낳은 후 겪은 것과 똑같았다. 몸이 굳어 움직이기 힘들지만 조금씩 스트레칭을 할 수 있게 되었다. * Arn.는 부상, 사고, 중노동을 한 뒤 몸 상태가 좋지 않을 때 먹습니다. 근육, 뼈, 혈액을 정상화하여 본래의 몸으로 돌아가게 해주는 중요한 마더팅크처입니다.

5 Artemisia indica

아르테미시아 Art-i.

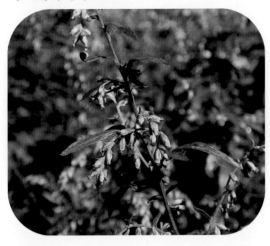

과속	국화과 쑥속
학명	*Artemisia indica var.maximowiczii*
장소	혈액　　　자궁
	난소　　　위
	쓸개
	대장
	신경

테마 정화 정혈의 마더팅크처 및 혈도증[1]

큰 특징

* 빈혈　　　　　　　 * 부인과 질환

* 위장 문제　　　　　 * 해독

* 냉증 · 냉함에 의한 어깨 결림이나 복통

특징

* 코피, 혈뇨, 치질 등으로 피가 멈추지 않는다

* 고혈압

* 요통, 신경통

* 월경통, 월경불순, 불임증

* 갱년기장애

* 위염, 소화불량, 식욕부진, 속쓰림

* 설사, 변비

---

1) 혈도증 : 월경, 임신, 출산, 산후, 갱년기 등 여성 호르몬의 변화에 따라 나타나는 정신 불안이나 초조함 등 정신신경 증상 및 신체 증상

아르테미시아(Art-i.)는 쑥입니다. 유럽에서는 Artemisia vulgaris 라고 부르는 쑥의 친구를 사용합니다만 일본에서는 일본 쑥 마더팅크처가 있습니다. Artemisia라는 말은 그리스신화에 나오는 여신인 아르테미스와 관계가 있습니다. 아르테미스는 순결의 신, 달의 신이라고 불립니다. 옛날부터 아르테미시아(Art-i.) 여성의 월경이나 분만, 부인과 질환에 약초로써 사용되어왔습니다.

쑥의 약용성분은 잎에 있습니다. 쑥 잎 뒷면에는 흰 털이 나 있습니다. 뜸에서는 그 털을 모아 약쑥을 만듭니다. 잎에는 향이 있고 비타민A, B1, B2, C, 칼슘, 철 그리고 클로로필이 다량 함유되어 있습니다. 클로로필은 엽록소라고도 합니다. 식물이나 수초가 녹색인 것은 이 클로로필이 함유되어 있기 때문입니다. 클로로필은 헤모글로빈 생성을 돕는 것으로 조혈작용을 촉진합니다. 클로로필과 헤모글로빈은 정중앙의 금속이 마그네슘이면 클로로필, 철이면 헤모글로빈으로 나머지는 똑같은 구성을 하고 있습니다. 태양에서 흡수된 클로로필이 직접 헤모글로빈으로 변화하여 적혈구 성분이 된다고 생각하는 사람도 있습니다. 또한, 클로로필은 인터페론의 작용을 강화하여 암을 억제하는 힘이 있습니다. 항균작용과 해독작용도 있습니다.

아르테미시아(Art-i.)의 효과는 무엇보다도 혈액 문제에 적합하고 혈액을 깨끗하게 해 줍니다. 물론 빈혈에도 좋습니다. 혈뇨가 나올 때나 치질로 인해 출혈이 있을 때, 코피가 멈추지 않을 때 지혈하는 힘도 있습니다. 고혈압에도 아르테미시아(Art-i.)가 좋습니다. 아르테미시아(Art-i.)는 몸을 따뜻하게 하므로 냉증이 있는 사람이 사용하면 좋습니다. 냉증으로 인한 어깨 결림이나 복통, 요통, 신경통에도 적합합니다. 위장이 약한 사람에게도 좋고 담즙 분비를 촉진하기 때문에 소화를 돕습니다. 또한, 설사와 변비 양쪽 모두에 사용할 수 있습니다.

우리는 옛날부터 쑥을 튀겨 먹거나 떡으로 만들어 먹었습니다. 이처럼 옛날 사람들이 먹어온 음식이 몸에 정말 좋다는 사실을 아르테미시아(Art-i.)를 통해 깊게 생각해보아야 합니다. 쑥은 굉장히 힘이 강한 식물이기에 일본에서는 여기저기에서 자라고 있습니다. 이런 식물을 효과적으로 이용하지 않을 이유가 없습니다. 사실, 미움 받는 경우가 많은 잡초인 쑥이나 쇠뜨기, 호장근 같은 것들이 음식으로 먹거나 마더팅크처로 마시면 인간의 건강에 많은 도움을 주는 약초입니다.

【사 례】

주증상	정맥류, 붓기 48세 여성
상황	울혈증으로 정맥류가 잘 생긴다. 혈관이 약해 자주 출혈. 코피도 자주 난다. 겨울엔 몸 전체가 차가워지고 여름에는 혈액이 막힌 감각이 들어 괴롭다. 침구사는 악혈증이라고 했다. 걸핏하면 화가 나고 열이 받지만 그 감정을 참기에 밖으로 내보낼 수가 없다. 그런 경우 반드시 오른쪽 아래 간 주위가 아프다. 월경 전에는 현기증이 나고 가슴이 붓는다. 갱년기에 접어들어 이제 곧 폐경이 올지도 모른다.
적용	수시 : φ Art-i. (Aral-e. + Thuja) 아침 : Ferr. 낮 : Med. 밤 : Lyc.
결과	붓기가 줄어들고 정맥류 붓기도 조금 줄었다. 손발이 차가워지는 경우가 적어졌다. 처방받은 마더팅크처와 레메디를 복용하자 부모님이 항상 싸웠고 자신은 그것을 보고 아무것도 할 수 없어 굳어 있던 옛날 기억이 떠올랐다. 집에 돌아가면 언제나 긴장했었다. '나는 따뜻한 가정을 원했었구나' 하고 생각하자 눈물이 나왔다. 이번 월경에는 가슴 붓기도 적어지고 부드럽게 혈이 흘러나와 덩어리진 혈도 줄어들었다.

6 Avena sativa

아베나 사티바 Aven.

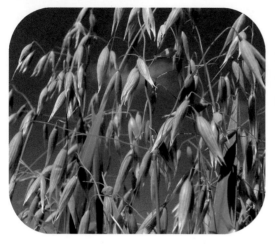

과속   벼과 귀리속
학명   *Avena sativa*
장소   뇌
       신경

테마   뇌 신경계의 피로와 소모

큰 특징

* 신경쇠약

특징

* 전신 쇠약   * 병후 체력 소모
* 영양부족   * 만성 불면증
* 마약중독   * 발기 불능
* 진전증(떨림, 수전증), 파킨슨병, 간질

서포트 팅크처

φ ··· 췌장 / 신경과 뇌 / 신경 (신경 피로와 우울) / 뇌종양

아베나 사티바(Aven.)는 특히 뇌신경 문제에 적합한 마더팅크처입니다. 아베나 사티바(Aven.)는 귀리 혹은 오트밀이라고 합니다. 이 식물은 단백질, 미네랄, 식물섬유가 풍부하여 비타민B1, B2, D, E, 카로틴이 많이 함유되어 있습니다. 영양이 풍부하기에 소나 말의 사료로 사용되거나 흙에 섞어 녹비로 사용하기도 합니다. 일본인이 옛날부터 귀리를 먹어온 이유는 많은 영양이 풍부하게 함유되어 있기 때문입니다.

귀리 낟알을 씹어보면 껌처럼 달라붙습니다. 이것은 식물 고무질이라고 불리는 수용성 식물섬유입니다. 수용성 식물섬유에는 혈당치 상승을 억제, 콜레스테롤을 낮추는 힘이 있습니다. 또한, 장내 세균 균형을 조절하는 힘도 있습니다. 이 낟알을 도정한 것이 오트밀로 유럽 등지에서는 주로 아침 식사로 많이 먹습니다.

영양이 풍부한 아베나 사티바(Aven.)는 뒤에 나올 에퀴세튬(Equis-a.)과 함께 피곤한 사람에게 적합한 마더팅크처입니다. 전신 쇠약, 성적 쇠약, 신경 소모와 쇠약, 그로 인한 만성 불면 등에 사용합니다. 마른 상태로 좀처럼 살이 붙지 않는 사람에게도 좋겠죠. 아베나 사티바(Aven.)도 에퀴세튬(Equis-a.)처럼 규소를 많이 함유하고 있으므로 실리카(Sil.) 타입과 같이 신경질적이며 신경이 피로한 사람에게 효과가 있습니다. 규소는 인체에서는 뇌신경 안에 있습니다. 아베나 사티바(Aven.)도 뇌신경에 좋으므로 집중력이 부족한 사람, 머리를 너무 많이 써 신경이 곤두서 짜증이 나는 사람, 스트레스가 많은 사람은 꼭 사용해보세요. 항우울제나 항불안제의 해로 인해 고민인 사람이나 모르핀, 헤로인 중독에서 벗어나고 싶은 사람에게 아베나 사티바(Aven.) 마더팅크처는 필수입니다.

과도한 자위행위에 의한 쇠약이 원인으로 기억력 감퇴와 집중력 결핍에도 효과가 있습니다. 수험을 앞둔 남학생에게 필요한 마더팅크처입니다. 여성에게도 효과가 있어 과도한 성행위로 인한 신경쇠약

Avena sativa

이나 우울증, 무월경증, 골반 부위의 격한 통증 등에도 효과가 있습니다. 뇌나 신경을 서포트하는 다른 마더팅크처로는 깅코비로바(Gink-b.), 발레리아나(Valer.), 하이페리쿰(Hyper.) 등이 있습니다. 파킨슨병, 간질, 무도병, 노인성 떨림과 발기 불능 등의 증상에도 아베나 사티바(Aven.)를 사용할 수 있습니다.

【사 례】

주증상	다발성경화증 51세 남성
상황	왼쪽 다리가 마비되어 올리기가 힘들고 걷는 것도 뜻대로 되지 않는다. 왼쪽 눈꺼풀이 아래로 쳐진다. 병에 걸리기 전에는 많이 움직였고 필사적으로 일했다. 지금은 머리도 돌아가지 않아 휴직 중. 회사에서 근무할 적엔 큰 책임을 지고 있어 스트레스를 많이 받았다. 몸이 몹시 지쳐 숙면하지 못하고 언제나 신경이 곤두서 있었다. 상사와도 대립하는 경우가 많았다.
적용	수시 : φ Aven. (Con. + Op.) 아침 : Caust. 낮 : Syph. 밤 : Cocc.
결과	첫 번째 상담부터 1년 이상 신경에 적합한 마더팅크처 (Hyper. / Quer. / Valer.)나 레메디를 먹어 조금씩 개선되었다. 마비가 시작되기 전 어머니가 돌아가셨지만 일 때문에 휴가를 3일밖에 쓸 수 없었고 상주였기 때문에 슬픔의 감정을 충분히 표현하지 못했다. 어머니는 굉장히 고생을 많이 하셨다는 것이 떠올라 눈물이 났다. 어머니가 돌아가시고 7년이 지나고서야 울 수 있게 되었다. * 저의 경험상 다발성경화증은 적어도 1년 이상 레메디를 지속해서 먹어야 합니다. 그리고 트라우마나 자기 비하 때문에 마비된 마음속 이너차일드를 치유하는 것이 필수입니다. 이 분은 레메디와 이너차일드 치유로 인해 조금씩 왼쪽 다리 끝부터 감각이 돌아왔고 눈꺼풀 처짐도 눈이 부실 때 빼고는 좋아졌습니다. 이 사례는 지금도 진행 중입니다.

7 Bellis perennis

벨리스 페레니스 Bell-p.

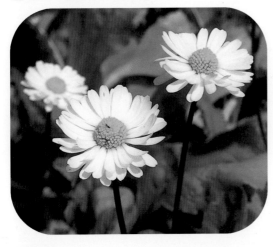

과속 국화과 데이지속
학명 *Bellis perennis*
장소 근육   피부
      신경   순환기
      관절   비장
      유방   고환
      여성생식기

테마 깊은 근조직 균열 및 파열

큰 특징

* 심부 조직의 상처   * 근육이 찢어지는 듯한 아픔
* 임신 중 좌골신경통
* 부딪힌 듯한, 조이는 듯한, 찌르는 듯한 자궁의 통증
* 유방을 세게 부딪혔을 때. 특히 그 후 종양화되었을 때

특징

* Arn.가 효과가 없는 깊은 상처, 타박상, 부상이나 트라우마
* 근육 피로, 근육·아킬레스건 파열
* 환부의 통증을 차게 하면 호전
* 울혈, 출혈 경향, 외부에서 보이지 않는 내부 출혈
* 동맥이나 뇌혈관 경화
* 월경곤란증 (주: 월경으로 인한 여러 가지 증상)
* 자궁 손상, 자궁 탈, 회음부 절개   * 화를 내는 꿈을 꾼다

서포트 팅크처

Φ ··· 뇌와 신경

벨리스 페레니스(Bell-p.)는 데이지입니다. 카렌듈라(Calen.)와 아르니카(Arn.), 에키나시아(Echi-p.), 벨리스 페레니스(Bell-p.) 모두 국화과 식물로 자기 치유력을 크게 촉진시킵니다. 일본 황실 가문(家紋)은 국화입니다. 국화는 치유와 다산을 상징합니다. 유럽에서는 데이지를 하이페리쿰(Hyper.)과 함께 마귀를 쫓는 용도로 사용했습니다. 또한, 사랑운을 점칠 때 사용했습니다. 마음속에 있는 사람이 자신을 사랑하는지 아닌지 꽃잎을 하나씩 뽑아 마지막에 남은 꽃잎으로 사랑의 행방이 정해진다고 했었죠.

Bellis라는 이름은 라틴어로 '전쟁'에서 유래했다는 설이 있습니다. 무기에 의해 깊은 상처가 생긴 전사들을 치료하기 위해 사용된 것이 벨리스 페레니스(Bell-p.)입니다. 부상이나 사고, 머리를 강타당해 뇌진탕을 일으켰을 때 카렌듈라(Calen.)나 아르니카(Arn.)와 함께 중요하게 사용할 수 있습니다. 하복부 수술에 의한 상처나 여성 생식기의 상처, 제왕절개를 하여 내부 근육이 붙어 있지 않을 때도 굉장히 좋은 마더팅크처입니다. 아르니카(Arn.)보다 깊은 곳에 작용합니다. 산후 자궁 통증, 질 통증, 회음부 통증에는 벨리스 페레니스(Bell-p.)입니다. 통증이 심한 생리통, 분만이 어려울 때도 사용합니다. 생리통에는 카모밀리아(Cham.) 레메디도 함께 사용해야 합니다.

자궁 부상, 유방 부상, 정소 부상 등 강하게 부딪힌 곳이 이후 암에 걸린 경우에는 벨리스 페레니스(Bell-p.)가 무척 좋습니다. 실제로 타박상에서 암이 된 사람이 많습니다. 언젠가 빨래를 하는데 빨래 건조대 봉이 가슴에 떨어져 맞은 사람이 있었습니다. 이 사람은 2년 후 유방암에 걸렸습니다. 벨리스 페레니스(Bell-p.)는 코나이엄(Con.)이라고 하는 독미나리를 희석 진탕한 레메디와 친화성이 있습니다. 그 외 혈액순환이 나쁠 때, 체내 혈액 울혈이나 근육통이 있을 때도 사용합니다.

【사 례】

주증상	켈로이드와 자궁 내 찌르는 듯한 아픔　　　　　35세 여성
상황	제왕절개 상처가 켈로이드가 되어 있고 메스로 잘린 자궁 내부 상처가 낫지 않았기 때문에 쿡쿡 찌르는 듯이 아프다. 냉에서 썩은 듯한 냄새가 난다. 생리도 적은 양이 길게 지속되어 항상 패드를 해야만 할 정도. 몸은 제왕절개 이후 너무 나른하다. 아이를 기르는 것이 힘들다. 소변 보는 것이 어려운데 기침을 하면 새어 나온다.
적용	수시 : φ Bell-p. (Arn. + Ph-ac.) 아침 : Sulph. 낮 : Syph. 밤 : Nat-c.
결과	전에는 아랫배에 힘을 주면 찌르는 듯이 아팠기에 운동도 얼마 하지 못했는데 지금은 신경 쓰지 않고 걸을 수 있게 되었다. 배뇨가 좋아지고 붓기도 없어졌다. 출산 시 트라우마가 되살아나 질로 아이를 낳지 못한 것에 대한 후회와 슬픔이 동시에 몰려왔다. 남편에게 "지금까지 자궁의 상처가 아파 섹스를 할 수 없었어. 절대로 당신이 싫어서 그런 게 아니야."라고 처음으로 진심을 말하며 울었다. 남편에게 "메스로 몸을 베여가면서 내 아이를 낳아줘서 고마워."라는 말을 들어 굉장히 기뻐 출산 후의 마음속 응어리를 전부 흘려보낼 수 있었다. 월경을 할 때나 냉에서 안 좋은 냄새가 없어졌고 통증도 줄어들어 성생활이 편해졌다. 가정 내 불화도 없어졌다.

8 Berberis vulgaris

베르베리스 Berb.

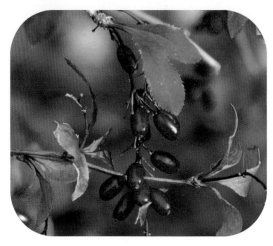

과속	매자나무과
	매자나무속
학명	*Berberis vulgaris*
장소	신장
	방광
	간
	쓸개

테마 신장과 간의 통증

큰 특징
* 신장 결석, 요로 결석
* 배뇨 시 타는 듯한 아픔을 동반하는 방광염
* 간 주변 산통

특징
* 신장 쇠약, 손상   * 빈뇨, 잔뇨감
* 담석, 쓸개염   * 복명
* 소변에 진한 점액이나 선혈색 침전물이 있다.
* 배뇨 시 대퇴부와 허리 부분의 통증

서포트 팅크처
Φ … 간 / 신장 / 피부(아토피, 농가진) / 혈액(빈혈) / 근육, 힘줄, 인대 / 신장(동물) / 림프암

Rx … 신장(동물용 서포트)

베르베리스(Berb.)는 매자나무과 식물입니다. 영어로는 Barberry로 베리라고 부를 수 있는 열매가 열립니다. 일본에서는 서양매자나무라고 불립니다. 예수가 처형당했을 때 머리에 가시나무 관을 썼는데 그것이 이 베르베리스(Berb.)라고 알려져 있습니다. 가시가 많은 식물은 간과 관계가 있는 경우가 많으며, 베르베리스(Berb.) 마더팅크처도 간과 신장에 적합합니다. 간과 신장은 해독 장기입니다. 체내에 중금속이 들어가면 간과 신장에 손상을 입습니다. 중금속은 지금 주변에 넘쳐나고 있습니다. 참치에도, 예방접종에도, 치아를 메꾸는 데에도 있습니다. 이런 독을 간에서 해독하지 못하면 신장에 부담을 끼치게 됩니다. 그러니 간과 신장을 건강하게 해야 합니다. 간과 신장을 활성화하기 위한 것이 베르베리스(Berb.)입니다.

베르베리스(Berb.) 마더팅크처를 먹으면 걸쭉했던 혈액이 정상적으로 돌아옵니다. 혈액이 걸쭉해졌다는 것은 결국 간과 신장에서 독을 해독하지 못했다는 것입니다. 그러면 결국 동맥경화를 일으킵니다. 동맥경화가 생기면 우울증에 걸립니다. 또 감정을 억압하는 것으로도 혈액이 걸쭉해져 동맥경화에 걸릴 수 있습니다. 혈액이 걸쭉해졌다는 것은 미해결된 체내의 독과 감정이 몸안에 가득 차 있다는 것을 나타냅니다. 동맥경화는 말하자면 물질주의를 나타내는 것입니다.

베르베리스(Berb.)가 적합한 사람은 억압된 억울함이나 분노, 화, 불공평하다고 생각하는 것, 죄책감 등을 가지고 있습니다. 이런 감정들은 처음에 간에 쌓입니다. 간은 오래된 잔류물, 노폐물, 독 등의 이물질을 분해해서 배출하는 장기입니다. 게다가 오래된 감정, 과거의 감정, 미해결된 감정도 분해하여 배출하는 장기입니다. 억압된 감정이 간에서 깨끗해지지 못하는 경우 혈액을 통해 신장으로 가서 신장에 쌓입니다. 이것을 신장이 여과하지 못하면 혈액 속에도 계속해서 남아 있게 됩니다.

베르베리스(Berb.)는 간, 쓸개의 산통, 담석, 신장 결석 등에 쓰입니다. 또한 다음과 같은 증상에도 씁니다. 배뇨 시 작열감, 탁한 소변, 소변에 빨간색 침전물이나 모래 같은 것이 보일 때, 따갑고 타는 듯한 신장의 아픔, 신장의 통증(등을 가볍게 쳤을 뿐인데도)과 신장부의 거품이 이는 듯한 감각, 앉거나 서는 것에 의한 신장의 아픔, 신장이 아파 위를 보고 누워 잘 수 없어 옆으로 눕거나 엎드리는 사람에게 도움이 됩니다. 최근엔 엎드려서 자는 아이들이 많습니다. 이것도 마찬가지로 신장이나 허리가 안 좋기 때문이겠죠. 인간은 본래 옆으로 눕거나 엎드려서 자는 것이 아니라 위를 보고 누워 자야 합니다. 허리나 신장이 건강하여 위를 보고 잘 수 있는 상태가 되는 것이 중요합니다. 또한, 신장이 나쁜 사람은 산소결핍이 되기 쉬워 산소 농도가 낮은 장소에는 있을 수 없습니다. 예를 들어 학교 교실에서 다함께 오랫동안 공부를 하고 있다가 가장 처음으로 "약간 공기가 부족한 것 같아"라고 말하는 사람은 신장이 안 좋을지도 모릅니다.

베르베리스(Berb.)는 간이나 신장뿐만 아니라 실은 비장에도 좋은 마더팅크처로 많은 사람에게 쓸 수 있습니다. 저의 임상 경험상 비장까지 나빠져 만성피로증후군에 걸린 사람에게는 베르베리스(Berb.)가 상당히 효과가 좋다고 말할 수 있습니다. 참고로 베르베리스(Berb.) 마더팅크처는 쓴맛이 굉장히 강하고 쏟으면 노란색 얼룩이 지워지지 않기 때문에 먹을 때는 주의하세요. 베르베리스(Berb.)는 욱신거리는 자극에도 매우 적합합니다.

【사 례】

주증상	발목과 손가락 류머티즘　　　　　　　　　　　　40세 여성
상황	움직이면 찌르는 듯한 통증. 허리가 무거워 빠진듯한 상태가 된다. 소변 색이 진하고 냄새가 심하다. 머리나 얼굴에 열이 가득한데 몸은 차다. 정좌하면 발 전체가 콕콕 찌르는 듯이 아프거나 가려워진다. 머리를 쓰는 일이 아주 싫어서 바깥세상과 접촉하고 싶지가 않다.
적용	수시 : Φ Berb. (Ox-ac.) 아침 : Nit-ac. 낮 : Med. 밤 : Thuja
결과	마더팅크처를 먹고 있을 때 손가락에 사마귀가 생겼는데 한 달 뒤 없어졌다. 찌르는 듯한 통증이 줄었다. 통풍 레메디도 잘 들어서 내가 정말로 통풍이었나 싶은 생각이 들었다. 발목 통증은 염좌 때의 통증이 돌아와 있었기에 Ruta를 홈키트에서 꺼내먹었더니 나아졌다. 사물을 이해하는 것이 어려웠는데 머리가 개운해져서 자기 전 책을 읽을 수 있게 되었다. 어떤 사람에게 속았던 이후로 사람을 사귀는 것이 힘들었는데 조금씩 사람들과 이야기할 수 있게 되어 친구도 생기고 있다.

9 Borago

보라고 Borago

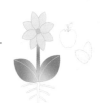

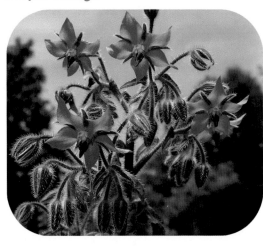

과속	지치과 보라고속
학명	*Borago* *officinalis*
장소	부신
	신경
	흉막
	유선

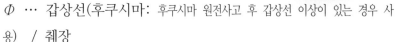

테마 약이나 정신적인 스트레스로 인해 소모된 부신과 정신

큰 특징

* 부신피질 강화
* 스트레스가 있을 때
* 신경 소모

특징

* 스테로이드 치료 후 부신 회복, 재생
* 발열
* 흉막염
* 모유 분비 촉진

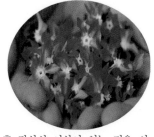

서포트 팅크처

Φ … 갑상선(후쿠시마: 후쿠시마 원전사고 후 갑상선 이상이 있는 경우 사용) / 췌장

보라고(Borago)는 지치과 식물로 우리말로 보리지라고 합니다. 보라고의 어린잎이나 꽃은 식용으로 쓰입니다. 잎을 먹어보면 수분을 많이 함유하고 있어 아삭아삭하고 맛있습니다. 식물에는 전체적으로 하얀 털이 많이 나 있어 실리카를 함유하고 있다는 것을 알 수 있습니다.

보라고(Borago) 마더팅크처에는 부신피질을 강화하는 힘이 있습니다. 부신은 매우 중요한 장기입니다. 부신수질에서 아드레날린과 노르아드레날린이 분비되어 스트레스 반응을 조절합니다. 부신피질에서는 스테로이드 호르몬이 분비됩니다. 그 중 당질코르티코이드는 스트레스를 받았을 때 분비됩니다. 스트레스에 대항하기 위해 단백질을 당으로 바꿔 혈당치를 상승시키는 힘이나 염증이나 면역을 억제하거나 집중력을 높이는 힘이 있습니다. 이 항염증 작용이나 면역억제작용을 이용한 것이 합성된 스테로이드입니다. 보라고(Borago)는 특히 스테로이드를 계속해서 사용해 부신이 약해진 상태일 때 부신을 회복, 재생시키는 효과가 있습니다.

부신은 정크푸드 등을 먹으면 나빠집니다. 부신의 병으로 쿠싱증후군이나 에디슨병이 있습니다. 쿠싱증후군은 부신 선종, 부신암 등에 의해 부신피질 호르몬이 과잉됨으로 인해 걸립니다. 문페이스나 비만, 고혈압, 근력저하, 골다공증 등의 증상이 나타납니다. 에디슨병은 반대로 부신 기능이 저하하여 부신피질 호르몬이 부족해졌을 때 걸립니다. 허탈감이나 권태, 구역질, 설사 등이 나타납니다. 이러한 부신의 병에 보라고(Borago)가 좋겠지요. 보라고(Borago)는 모유 분비를 촉진하는 힘도 있습니다. 모유가 나오지 않는 사람은 얼티카 플랫(Urt-p.)과 함께 써보세요.

피부 염증이나 흉막 염증에도 보라고(Borago)가 좋습니다. 흉막에 염증이 생기면 아파서 기침할 수 없게 됩니다.

신경 피로에도 보라고(Borago)를 쓰세요. 긴장을 풀 때 사용해도 큰 역할을 합니다. 주변 사람들에게 비판받거나 괴롭힘을 당하거나 건강이나 이런저런 것들에 대해 공포를 가진 사람에게는 보라고(Borago)를 씁시다.

【사 례】

주증상	선천성 신장 질환, 신장 낭포, 심장질환　　　　　　　　15세 여성	
상황	혈액 역류 증상이 있고 혈압이 높아졌다가 낮아졌다 하며 진정되지 않는다. 혈압이 최고조에 다다르면 3000m 산에 오른 듯이 숨이 벅차다. 수업 중 고혈압 발작이 일어나면 더워서 숨쉬기가 어렵고 책상에 엎드려버려 수업이 귀에 들어오지 않는다. 반대로 저혈압이 되면 온몸이 차가워져 입술까지 새파래진다. 흥분으로 인해 갑자기 혈압이 높아지고 순식간에 다시 혈압이 낮아진다.	
적용	수시 : φ Borago　　　　　　아침 : Kali-c 낮 : Med. + Syph.　　　　밤 : Lach.	
결과	고혈압 발작과 저혈압 발작의 횟수가 줄어들어 대학 입시 공부를 할 수 있는 체력도 늘었다. Borago 마더팅크처는 확실히 아드레날린, 노르아드레날린을 잘 조절해준다. 하지만 이 아이는 어떤 것이든 지나치게 하는 경향이 있어 몸을 돌보는 것을 잘하지 못하기에 쉬엄쉬엄 천천히 하는 것을 권했다. * 이처럼 장기가 중증 기형이 되지 않기 위해서도 평소에 동종요법 레메디나 마더팅크처를 사용하여 체내 독소를 배출해 자연스럽게 살아가는 것이 중요합니다.	

10 Cactus

캑터스 Cact.

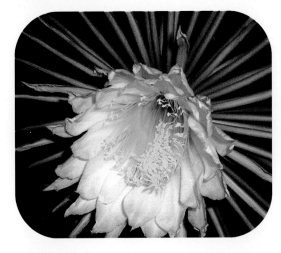

과속 선인장과
셀레니체레우스속

학명 *Selenicereus
grandiflorus*

장소 심장
순환기
신경
근육

테마 심장 문제와 불면

큰 특징

* 협심증
* 심장을 움켜 쥐어짜는 듯한 수축성 통증

특징

* 허혈성심질환 (관동맥경화증)
* 심장염
* 쉽게 깜짝 놀란다
* 가슴이나 목에 질식할 듯한 육체 감각
* 불면증, 밤에 활동적인 경향
* 갇혀 있는 듯한 정신 감각

* 심근경색
* 격한 동계
* 낙하하는 꿈

서포트 팅크처

Ø ··· 심장

　캑터스(Cact.)는 선인장과로 미국의 불모지 사막에서 자생합니다. 대륜주(大輪柱)라고도 불리는 밤에 꽃을 피우는 선인장으로 꽃은 붉은색과 흰색이 있습니다.

　캑터스(Cact.)는 심장에 좋은 마더팅크처로 협심증이나 관상동맥의 병, 심근경색, 심장염 등으로 심한 가슴 통증이 있는 경우에 쓰입니다. 예를 들어, 질식할 듯한 감각이 있고 심장에 심한 동계와 수축성 아픔이 있을 때나, 심장을 움켜 쥐어짜는 듯한 아픔이 있을 때입니다. 참고로 심장의 제일 첫 번째 마더팅크처는 크레테거스(Crat.)입니다. 캑터스(Cact.)는 두 번째가 됩니다. 발목이나 발등이 부어올라 양말 자국이 남는 사람은 심장이 나쁜 것입니다. 심장이 나쁜 사람은 몸통도 부어오릅니다. 붓기가 심한 사람들은 심장이나 순환기계가 나쁘기에 붓는 것입니다. 붓기라고 해서 신장만 생각하지 마세요. 심장이 좋으면 순환이 잘 될 것입니다. 이러한 혈액순환 문제에도 효과가 있습니다. 심장이 나쁜 사람은 왼쪽 팔의 저림이나 마비를 호소하는 사람이 많습니다. 단, 왼쪽 팔만 아닐 경우도 있을 수 있습니다. 그리고 코끝이 빨간 경우도 있습니다. 이것은 알코올중독에 의한 경우이기도 합니다. 여하튼 이런 증상이 나타날 때는 캑터스(Cact.) 마더팅크처를 생각해보세요.

　캑터스(Cact.)는 신경계나 근육계에도 효과가 있다고 알려져 있습니다. 정신 증상으로는 이러지도 저러지도 못하고 무언가에 갇혀있는 듯한 감각에 적합합니다. 주위 사람들로부터 격리당해 투옥당한 듯이 느끼는 사람이나, 외부로부터 위협을 느껴 자유를 박탈당한 사람에게 좋습니다. 그들은 신경이 동요하기 쉽고 쉽게 깜짝 놀라기도 합니다. 밤중에 놀라서 잠에서 깨는 경우도 있습니다. 그렇기에 가족이 잠든 후 밤중에 활동하는 경향이 있습니다. 이것이 밤에 꽃을 피우는 캑터스(Cact.)다운 특징입니다. 그리고 낙하하는 꿈을 꿉니다. 이것이 캑터스(Cact.)의 주요한 특징입니다.

심장에는 크레테거스(Crat.) 마더팅크처를 잘 씁니다. 심장 서포트에는 크레테거스(Crat.)과 캑터스(Cact.) 두 가지를 함께 사용하면 좋겠지요. 그 외에 하네만이 지시한 심장에 좋은 레메디는 아코니튬(Acon.), 아르니카(Arn.), 펄사틸라(Puls.) 러스톡스(Rhus-t.) 스피겔리아(Spig.) 베라트룸 알붐(Verat.) 카나비스 사티바(Cann-s.)가 있습니다. 실제로 마더팅크처와 레메디를 함께 사용하면 심장에 매우 효과가 좋습니다. 또한 암모니아 카르보니쿰(Am-c.)이라는 레메디는 몸통이 두껍고 손발이 얇은 느낌의 사람에게 씁니다. 이러한 체형은 전형적으로 심장이 나쁜 사람일지도 모릅니다.

【사 례】

주증상	터너증후군　　　　　　　　　　　　　　　　14세 여성
상황	X염색체가 하나뿐이고 월경도 오지 않을 수 있다고 한다. 신장도 자라지 않고 아직 아이 같은 체형이다. 발의 약지가 작은 채로 자라지 않는다. 살아있다는 감각이 희박하여 학교에서도 공부에 집중하지 못한다. 살아있다는 것을 하찮다고 생각하는 경향이 있다. 밤늦게까지 깨어있고 자신이 좋아하는 인터넷에 몰두한다. 가끔 심장 동계가 있어 호흡하기 힘들어진다. 아버지는 이 아이가 6개월 때 교통사고로 즉사했다. "매우 유쾌한 사람으로 언제나 사람을 웃게 해줬다"라고 한다. 어머니가 아버지에 대해 한참 이야기하고 있을 때 이 아이가 깔깔거리고 웃기 시작했다. 그 모습을 보고 마치 남편 같다고 어머니가 말했다.

Cactus

상황	아버지의 상념이 이 아이에게서 떨어지기 힘들다고 생각되어 Nat-c. Ign. 레메디를 중심으로 하여 아버지처럼 사고나 상처를 입지 않도록 Syph.과 Med.을 지시했다. 그리고 자궁난소에 작용하는 에스트로겐 레메디를, 밤에 활동하여 심장질환과 고독을 사랑하는 Cact. 마더팅크처를 넣어 지시했다. * Cact.는 자신의 병이 불치병이라고 생각하는 사람에게 적합합니다.
적용	수시 : φ Cact. (Estrogen) 아침 : Nat-c. 낮 : Med. + Syph. 밤 : Ign.
결과	터너증후군이기에 하지 않을 것이라 생각했던 월경을 시작했다. 밝아져서 학교에 친구도 생겨 학교도 조금 즐거워졌다. 어머니도 14년 전 죽은 아버지를 떠올려 두 사람이 함께 많이 울었다.

11 Calendula

카렌듈라 Calen.

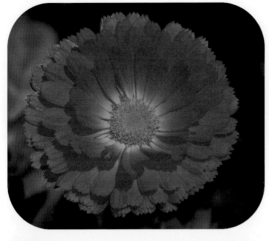

과속	국화과 금잔화속
학명	*Calendula officinalis*
장소	신경
	정신
	뇌
	얼굴
	손발
	위

테마 찢어진 마음이나 몸의 상처를 치유 동종요법판 항생제

큰 특징

* 상처의 No.1 마더팅크처   * 상처의 화농, 켈로이드
* 베인 상처, 찔린 상처, 수술 후, 이를 뽑은 후, 출산 후
* 궤양, 구내염, 구각염
* 화상

특징

* 낫기 힘든 몸의 상처   * 살균, 항균
* 몸이 차다
* 감정적으로 상처받기 쉽다. 트라우마를 넘어설 수가 없다
* 타인에게 공감하지 못하고 상처 입히는 말을 해버린다

서포트 팅크처

Φ … 귀 / 무좀 / 상처, 부상, 타박상, 골절 / 가려움(아토피, 사마귀) / 모든 암 팅크처
Rx … 귀 / 근육과 힘줄

카렌듈라(Calen.)는 '마리아의 황금', '메리골드'라고도 불립니다. 성모 마리아 축일에 언제나 꽃이 피어있는 것으로부터 이름 붙여졌다고 합니다. 카렌듈라(Calen.)는 하늘에 빛나는 태양의 색을 받아들여 주황색 꽃을 피웁니다. 거기에는 빛과 실리카가 함유되어 있습니다. 카렌듈라(Calen.)의 꽃은 태양의 움직임을 쫓는 듯이 방향을 바꿔갑니다. 해바라기와 같습니다. 그렇기에 해바라기가 유럽에 전해지기 전까지 카렌듈라(Calen.)는 '태양의 꽃', '선플라워'라고 불렸습니다. 주황색 꽃의 색소는 카로틴이라는 성분으로 비타민A의 원료입니다. 피부나 점막을 보호, 회복시키는 힘이 있습니다. 비타민A는 세포분열을 정상적으로 지키는 힘을 가지고 있어 항암작용이 주목되는 비타민입니다. 비타민C나 E와 함께 항산화 작용이 있어 암 예방에도 좋은 비타민이기도 합니다.

카렌듈라(Calen.)는 국화과 식물입니다. 동종요법에서 사용되는 국화과 레메디는 상처나 트라우마에 쓰이는 경우가 많아 상처받은 몸의 조직을 다시 만들어 정상적인 상태로 되돌리는 힘이 있습니다. 그렇기에 사고나 부상으로 인한 상처나 타박상, 출혈에 쓰입니다. 이를 뽑은 후 피가 멈추지 않을 때나 뒹굴 정도로 국부가 아플 때, 마음에 상처를 받아 피폐해졌을 때에도 쓰입니다. 내부의 상처, 외부의 상처, 마음의 상처, 어디가 되었든 상처를 치유하는 것이 카렌듈라(Calen.)입니다.

잇몸에 출혈이 있는 사람은 컵에 물을 따라 카렌듈라(Calen.) 마더팅크처를 10방울 넣어 입을 매일 헹구면 좋습니다. 헹군 물은 아까우니 뱉어내지 말고 마십시다. 그렇게 하면 위궤양도 진정시켜줍니다. 동종요법 양치약은 버리지 않아야 합니다.

화상, 찰과상, 베인 상처, 수술 상처 등 상처가 낫기 어려운 켈로이드가 되었을 때에도 사용합시다. 특히 카렌듈라(Calen.)가 들어간 크림을 바르면 피부가 깨끗해집니다.

상처나 궤양이 나을 때 먼저 살이 차오릅니다. 살이 잘 재생되지 않는 사람은 자기 치유력에 대해 자신이 없는 경우가 많습니다. 구내염도 감기도 좀처럼 낫지 않는 사람은 카렌듈라(Calen.) 마더팅크처를 한 병 먹어보세요. 치유력이 점점 높아집니다. 앞에서 말한 것처럼 카렌듈라(Calen.)에는 β 카로틴이라는 비타민A의 전구물질이 풍부하게 함유되어 있기에 피부 재생을 촉진시켜니다. 또한 카렌듈라(Calen.)를 마시면 혈액 순환도 원활해집니다. 추운 겨울 손발이 차가워졌을 때 따뜻한 물에 카렌듈라(Calen.) 마더팅크처를 넣어 마시면 손발이 따뜻해집니다. 매실주를 함께 넣어도 좋겠죠.

카렌듈라(Calen.)는 동종요법판 항생제이기도 합니다. 이것은 꼭 머릿속에 기억해 두세요. 항생제를 먹어야만 하는 상황일 때 카렌듈라(Calen.) 마더팅크처를 사용해 보세요. 카렌듈라(Calen.)에는 강한 항균작용이 있습니다. 버바스쿰(Verb.)에도 항균작용이 있습니다만 그것은 간과 신장에 특화된 것으로 생각하세요. 카렌듈라(Calen.)는 눈, 피부, 항문. 내부 장기, 모든 부위의 항균에 쓰입니다. 피부라면 카렌듈라(Calen.) 마더팅크처로 환부를 닦고 내부라면 마시는 것으로 소독을 할 수 있습니다. 갑작스러운 사고나 상처에 무엇보다 우선적으로 카렌듈라(Calen.)부터 사용해 봅시다.

정신면으로는 매우 상처받기 쉬운 사람에게 카렌듈라(Calen.)가 적합합니다. 타인에게 공감할 수 없기에 마음을 이해하지 못해 상처 되는 말을 해버리는 사람, 과거의 싫은 일이나 괴로운 일, 트라우마의 경험을 넘어설 수 없는 사람, 타인에게 가볍게 주의를 받았는데 엄청나게 화나게 해버렸다고 생각하는 사람에게 적합합니다. 카렌듈라(Calen.) 안에는 쓴맛을 내는 성질이 있습니다. 그렇기에 마더팅크처를 먹으면 조금 쓰지만 이 쓴맛 성질이 담즙 분비를 촉진합니다. 담즙은 지방을 분해하여 장이 영양을 흡수 할 때 굉장히 중요한 역할을 합니다. '좋은 약은 입에 쓰다'라는 말이 있듯이 여러분도 건강을 위해 카렌듈라(Calen.)를 마시고 몸과 마음의 상처를 치유합시다.

【사 례】

주증상	구취	28세 여성
상황	입냄새가 아주 심해 사람들과 이야기를 하기가 싫다. 구내염과 때운 이의 잇몸염이 심해서 아프다. 입 냄새가 굉장히 심하게 나기 때문에 사람들과 이야기 나눌 때 무심결에 목소리가 작아지고 숨을 내뱉지 않도록 조심하고 있다. 실제로 어머니에게 입 냄새가 심하다는 말을 듣고 충격을 받았다. 최근 자신감이 없어져 무엇을 해도 잘 안 된다. 면역이 떨어져서인지 작은 상처도 좀처럼 낫지 않는다. 입냄새를 없애고 싶어 Calen. 마더팅크처를 입안에 몇 번이고 분무하고 동종요법 치약을 사용하여 점심 후 반드시 양치질했다. 목욕할 때도 욕조에 Calen. 마더팅크처를 20방울 넣어 몸을 따뜻하게 했다. 이것을 시작하고 2주가 지나자 구내염이 하나둘 줄어들어 쭉 낫지 않았던 구각염도 조금씩 나아 붙기 시작했다. 어머니에게 입 냄새에 관해 물어보자 "어라, 요즘 별로 안 나네!"라고 하여 기뻤다. 그날 밤엔 정성스레 이를 닦고 Calen. 마더팅크처를 뿌리고 잠들었다. 다음날 잇몸염증 통증이 멈췄다. Calen. 마더팅크처의 힘은 굉장해! 하고 생각했다. 마음도 가벼워져 밝은색 원피스를 입고 출근하자 회사 사람에게 "건강하고 밝아보이네" 라는 말을 들었다	

12 Carduus marianus

카르듀스 마리아너스 Card-m.

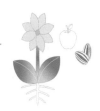

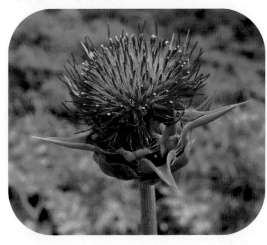

과속	국화과 흰무늬엉겅퀴속
학명	*Silybum marianum*
장소	간
	쓸개
	비장
	위
	호흡기

테마 손상 입은 간 보호 및 회복

큰 특징
* 만성 간염, 간 경변
* 담석, 담석에 의한 황달

특징
* 간 울혈
* 부종
* 기침, 혈담
* 심기증(건강염려증)
* 정맥류

* 알코올이나 약에 의한 간 손상
* 위의 작열감, 구역질, 구토

서포트 팅크처
Φ … 간 / 유방암 / 간암 / 림프암 / 대장암
Rx … 간(동물용 서포트)

카르듀스 마리아너스(Card-m.)는 우리말로 흰무늬엉겅퀴라고 합니다. 잎의 가장자리에 가시가 잔뜩 있어 찔리면 매우 아픕니다. 옆으로 지나가기만 해도 옷에 걸리기 때문에 장화를 신지 않으면 걷기가 힘듭니다. 잎 뒷면에는 흰 얼룩 무늬가 있습니다. 이 모양이 마치 우유를 흘린 것처럼 보이기에 'Milk Thistle'이라 불리기도 하고 그 우유가 성모 마리아에게서 유래했다는 것으로 '마리아 엉겅퀴'라고 불리기도 합니다. '마리아'라는 이름이 붙은 것은 대체로 치유와 관계가 있습니다.

카르듀스 마리아너스(Card-m.)은 간에 좋은 마더팅크처입니다. 알코올중독 등 습관적으로 술을 마셔 간이 나빠진 사람에게 이 마더팅크처는 마법처럼 아주 효과가 좋습니다. 간에 손상을 입히는 큰 요인으로 화, 약의 과다 복용, 과음, 인공적인 식품첨가물 과다 섭취, 화장품 독 등이 있습니다. 장기 중 가장 힘들게 일하고 있습니다. 간에 울혈이 생겨 부은 사람에게는 카르듀스 마리아너스(Card-m.)가 필요합니다. 오른쪽 갈비뼈 아래에 손가락이 들어가지 않는 사람, 그 주변을 손가락으로 누르면 아픈 사람, 배 주위가 꽉 낀다고 생각되는 사람은 간이 부어있을 가능성이 있습니다. 차가운 음료를 지나치게 많이 마시는 것은 간 울혈로 이어질 수 있으므로 주의하세요.

간의 움직임이 정체되면 담즙 분비가 충분하지 못해서 황달이 됩니다. 황달에는 카렌듈라(Calen.)도 좋지만 카르듀스 마리아너스(Card-m.)를 쓰는 것이 좋습니다. 그리고 담석이 생겼을 경우 아파서 뒹굴 정도로 통증이 심한데, 이러한 담석 산통에도 사용합니다. 쓸개는 화의 억압과 관계가 있습니다. 화를 내보내고 싶은데 그렇게 하지 못하면 쓸개가 손상을 입습니다. 화가 쓸개에 돌을 만드는 것입니다. 그때에도 카르듀스 마리아너스(Card-m.) 마더팅크처를 쓰면 좋습니다. 카르듀스 마리아너스(Card-m.)에는 통증을 완화하는 것뿐만 아니라 담관결석 형성을 방지하는 힘도 있습니다.

화라는 감정은 간을 나쁘게 합니다. 모든 감정은 우선 간으로 들어가 거기에서 다양한 장기로 나누어져 퍼져나갑니다. 끙끙대며 아파하면 간이 나빠진 후 비장까지 나빠지게 됩니다. 공포는 간에서 신장, 슬픔은 간에서 폐로 옮겨갑니다. 화는 간에 쌓이는데 여성의 경우 마지막은 자궁으로 갑니다. 그 결과 생리통이 심해져 자궁내막증이 되기도 합니다. 그렇기에 감정이 쌓이는 근본인 간을 건강하게 하는 것은 매우 중요합니다. 또한 감정적으로 갈등을 안고 있는 사람은 간뿐 아니라 또 다른 어딘가에 약한 장기가 분명히 있으므로 그곳을 치유하는 것도 중요합니다.

간이나 비장의 병 악화에 카르듀스 마리아너스(Card-m.)를 사용해도 좋겠지만 타락사쿰(Tarax.)이 더 좋을 것입니다. 카르듀스 마리아너스(Card-m.)와 베르베리스(Berb.), 타락사쿰(Tarax.) 이 세가지는 간에 적합한 마더팅크처입니다. 카르듀스 마리아너스(Card-m.)는 특히 간과 쓸개에 베르베리스(Berb.)는 간과 신장, 타락스(Tarax.)는 간과 비장으로 구별하여 사용하면 좋을 것 같습니다.

그리고 카르듀스 마리아너스(Card-m.)는 위에도 적합합니다. 알코올은 위에서 흡수됩니다만 평소에 과음하는 사람은 알코올이 위를 건조하게 하여 위액이 나오지 않게 됩니다. 그렇게 되면 위궤양을 일으킵니다. 이럴 때도 카르듀스 마리아너스(Card-m.)를 사용할 수 있습니다. 변비, 입냄새, 소변 감소, 유종 등의 증상이 있는 사람에게도 카르듀스 마리아너스(Card-m.)를 사용합시다.

Carduus marianus

【사 례】

주증상	조현병 25세 여성
상황	항우울제나 안정제 등 하루에 20알 정도 약을 먹고 있다. 자신이 어떻게 느끼고 어떻게 하고 싶은지 감정을 잘 알지 못한다. 어린 시절 자신과 어머니를 두고 집을 나간 아버지에 대해 계속해서 화가 나 있지만, 지금은 화나는 감정도 잘 올라오지 않는다. 단 것을 좋아하지만 살찌는 것이 싫어서 인공감미료가 들어간 다이어트 음료나 귤만 먹고 있다.
적용	수시 : φ Card-m. 아침 : Nat-c. 낮 : Med. 밤 : Sep.
결과	아버지에게 사랑을 받지 못했다는 슬픔이 밀려왔다. 내가 이 세상에 없는 편이 좋았던 것이 아닐까라고 생각했던 것을 떠올렸다. 이렇게 내가 슬펐구나 하고 느끼게 되었다. 쓸개 근처가 심하게 아파 병원에 갔더니 큰 담석이 있어서 제거하지 않으면 이 통증이 낫지 않을 거라고 해서 수술했다. 0.3mm~1cm 정도의 번들번들한 초록빛 담석이 20개나 나왔다. 내가 먹었던 약과 분노의 감정을 억압하여 만들어진 것이 담석이라고 생각하니 버리지 못하여 계속 가지고 있게 되었다. 약을 끊어야겠다고 생각했고 화가 나도 아버지는 돌아오지 않는다는 것을 깨닫게 되었다.

13 Ceanothus

시아노서스 Cean.

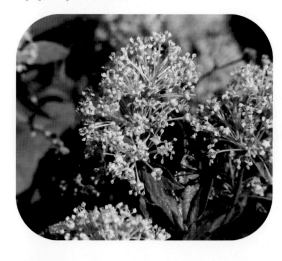

과속	갈매나무과
	케아노투스속
학명	*Ceanothus*
	americanus
장소	비장
	간
	심장
	혈액
	림프

테마 비장 문제의 No.1 팅크처

큰 특징

* 비장의 붓기와 통증

특징

* 간 비대
* 동계나 호흡곤란
* 혈액의 탁함, 백혈병
* 멜랑꼴리, 우울

* 주기적인 발열, 오한을 동반
* 빈혈
* 림프 정체

서포트 팅크처

Rx ··· 비장

시아노서스(Cean.)는 갈매나무과 관목입니다. 북아메리카 동부에 자생하고 높이는 1m 정도입니다. 여름이 되면 가지 끝에 약간 보랏빛이 도는 흰 꽃이 잔뜩 핍니다. 시아노서스(Cean.)는 미국이나 유럽에서는 정원에 많이 심습니다. 원예품종도 많고 꽃 색도 파랑부터 분홍까지 다양합니다.

북아메리카 원주민들은 시아노서스(Cean.)의 어린잎을 차로 우려 마셨습니다. 미국에서는 독립전쟁 중 홍차 수입이 중단되었을 때 대신 마셨다고 전해집니다. 시아노서스(Cean.)는 '뉴저지 티'라는 이름으로도 불리고 있는 것을 보면 이것을 차로 이용하고 있다는 것과 관계가 있을 것 같습니다.

약초로는 전통적으로 뿌리를 발열이나 목의 통증에 사용했습니다. 북아메리카의 한 부족은 뿌리로 로션을 만들어 피부암 치료에 썼다고 합니다.

오늘날 동종요법에서 비장의 No.1 레메디로 알려져 있어 마더 팅크처도 비장 질환에 사용합니다. 특히 비장의 붓기에 특효약입니다. 말라리아에 걸리면 비장 붓는 증상이 자주 나타나는데 말라리아 증상처럼 주기적으로 열이 나고 오한이 들 때 적합합니다. 비장은 아파도 좀처럼 증상이 나타나지 않으므로 질환을 깨닫기 어려운 장기입니다. 왼쪽 갈비뼈 아래 부근이 아플 때는 매우 나빠진 경우입니다. 시아노서스(Cean.)로 빠르게 대처합시다. 비장과 간의 비대, 비장의 안쪽 깊숙한 통증이나 베인 듯한 아픔에는 시아노서스(Cean.)입니다.

또한, 비장은 심장과도 관계가 있어 심장질환이 있는 사람은 비장도 나쁠 수가 있습니다. 시아노서스(Cean.)는 동계나 호흡곤란에도 적합합니다. 백혈구를 늘려 혈소판을 만들고 혈액의 질을 좋게 하는 작용이 있으므로 빈혈이나 탁한 혈액에 의한 문제,

백혈병 등에 사용하면 좋겠지요. 림프 정체나 수양성 낭포가 있을 때, 코나 폐에서 대량의 투명한 점액이 나올 때에도 사용할 수 있습니다.

정신면에서는 예술가에게 자주 보이는 우울함이 특징입니다. 상상력이 과도해 그것을 표현하지 못해 막혀서 안 좋은 상태에 빠져버리는 듯한 경우에 사용합니다.

14 Celastrus

셀라스트러스 Celas.

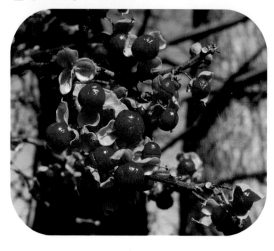

과속 노박덩굴과 노박덩굴속

학명 *Celastrus orbiculatus*

장소 관절

근육

간

테마 암이나 자기 면역성 관절염 등의 난치병

큰 특징

* 류머티즘, 관절염

특징

* 종양   * 암 (특히 간암)

* 근육통

해설

일본을 중심으로 한 동아시아에 자생하는 덩굴성 식물입니다. 가을에 노란색 열매가 갈라져 빨간 씨앗이 열립니다. 열매는 매우 화려하고 아름다워 장식이나 꽃꽂이에 사용됩니다. 약효가 있는 것은 주로 가지이며 열매도 사용합니다. 노박덩굴속 식물 대다수는 항종양 활성이 있는 성분이 함유되어 있습니다. 이 노박덩굴도 열매를 종양에 사용하거나 줄기를 간암에 사용합니다. 뿌리, 줄기, 잎에는 소염작용, 항류머티즘작용, 정화작용 등이 있어 중국에서는 줄기를 근육통이나 관절염에 사용합니다. 특히 주로 뿌리에서 추출된 셀라스트롤이라는 성분은 항염증 작용이 있어 자기 면역성 관절염을 억제하는 것으로 알려져 있습니다. 셀라스트러스(Celas.) 마더팅크처도 이처럼 종양이나 암, 특히 간암과 관절통, 통풍, 류머티즘 등에 사용하는 것을 추천합니다.

15 Chelidonium

첼리도니움 Chel.

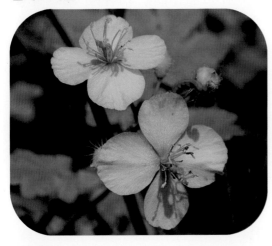

과속 양귀비과 애기똥풀속

학명 *Chelidonium majus*

장소 간
쓸개
장
신장
피부

테마 몸 상태가 나쁘고 언제나 눕고 싶다

큰 특징

* 담석   * 황달
* 백내장

특징

* 간염   * 소화불량, 설사, 변비
* 권태감   * 사마귀, 종양
* 우측 견갑골 내측의 욱신거리는 통증
* 아이를 때리는 경향
* 눈에 보이지 않는 것을 믿지 않는다

서포트 팅크처

Rx … 간(동물용 서포트) / 대장암 / 위암

첼리도니움(Chel.)은 양귀비과 식물입니다. 유라시아 대륙에 널리 분포하여 일본에서도 쿠사노오우(한국명:애기똥풀)라는 이름의 변종(*var. asiaticum*)이 자생하고 있습니다. 첼리도니움(Chel.)은 고대 그리스나 로마 시대부터 이미 약초로 알려져 있었습니다. 당시에는 눈이 침침할 때, 뱀에 물렸을 때, 충치, 궤양 등에 사용했다고 합니다. 한방에서는 사마귀, 무좀, 백선, 습진 등 피부질환에 외용했습니다.

동종요법에서는 첼리도니움(Chel.)은 비장과 간의 레메디와 마더팅크처로 알려져 있습니다. 쓸개 문제에도 좋고 담즙 장애, 황달, 담석에 사용합니다. 특히 담석에 특효입니다. 소화불량이나 설사 변비 등 소화와 관련된 문제에도 사용합니다. 게다가 간, 쓸개뿐 아니라 비장에도 좋아 욱신거리며 아플 때 적합합니다.

첼리도니움(Chel.)의 특징으로는 줄기나 잎에 상처를 내면 노란색 유액이 나옵니다. 이것은 노란 담즙을 상징하여 첼리도니움(Chel.)이 담낭에 좋은 식물이라는 것을 나타냅니다.

간에는 다양한 감정이 쌓여있습니다. 쓸개에는 특히 억압된 분노가 있고 거기서 문제가 생기는 경우가 있습니다. 예를 들어 화가 나 아이를 때리거나 발로 차는 사람에게는 첼리도니움(Chel.)이 적합합니다. 눈에 보이는 현실적인 것만 믿고 눈에 보이지 않는 영적인 것을 믿지 않는 사람에게도 좋습니다. 마약이나 항정신약, 항우울제 등에 의해 손상된 정신에도 사용합니다. 권태감이 심할 때에도 첼리도니움(Chel.)이 좋겠지요.

또한 첼리도니움(Chel.)의 특징적인 증상으로 우견갑골 내측의 욱신거리는 통증이 있습니다. 어깨 결림이나 류머티즘, 요통 등에도 사용합니다.

【사 례】

주증상	백내장	56세 여성
상황	바깥에 쌓인 눈을 보면 눈이 부셔서 시야가 어두침침해진다. 저녁이 되면 눈꺼풀이 아래로 잡아 당겨지는 것처럼 저절로 감긴다. 이런 증상은 부모님이 죽고난 뒤 유산 분배에 관해 불만을 가진 동생으로부터 법적 고소를 당한 뒤에 시작되었다. 동생이 부모님을 돌보지 않아서 가정이 있는데도 자신이 부모님을 모셔와 돌봤는데 지금에 와서 유산 분배가 마음에 들지 않는다고 고소를 하니 놀라고 화가 났다. 하지만 직접 그 화를 내지는 않고 있다. 형제라곤 단 둘인데 이렇게 된 것이 안타깝다. 그때부터 몸이 나른하고 법정에 갈 생각을 하니 걱정스럽다. 모든걸 잊고 계속 자고 싶다. * 이 사람의 손톱을 봤더니 파란색이었습니다. 심장도 안 좋을지 모릅니다.	
적용	수시 : φ (Chel. + Euphr.) (Coloc.)	아침 : Calc-p.
	낮 : Med.	밤 : Lyc.
결과	눈꺼풀 처짐과 백내장이 개선되어 눈부심이 덜해졌다. 체력이 붙어 동생과 직접 통화를 할 수 있게 되었다. "전부 달라는 게 아니라 부모님을 모시지 않아도 유산은 반으로 나눠야 한다는 거야." 라고 했다. 어머니가 생전 "유산은 네가 전부 받아"라고 했기에 그 말을 지킨건데 동생의 입장이 되어보니 '유산을 받지 못한다 = 부모에게 사랑받지 못한다'라고 느낄 수 있겠다 싶어 반으로 나누기로 했다. 법적 절차를 밟기 보단 서로 이야기를 통해 나누기로 했다. 마음이 편안해져 몸도 가벼워졌다. '동생은 아무것도 하지 않았다.'라는 생각에 지나치게 사로잡혀 있었다는 것을 깨달았다. 그리고 부모님을 혼자 돌보는 등 뭐든 지나치게 짊어졌다는 것도 알아차렸다.	

16 Cichorium

시쵸리움 Cich.

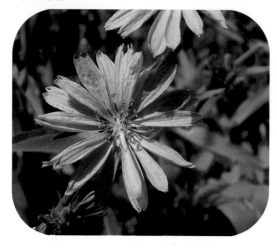

과속	국화과 치커리속
학명	*Cichorium intybus*
장소	간 위
	신장 방광
	기관지
	정신

테마 간을 활성화하는 『간의 친구』

큰 특징

* 간 질환

특징

* 황달, 쓸개 기능 부전
* 방광염
* 변비
* 부종
* 지배욕, 소유욕, 타인에게 사랑받고 싶다

* 신장염
* 혈당치가 높다.
* 기관지염
* 관절염, 류머티즘

치커리로 불리는 허브로 국화과 식물입니다. 원산지 유럽에서는 길가나 들판 여기저기에서 자라나고 있습니다. 어린잎은 샐러드로 먹지만 약간 쓴맛이 있어서 '키쿠니가나(국화과 쓴잎)'라는 일본 이름이 붙여졌습니다.

여름이면 예쁜 푸른색 꽃이 핍니다. 꽃도 쓰지만 샐러드에 넣어 먹을 수 있습니다. 뿌리도 식용할 수 있습니다. 볶으면 커피 같은 풍미가 있어 커피 대용품으로 사용하기도 합니다. 이 치커리커피는 카페인이 없기에 누구라도 안심하고 마실 수 있습니다. 약초로 쓸때는 볶은 뿌리를 사용하는 경우가 많지만 약효는 전체에 있습니다. 시쵸리움(Cich.)의 뿌리는 이눌린을 많이 함유하고 있을 뿐 아니라 비타민B, C, K 등을 함유하고 있습니다. 이눌린은 수용성 식이섬유로 당뇨병 환자의 혈당치를 조절해주거나 장내 유익 세균을 늘리는 등의 작용이 있다고 합니다.

옛날부터 시쵸리움(Cich.)은 '간의 친구'라고 불렸습니다. 간 부근의 통증이나 황달, 쓸개 기능 부전 등에 사용합니다. 위를 건강하게 하는 작용이 있는 한편 신장염이나 방광염 등에도 좋아 소화기계에서 비뇨기계에 걸쳐 전체를 깨끗하게 해 줍니다. 변비에 걸린 사람에게는 부드럽게 배변을 하도록 촉진합니다. 이뇨작용이 있어 부종이나 관절염, 류머티즘 등에도 사용합니다. 발열이나 기관지염에도 시쵸리움(Cich.)은 뛰어난 효과를 보입니다.

에드워드 바흐는 시쵸리움(Cich.) 꽃에서 치커리라는 플라워에센스를 만들었습니다. 치커리 타입은 사람들에게 사랑을 발신하고 적극적으로 돌보는 사람입니다. 그것이 부정적으로 변하면 지배욕, 소유욕이 강해져 조건적인 사랑을 주게 됩니다.

Cichorium

 돌봐준 것에 대하여 상대가 자기 생각만큼 돌려주지 않으면 바로 기분이 상합니다. 나는 이렇게나 생각하고 위해줬는데 아무도 인정해 주지 않는다며 자기연민에 빠지는 경우도 있습니다. 그런 사람에게는 시쵸리움(Cich.)이 적합합니다.

17 Cineraria

시네라리아 Cineraria

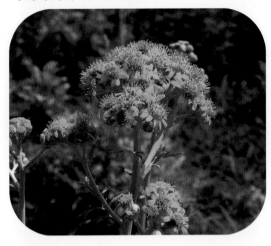

과속 국화과 세네시오속
학명 *Senecio*
      cineraria
장소 눈

테마 눈의 문제 백내장 마더팅크처

큰 특징
* 백내장, 동공 혼탁

특징
* 안구 상처

서포트 팅크처
ϕ … 눈 / 근시

시네라리아(Cineraria)는 백묘국이라고 하는 국화과 식물입니다. 이것은 특히 눈의 문제에 사용합니다. 백내장이나 안구의 상처에 좋은 마더팅크처입니다. 최근 백내장에 걸리는 사람이 많습니다. 특히 노인성 백내장입니다. 이런 사람들은 스테로이드제 혹은 칼슘제 복용에 의한 백내장일 가능성이 있습니다. 젊은 사람도 백내장에 걸리는 경우가 있습니다.

눈이 나쁜 것은 간에 독소가 쌓여 해독하지 못하는 몸이 되었다는 것의 표현입니다. 간 기능 부전은 눈의 긴장과 쇠약, 근시를 일으킵니다. 간이 나빠지는 원인 중 가장 큰 것은 예방접종과 수은의 해입니다. 일본인은 간으로 인해 눈이 나빠지는 사람이 많다고 합니다. 많은 일본인이 안경을 끼고 있습니다. 콘택트렌즈를 끼고 있는 '숨겨진 안경'도 많기에 보통은 별로 많지 않다고 느낄지도 모르지만 해외와 비교해보면 시력이 나쁜 사람의 비율이 꽤 높다고 생각합니다. 이것은 일본인의 체내 수은량이 세계에서 가장 많은 것과도 관련이 있습니다.

시네라리아(Cineraria)는 눈의 문제뿐 아니라 간과도 관계가 있을 것입니다. 간에 좋은 것은 쓴 것이 많은데 이 시네라리아(Cineraria) 마더팅크처도 매우 씁니다. 눈 문제에 관해서는 시네라리아(Cineraria)와 함께 유프라시아(Euphr.)와 카렌듈라(Calen.)를 사용합시다.

【사 례】

편지소개   34세 여성

눈이 건조하고 먼지나 점액 막이 잘 달라붙어 렌즈를 끼고 있을 수 없습니다. 눈을 씻는 용기를 사와 미네랄 물을 그 용기에 넣어 Cineraria와 Calen. 마더팅크처를 2방울씩 넣었습니다. 그 용기 안에서 눈을 깜빡깜빡합니다. 그러자 실처럼 늘어진 듯한 점액이나 속눈썹 등이 잔뜩 나와 눈 안에 이물질이 엄청 많았다는 것을 알게 되었습니다. 지금은 간에 좋은 Card-m. Berb.를 먹으며 매일 아침 Cineraria로 눈을 씻고 있습니다.

18 Cundurango

컨듀랑고 Cund.

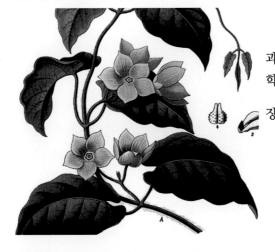

과속	박주가리과 나도은조롱속
학명	*Marsdenia cundurango*
장소	위
	피부
	유방
	입
	혀

테마 궤양과 암 특히 위의 문제

큰 특징

* 위궤양, 위암

특징

* 구각염, 구각 균열, 궤양
* 혀에 생긴 꺼끌꺼끌한 궤양
* 속쓰림이나 구역질을 동반하는 위 통증
* 유방암, 유방에 날카로운 통증이 있다.
* 피부암

서포트 팅크처

Rx ⋯ 뇌종양 / 유방암 / 식도암 / 간암 / 췌장암 / 위암

컨듀랑고(Cund.)는 박주가리과 식물입니다. 남아메리카 안데스 산맥에 자생하는 덩굴성 나무로 나무 껍질에 효과가 있습니다. 현지인들이 약으로 사용하였던 것이 유럽에 전해져 위암약으로 사용되었다고 합니다.

영국 호메오퍼스인 버넷은 컨듀랑고(Cund.)를 암환자에게 사용하여 치료로 이끌었습니다. 버넷이 치료한 환자 중에 구각 균열이 있거나 혀에 궤양이 있는 환자가 있었는데 이런 증상은 컨듀랑고(Cund.)의 특징 중 하나입니다.

컨듀랑고(Cund.)는 구각염이나 치질 등으로 균열이 있는 경우나 위궤양이나 암 등에 사용합니다. 위암으로 통증이 있어 음식을 계속 토하고, 타는 듯이 위산이 북받쳐 오르는 경우, 썩은 음식물 냄새 같은 구취가 있는 경우에 특히 좋습니다.

그리고 컨듀랑고(Cund.) 마더팅크처를 거즈에 바른 뒤 궤양이 된 환부에 올리면 궤양이 호전됩니다. 피부암에 컨듀랑고(Cund.)를 사용해 보세요. 유두가 함몰하여 유방 전체에 날카로운 통증이 퍼져나가는 유방암에도 매우 좋습니다. 구내염, 구각염, 위궤양, 대장염 등 궤양이 생기는 것은 체내 독소가 쌓여있어 정상 세포가 만들어지기 힘들기 때문입니다. 세포에 산소를 보내 활성산소나 중금속, 노폐물을 배출해야 몸에서 궤양이 없어집니다.

다만 안타깝게도 일본에서 컨듀랑고(Cund.)는 의약품에 해당하기에 마더팅크처는 판매하고 있지 않습니다. 일본 약국법에 컨듀랑고(Cund.)라는 명칭이 수록되어 있고 소화불량이나 식욕부진 등에 사용되는 위장약입니다. 특히 위 점막 문제에 효과적이라고 하여 시판되는 위장약에도 함유되어 있습니다.

【사 례】

주증상	식도암 45세 남성 영국인
상황	암으로 죽을 것이라고 생각한다. 식도에 통증이 있어 음식을 삼키지 못한다. 종양은 8cm나 되고 이전에는 위 상부가 탈장되어 위산이 역류했다. 먹는 속도가 빠르고 자극적인 것을 좋아하고 알코올 도수가 높은 위스키를 즐겨 마셨다.
적용	수시 : φ (Hydr. + Cund. + Gali.) (Hydrc-ac.) 아침 : Iod. 낮 : Psor. + Med. + Syph. 밤 : Merc-sol. * 10개월 연속 복용했습니다.
결과	입에서 나는 출혈이 줄어들고 병원에서 암 궤양이 나아져 상태가 좋아지고 있다는 말을 들었다. 종양은 아직 큰 상태로 있다. 계속하여 3종류 마더팅크처에 Thuja 마더팅크처를 더해 항마이아즘 레메디를 Psor.와 Med.을 중심으로 먹었다. 그 결과 식도 압박감이 줄어 음식을 먹을 수 있게 되었다. 건강해져 암으로 죽는다는 생각을 하지 않게 되었다. 자신이 하고 싶은 것을 하겠다고 말했다. 힘들게 했던 위, 식도에 손을 올리고 "지금까지 급하게 먹어 미안했습니다."라고 말하도록 지시했다.

19 Crataegus

크레테거스 Crat.

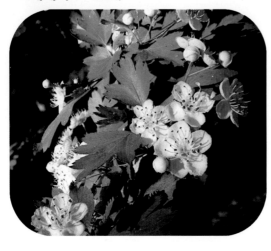

과속 장미과 산사나무속
학명 *Crataegus monogyna*
     (*C. oxyacantha*)
장소 심장

     순환기

테마 심장 움직임을 활성화한다

큰 특징

* 심장 허약
* 고혈압, 저혈압

특징

* 협심증
* 심장이 원인인 부종
* 부정맥
* 고지혈증
* 불안
* 주의력 결핍 과잉행동

서포트 팅크처

$\varPhi$ … 심장 / 소장

크레테거스(Crat.)는 산사나무 열매로 만든 마더팅크처입니다. 주로 심장·순환기계에 강하게 작용합니다. 심장이라면 우선 크레테거스(Crat.)를 사용합시다. 협심증이나 심근증, 심장판막증 등 만성 심장질환이 있는 사람에게 사용합니다. 또한 심장 기능이 약해서 생기는 증상을 가진 사람, 예를 들어 평소에 권태감이나 동계, 부정맥이 있어 격한 활동을 견디지 못하는 사람에게도 좋습니다. 고혈압, 저혈압, 고지혈증 등 혈관이나 혈액 문제에도 적합합니다. 크레테거스(Crat.)가 맞는 사람은 모세혈관이 가득 차 손바닥이나 뺨이 빨간 경우가 있습니다.

알레르기, 셀리악병, 천식 등 자가면역질환에도 크레테거스(Crat.)를 쓸 수 있습니다. 또한 주의력결핍 과잉행동, 자폐증, 불안, 집중력 부족 같은 문제를 안고 있는 사람에게도 적합합니다.

정신적으로는 낙담하여 절망하는 사람, 신경질적으로 화를 잘 내는 사람, 실연한 뒤 버려졌다고 생각하는 사람, 상실감, 이별, 누군가가 죽은 뒤 장기간에 걸쳐 슬픔에 잠겨있는 사람, 비탄, 침체, 그것을 놓을 수 없는 사람, 사랑하는 사람을 잃고 그 사람을 계속 생각하며 마음속에서 놓아버릴 수 없는 사람 등에 적합합니다. 이러한 사람은 긴 시간 그대로 있으면 슬픔이 폐를 지나 심장으로 가버립니다. 그럴 때 심장을 보호하기 위해 크레테거스(Crat.)를 먹으면 좋겠죠. 즉, 크레테거스(Crat.) 증상은 이그나시아(Ign.) 증상과 닮아 있습니다.

【사 례】

주증상	만성피로 50세 남성
상황	회사가 도산하기 전에 다음 회사로 가게 되어 어떻게든 일은 하고 있지만 숨이 차고 피로감이 심해 열심히 일 할 마음이 생기지 않는다. 손발 모세혈관이 올라와 있다. 이전 직장에서는 사장과 함께 밤늦게까지 일하며 노력했다. 설마 도산하리라고는 생각지 못했다. 얼마 전 도산한 전 회사 사장과 오랜만에 술을 마셨다. 아주 초라하게 늙은 느낌이 들어 정말로 서글프다는 생각이 들었다. 그렇게 힘차게 일했던 사장의 마음을 생각하니 괴로워졌다. 혼자 회사를 그만두고 다른 회사에 간 것이 후회되고 도리에 맞지 않는 일을 저질렀다며 자신을 책망한다. 어느샌가 한숨을 쉬는 버릇이 생겼다. 늘 자고 싶다.
적용	수시 : φ Crat. 아침 : Calc. 낮 : Syph. 밤 : Sec.
결과	숨이 차던 것이 줄어들었고 심장 상태가 좋아졌다. 손이 잘 움직이게 되었다. 계단도 오를 수 있게 되었다. 자신 때문에 회사가 망한게 아니니까 이제 더는 자신을 책망하는 것을 그만두자고 생각하게 되었다.

20 Dioscorea

디오스코레아 Dios.

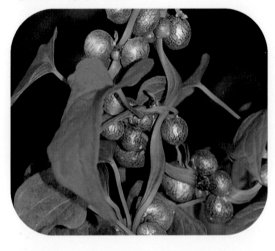

과속 마과 마속
학명 *Dioscorea villosa*
장소 자궁
　　　 쓸개
　　　 위
　　　 장
　　　 심장
　　　 신경

테마　여성 생식기와 호르몬 문제

큰 특징
* 월경통, 월경전 증후군
* 복부나 골반 내 근육 경련, 산통(疝通)

특징
* 갱년기 여러 증상
* 담즙 울혈
* 담석
* 과민성 대장증후군, 고창, 팽만감
* 좌골신경통, 허리에서부터 둔부, 다리로 퍼지는 통증, 움직임으로 악화

서포트 팅크처
Rx … 눈 / 귀 / 심장 / 간 / 신장 / 비장 / 자궁 / 위 / 소장 / 대장 / 변비 / 혈액(빈혈) / 뇌와 신경 / 뼈 / 방사선(후쿠시마) / 과로

사진출처: ©Inzyx/www.fotosearch.jp

디오스코레아(Dios.)는 영어로 'wild yam'이라고 합니다. 북중미 원산의 야생 마입니다. 항염증작용, 담즙 분비 촉진, 항경련작용이 있어 옛날부터 약초로 사용되었습니다.

디오스코레아(Dios.)에는 여성 호르몬과 같은 작용을 하는 성분이 함유되어 있어 여성 생식기와 호르몬 문제에 적합합니다. 경련성 월경통이 있는 월경곤란증이 있는 사람은 디오스코레아(Dios.)를 사용합시다. 갑자기 파도가 치는 듯한 통증이 복부 전체에 방사형으로 넓어지는 듯한 경우 디오스코레아(Dios.)가 적합합니다. 등을 펴고 뒤로 젖히면 통증이 완화되고 반대로 앞으로 굽히면 악화하는 것이 디오스코레아(Dios.) 통증의 특징입니다. 월경 전이면 화가 나고 예민하게 되는 사람에게 디오스코레아(Dios.)가 좋겠죠.

담석에 의한 산통, 만성적인 간 내 담즙 울혈에도 좋습니다. 그리고 과민성대장증후군으로 장내에 대량의 가스가 차 팽만감이 있는 사람도 디오스코레아(Dios.)를 사용합시다.

디오스코레아(Dios.)는 또한 심장에 좋은 마더팅크처이기도 합니다. 협심증으로 가슴을 쥐어 짜는 듯한 통증이 있는 경우, 그리고 갱년기 증상을 동반한 심장병으로 동계가 있거나 축축한 식은땀을 흘리거나 할 때도 적합합니다. 그 외에 신경 문제에도 사용합니다. 좌골신경통으로 엉덩이에서 허벅지 부근에 통증이 있을 때 디오스코레아(Dios.)를 사용하면 좋습니다.

【사 례】

주증상	신경통 39세 남성
상황	기름진 음식을 먹은 뒤 갑작스러운 설사. 신경통. 오른쪽 관자놀이에서부터 간, 오른쪽 약지까지 신경통이 스친다. 동료가 무책임한 행동을 하는 것에 대해 "이 녀석은 어째서 이 모양인 거야"하고 화가 나고 사회성이 떨어지는 것 같다. 화내고 싶지 않기에 사람들과 만나고 싶지가 않다. 생식기에 피가 통하지 않는 것인지 차갑다. 그래서 성욕이 없다. * 담즙은 장에서 회수되어 재사용되는데 담즙 회수가 원활하지 않으면 새롭게 담즙을 만들어야만 하고, 소화에 문제가 생겨 기름진 것을 먹으면 갑작스러운 설사를 하게 됩니다. 이 분의 '오른쪽 관자놀이에서부터 간, 오른쪽 약지까지 신경통이 스친다'라는 증상도 중의학적으로는 쓸개 문제를 암시합니다. 게다가 참고 있습니다.
적용	수시 : φ Dios. (E-coli) 아침 : Bor. 낮 : Med. 밤 : Lach.
결과	오른쪽 다리가 이틀 정도 아팠다. 그리고 우측 편두통이 생겼다. 이 통증은 어릴 때 있었다. 그리고 두통은 없어졌다. 화는 질투나 사람에 대한 공포에서 오는 것으로 그 질투나 공포는 부모에게 엄하게 꾸짖음을 당해 다정한 말을 들어본 적이 없는 슬픔에서 온 것이라는 걸 깨달았다. 그 이후 동료의 말이나 행동에 대해 별로 화가 나지 않게 되었다. 설사는 많이 줄었다. 하반신과 성기의 냉기가 개선되었다.

21 Diospyros

디오스피로스 Diosp.

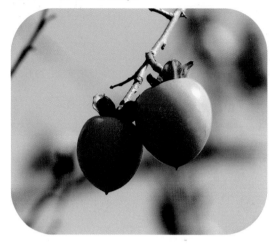

과속	감나무과 감나무속
학명	*Diospyros kaki*
장소	소화기
	순환기
	피부

> **테마** 혈관을 강하고 유연하게 하여 생활습관병에 대처한다

큰 특징

* 동맥경화, 고혈압, 혈관을 강하고 유연하게 한다

특징

* 설사
* 숙취, 알코올이 체내에 남아있다.
* 감기에 잘 걸린다

감나무는 가을이면 감이 열리는 감나무과 나무입니다. 동아시아 원산으로 전국에서 재배되고 있습니다.

감나무는 열매를 식용하는 것뿐 아니라 잎이나 뿌리, 꼭지 등의 부위가 민간요법에서 사용되어 왔습니다. 비타민C, K, B군 등을 함유하고 있는 잎은 감잎차로 마십니다. 감잎차는 면역력을 높이는 한편 혈관을 강화하여 출혈을 멈추게 하는 기능이 있습니다. 감기나 독감, 동맥경화 예방, 고혈압, 심장병 등에 감잎차가 좋다고 알려져 있습니다.

열매는 영양가가 높아 비타민C, 카로틴, 칼륨, 타닌 등이 함유되어 있습니다. 다만 곶감으로 만들면 비타민C는 잃게 됩니다.

타닌은 감의 떫은 맛을 내는 성분인데 단감이나 떫은 맛을 없앤 감에서는 불용성 타닌으로 변하기 때문에 그 맛이 느껴지지 않습니다. 또한 타닌에는 혈관을 강하고 유연하게 하여 투과성을 높이는 작용이 있습니다. 그래서 고혈압과 뇌졸중 예방과 개선에 좋다고 알려져 있습니다. 수렴작용이 있는 타닌에는 지사작용과 정장작용이 있어 설사를 할 때에도 좋습니다. 옛날부터 "감은 숙취에 좋다"라고 알려졌듯이 타닌에는 알코올을 체외로 배출하는 힘이 있습니다. 감나무 마더팅크처인 디오스피로스(Diosp.)는 완숙에 가까운 떫은 감과 잎을 알코올에 담가 만듭니다. 면역력 저하나 동맥경화, 고혈압 등의 문제에 일정 기간 동안 계속해서 사용하면 좋을 것입니다.

22 Echinacea

에키나시아 Echi-p.

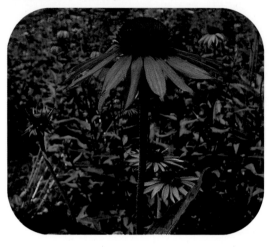

과속	국화과 에키네시아속
학명	*Echinacea purpurea*
장소	비장
	혈액
	림프선
	피부

테마 혈액을 정화하고 면역력을 높인다

큰 특징

* 감염증, 패혈증
* 농양, 화농

특징

* 림프선 종창
* 뱀이나 벌레에 물렸을 때
* 사마귀, 부스럼, 뾰루지, 욕창
* 암 통증 완화

* 발열, 목 통증
* 티푸스열, 산욕열

서포트 팅크처

Φ … 폐 / 비장 / 혈액(빈혈) / 정맥(정맥류) / 방사선(후쿠시마) / 뼈(다리 경련) / 염증, 열, 기침 / 골암 / 뇌종양 / 유방암 / 식도암 / 백혈병 / 폐암, 기관지암 / 림프암 / 대장암 / 위암

에키나시아(Echi-p.)는 국화과 다년초입니다. 높이 1m50cm 정도이고 풀밭에 들어가면 벌꿀에 둘러싸인 듯 매우 좋은 향기가 납니다. 이 향기에 이끌려 벌이나 나비 등의 곤충도 날아옵니다. 홋카이도 도야에서 재배했는데 환경이 적합했던지 베어도 베어도 기세 좋게 자라났습니다.

북아메리카 원주민은 옛날부터 에키나시아(Echi-p.)를 매우 소중하게 생각하여 뱀에 물리거나 벌레에 물리거나 감기나 전염병에 걸렸을 때 사용했습니다. 오늘날 에키나시아(Echi-p.)는 면역을 높이는 허브로 알려져 있습니다.

에키나시아(Echi-p.)는 백혈구와 비장의 세포를 늘립니다. 그리고 혈액을 정화하여 면역을 활성화하고 감염에 대한 저항력을 높여줍니다. 패혈증으로 혈액이나 몸이 썩어갈 때 에키나시아(Echi-p.)를 사용합니다. 이것은 혈액의 강장제입니다. 모든 종류의 혈액의 독, 탁한 혈액에 사용해 보세요. 독사에 물려 뱀독이 혈액 안에 들어가면 곧바로 에키나시아(Echi-p.)를 사용하세요. 이럴 때는 물론 하부(Hab. 반시뱀)나 중남미에 서식하는 부시마스터라고 불리는 독사 레메디인 라케시스(Lach.)도 사용합시다. 벌이나 벌레에 물리거나 지네에 물리거나 유독식물에 의한 염증이 생긴 경우에도 에키나시아(Echi-p.)가 매우 좋습니다.

라임병이라고 하는 감염증이 있습니다. 이 감염증 환자들에게는 몇 가지 증상이 나타납니다. 생각하거나 공부하는 것이 불가능하고 뇌가 혼란스러워 답을 찾아낼 수 없고, 천천히 말하고 천천히 대답하여 서두르는 것이 불가능하고, 기분이 나쁘고, 우울하고, 아이인데 만성피로증후군처럼 보이는 등의 증상에 에키나시아(Echi-p.)를 사용해야 합니다. 에키나시아(Echi-p.)는 무력증에도 좋습니다.

티푸스열과 산욕열에도 적합합니다. 출산 후 자궁이 좀처럼 깨끗해지지 않을 때 사용합시다. 감염증으로 림프가 부었을 때, 목이 아플 때 에키나시아(Echi-p.)를 사용합니다. 목에 용연균이 있을 때 그 용연균을 억제할 수 있습니다.

암에 걸린 사람, 특히 항암제를 사용한 사람은 에키나시아(Echi-p.) 마더팅크처를 사용해야 합니다. 항암제 해로 인한 적혈구감소증, 갑상선종, 말기 혈액암, 암의 최종단계에서의 통증 완화 등 이러한 문제에도 에키나시아(Echi-p.)입니다. 종양이 형성되려고 할 때에는 튜야(Thuja)와 함께 에키나시아(Echi-p.)를 사용합시다. 혈액이 나빠지면 림프액도 안 좋아집니다. 그런 사람은 어딘가에 농이나 붓기가 있습니다. 에키나시아(Echi-p.)는 동종요법판 방부제입니다. 화농이 생기는 걸 막기 위해 사용합시다. 부스럼이나 뾰루지가 잘 생길 때. 뾰루지가 생겨 농이 찼을 때, 그 농에서 악취가 날 때, 축농증으로 썩은 듯한 냄새가 날 때, 욕창, 아토피성 피부염으로 늘 질퍽한 배설물이 나올 때, 게다가 그 냄새가 너무 심할 때 에키나시아(Echi-p.) 마더팅크처를 사용합시다. 알레르기가 심할 때는 얼티카 플랫(Urt-p.)도 함께 사용하세요.

에키나시아(Echi-p.)는 매독에도 사용합니다. 매독이라는 것은 비장을 공격하는데 비장에 좋은 것이 에키나시아(Echi-p.)입니다. 비장은 림프구를 성숙시켜 면역을 강화합니다. 오래된 적혈구의 헤모글로빈을 파괴하여 철분을 회수합니다. 혈액을 모으는 매우 중요한 장기입니다. 비장이 나쁜 사람은 출혈이나 빈혈 경향이 강합니다. 앞으로의 일을 미리부터 심하게 걱정하는 사람이나 신선한 음식을 먹지 않는 사람, 한밤중에 일어나 일을 하는 사람은 비장이 나빠지기 쉽습니다.

저는 방송국에서 일할 때 생선 자반 도시락을 10년 이상 먹었습니다. 고양이도 먹지 않는다는 생선 자반이었지요. 그 정도로 맛이 없는 도시락이었습니다. 게다가 방부제가 들어있어 상하지 않습니다. 그런 것을 10년 동안 먹고, 밤늦게까지 일하고, 다음 날 아침 일찍 야외 촬영 시간에 맞추려고 걱정으로 시간을 보냈던 적이 있습니다. 이런 삼중고를 계속하면 반드시 비장이 나빠집니다. 그 결과 저는 궤양성 대장염에 걸렸습니다. 이런 경험이 있었기 때문에 자연농법으로 재배한 것을 먹게 된 것입니다.

비장에는 에키나시아(Echi-p.)뿐 아니라 퀘르커스(Quer.)나 타락사쿰(Tarax.) 마더팅크처도 좋습니다. 에키나시아(Echi-p.)의 경우 비장 문제와 함께 림프선 붓기가 보일 때 적합합니다. 퀘르커스(Quer.)는 현기증을 동반하는 경우가 있습니다. 달리면 비장이 붓고 왼쪽 옆구리가 아플 때에도 좋습니다. (달리는 진동으로 인해 대장좌완곡부에 가스가 차는 것으로 왼쪽 옆구리가 아픈 '압박통'의 경우도 있습니다. 그 경우는 적합하지 않습니다.) 타락사쿰(Tarax.)이 특히 적합할 때는 비장과 간 양쪽에다 통증이 있을 때, 또는 방광에도 문제가 있어 소변이 방광에 가득 차 있는 느낌이 들 때입니다. 에키나시아(Echi-p.), 퀘르커스(Quer.), 타락사쿰(Tarax.)은 이렇게 잘 구분해서 사용합시다.

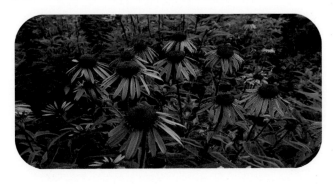

【사 례】

주증상	편도염	12세 남아
상황	편도염이 반복되고 고열이 난다. 목에는 림프선 종기가 있어 언제나 딱딱하게 부어있다. 감기에 잘 걸린다. 이렇게 된 것은 초등학교에서 독감 예방접종을 한 뒤부터인 것 같다고 어머니가 말했다. 항상 노란색 콧물이나 가래가 나와 휴지로 닦고 있다. * Echi-p.는 독사에 물렸을 때 패혈증이 되는 것을 방지합니다. 반복하여 맞은 예방접종은 독사에 물린 듯이 혈액을 상하게 합니다. Echi-p.는 혈액 정화와 재생에 매우 좋은 마더팅크처입니다. 저는 20여년간 호메오퍼스로 일하고 있는데 최근 들어 이 사례와 같이 허약체질인 아이들이 늘어나고 있는 것이 매우 유감스럽습니다. 아이들이 걸리는 병은 무섭지 않습니다. 고열은 무섭지 않습니다. 병을 넘어서는 힘이 자기 자신 안에 있기 때문에 함부로 병을 무서워하지 않아야 합니다.	
적용	수시 : φ Echi-p. (Merc-sol. + Alum.) 아침 : Kali-c. 낮 : Tub. 밤 : Eup-per.	
결과	레메디를 먹자 금방 목 통증을 호소하여 평소처럼 목이 검붉게 부어올라 농이 나왔다. 고열이 3일간 지속되었고 그 후 가라앉았다. 평소에는 고열이 있을 때 가만히 있었는데 이번에는 움직일 수 있었다. 목에 있던 림프선 종기가 거의 없어져 잘 먹을 수 있게 되었다.	

23 Equisetum arvense

에퀴세툼 Equis-a.

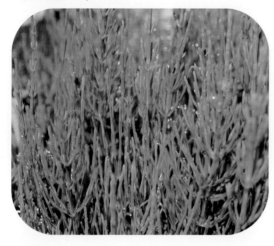

과속 속새과 속새속

학명 *Equisetum arvense*

장소 비뇨기　신장

결합조직　뼈

연골

피부

관절

테마　신장 비뇨기 문제와 결합조직 강화

큰 특징

* 비뇨기 문제, 배뇨 장애
* 결합조직 약함, 손상

특징

* 신장병, 신장 결석
* 부종
* 낫기 힘든 상처

* 야뇨증
* 탄력성 없는 피부
* 관절염, 통풍, 류머티즘

에퀴세튬(Equis-a.)은 쇠뜨기 마더팅크처입니다. 쇠뜨기는 농가에서는 미움받는 식물이지만 옛날부터 세계 각지에서 약초로 사용되었습니다. 우리도 소중히 생각해야 합니다. 슈타이너도 굉장히 좋다고 말했습니다. 봄이 되면 쇠뜨기에서 토필(뱀밥)이 먼저 나오는데 이것을 먹기도 합니다.

에퀴세튬(Equis-a.)은 비뇨기계 문제, 생식기 문제에 좋습니다. 예를 들어 전립선비대나 야뇨증에 사용합니다. 낮에는 소변이 안 나오는데 밤이 되면 싸는 아이, 14살이 되어도 야뇨증이 낫지 않는 아이에게도 효과가 있었습니다.

신장병, 결석에도 적합합니다. 기생충에 의해 생겨나는 이갈이, 코에 손가락을 넣거나 파는 습관에도 적합합니다.

에퀴세튬(Equis-a.)에는 실리카가 풍부하게 함유되어 있습니다. 실리카는 성질이 좋은 것과 나쁜 것이 있어, 나쁜 실리카는 암이 있는 곳에 모입니다. 그런 나쁜 실리카를 없애기 위해서 에퀴세튬(Equis-a.)을 사용하면 좋겠지요. 실리카는 결합조직, 모발, 손톱, 치아 등에 많이 함유된 미네랄입니다. 콜라겐을 묶어 콜라겐 조직에 탄력을 주는 미네랄이며 결합조직을 튼튼하게 하는 기능이 있습니다. 그러니까 피아노를 치면 손가락에 쥐가 나거나, 다리에 쥐가 나는 사람에게는 에퀴세튬(Equis-a.)이 좋겠죠. 금방 쥐가 나는 경우는 간이 나쁘기 때문이므로 간 마더팅크처도 함께 사용합시다.

골절이나 염좌되기 쉬운 경향의 사람이나 낫기 힘든 상처가 있는 사람도 에퀴세튬(Equis-a.)을 사용합시다. 에퀴세튬(Equis-a.)은 부종, 특히 외상 후의 부종에 적합합니다. 관절염이나 류머티즘 통증에도 사용해 보세요.

【사 례】

주증상	켈로이드 체질 41세 여성
상황	상처 자국이 거의 항상 켈로이드가 된다. 치유력이 없다. 예전 상처가 지금까지도 아플 때가 있다. 제왕절개 수술 한 흉터가 빨갛게 부어올라 딱딱해져 있다. 그리고 속옷의 고무줄 등으로 압박되어 아프다. * 제왕절개는 내외 힘줄, 신경, 근육, 근막 모두를 자릅니다. Bell-p., Calen., Mill. 등의 마더팅크처와 함께 사용하면 좋습니다.
적용	수시 : φ Equis-a. (Sulph.) 아침 : Sil. 낮 : Carc. 밤 : Ars.
결과	빨갛게 부어올랐던 제왕절개 흉터는 5mm에서 2mm가 되어 속옷의 고무줄이 닿아도 아프지 않게 되었다. 켈로이드 색이 연해지고 있다. 사실은 냉이나 농 등 냄새나는 것이 나오고 있었는데 자궁 내측 상처가 좋아져서인지 냄새나는 냉은 나오지 않게 되었다. 그리고 요실금도 멈췄다. 배에 힘이 들어가게 되었다. 귀가 나쁘고 야뇨증이 계속되는 아들에게도 먹이고 싶다.

24 Eriobotrya

에리오보튜랴 Eriob.

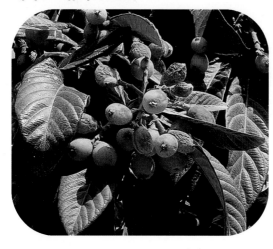

과속	장미과 비파나무속
학명	*Eriobotrya japonica*
장소	호흡기
	위
	장

테마 기침을 가라앉힌다

큰 특징

* 기침, 기관지염
* 종양

특징

* 목 통증
* 설사
* 유방염

* 식욕부진
* 혈당치가 높다, 당뇨병

서포트 팅크처

Φ … 복수 / 질소

에리오보튜랴(Eriob.)는 비파나무 잎으로 만든 마더팅크처입니다. 일본인은 옛날부터 이 잎을 약으로 썼습니다. 가래를 끊고 기침을 가라앉히고 열중증이나 식욕부진을 개선하기 위해 잎을 다려 마셨습니다. 또한 비파나무 열매는 여름의 소중한 과일로 먹었습니다.

비파나무에는 항암작용이 있다고 알려져 있습니다. 이전에 일본의 한 연구자가 미국 암연구소에 비파를 보내 조사를 의뢰했습니다. 미국 연구소에서는 이것은 암에 효과가 없고 사용해도 소용없다고 알려 왔습니다. 그래서 일본 연구자는 포기했는데 요즘은 미국에서 암 치료에 비파에 있는 성분이 효과가 있다고 합니다. 그러니까 옛날부터 전해져 내려오는 것은 버리면 안됩니다. '옛 말 틀린 것 없다'는 말이 있습니다. 그만큼 옛 사람들의 행동이나 말에 담긴 지혜에 귀 기울여야 합니다.

에리오보튜랴(Eriob.)는 기침에 좋은 마더팅크처이므로 기관지염에 쓰면 좋습니다. 또한, 비파나무에는 혈당치를 낮추는 기능도 있어 당뇨병에도 에리오보튜랴(Eriob.) 마더팅크처를 사용합시다.

위의 움직임을 높여주기 때문에 식욕부진에도 쓰면 좋습니다. 인간이 큰 병에 걸렸을 때 처음 육체의 어디가 아픈가 하면 위입니다. 스트레스를 받은 사람을 마사지하면 위쪽에 손가락이 들어가지 않는 경우가 있습니다. 위가 딱딱해지면 병이 시작됩니다. 위를 건강하게 하는 것이 가장 중요합니다.

【사 례】

주증상	유방암 50세 여성
상황	유방 위쪽부터 거무칙칙한 피와 농이 나와 큰 구멍이 생겼다. 체온이 낮아 35도밖에 되지 않는다. 겨울에 추워지면 피가 통하지 않는 듯 차가워진다.
적용	수시 : φ (Eriob. + Ehci-p. + Ruta + Thuja + Gali. + Fago-t.) 　　　　(Calc-p. + Zinc-m. + Sec.) 아침 : Carb-an. 낮 : Psor. + Med. + Syph. 밤 : Ars. * 체온 35도에서는 체내에 칸디다가 만연하여 그것을 저지하기 위해 암세포가 생깁니다. 칸디다를 저지하기 위해서는 체온을 올리는 것이 먼저입니다. 참고로 단 하나의 레메디가 암 등의 난치병을 치료할 수 없습니다. 모든 방향에서 치유에 닿도록 레메디를 먹는 것이 암을 작아지게 하고 난치병도 치유되는 사례가 많습니다. 하네만의 가르침을 기초로 하여 현대에 맞춰 난치병 치유에 적용할 수 있도록 한 ZEN호메오퍼스를 반드시 배우면 좋겠다고 생각합니다.
결과	젊은 시절에 걸렸던 피부질환이 돌아왔다. 그리고 장기간 사이가 좋지 않았던 어머니를 용서하게 되었고 어머니에게서 사랑을 받았다는 것을 느낄 수 있게 되었다. * 암은 아직 있지만 확실히 살아가는 것을 긍정적으로 받아들이게 되었다. 지금은 취미로 등산을 즐기고 있다.

25 Eupatorium perfoliatum

유파토리움 Eup-per.

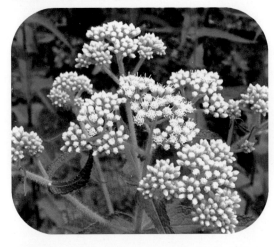

과속	국화과 등골나물속
학명	*Eupatorium perfoliatum*
장소	뼈
	위
	간
	기관지
	근육

테마 뎅기열과 독감의 특효약

큰 특징

* 뼈에 스며드는 마디마디의 아픔과 열

특징

* 오한을 동반한 고열
* 관절이나 근육 통증, 뼈에 스며드는 듯한 통증
* 얼얼한 통증
* 구역질과 구토
* 소화불량
* 목이 마름(갈증), 목소리 갈라짐
* 기관지염, 목소리가 갈라지고 얼얼하게 아프다
* 간 주위 통증과 황달

인도에서는 현대의학, 아유르베다, 동종요법 세 가지의 의학이 제 1의학으로 인정되어 환자는 그 중에서 자신에게 맞는 치료법을 선택할 수 있습니다. 2013년 1월 인도 정부의 동종요법 의과대학과 동종요법 병원에서 뎅기열 유행을 방지하기 위해 20만 명 이상의 사람들에게 레메디를 무료로 배급한 것이 화제가 되었습니다. 그 레메디가 바로 유파토리움(Eup-per.)입니다.

유파토리움(Eup-per.)은 북아메리카가 원산인 식물입니다. 국화과 다년초로 일본에 있는 등골나물의 친구입니다. 이것은 북아메리카 원주민들이 전통적으로 뎅기열 치료에 사용했던 약초입니다. 뎅기열은 골절열이라고도 불리듯 근육이나 관절에 심한 통증을 동반합니다. 그 통증을 빠르게 완화시키기 때문에 유파토리움(Eup-per.)에는 '접골'이라는 의미가 있는 'boneset'이라는 이름이 붙여졌습니다.

유파토리움(Eup-per.)은 면역을 자극하여 해열, 발한을 촉진하는 힘을 가지고 있습니다. 그렇기에 말라리아열이나 독감에 관련한 발열과 통증에 사용합니다. 주된 특징은 뼈가 부서질 듯이 욱신거리며 아프거나 얼얼한 듯한 감각입니다. 독감으로 마디마디가 두드려 맞은 듯이 아프다, 목에 통증이 있다, 오한이 심해 뼈가 쑤시는 듯 아프다, 욱신거리는 통증으로 신음한다, 아침에 일어나면 목소리 갈라짐이 악화하여 기관지가 얼얼하다, 등의 증상에 이 마더팅크처를 사용합시다.

또한 수독(水毒)에 좋은 것도 유파토리움(Eup-per.)입니다. 수독이라는 것은 몸에 수분이 쌓여 배출하지 못해 생기는 증상입니다. 오한이나 구역질, 관절통이 생기거나 몸이 떨리거나 하는 것은 수독과 관계가 있습니다. 유파토리움(Eup-per.)에는 몸 안의 독소를 중화시켜 체외로 배출하는 작용이 있습니다. 간이 점액으로 가득 차 있어 독소를 배출하지 못할 때 이 유파토리움(Eup-per.)이 좋습니다. 간 주위의 얼얼한 통증에도 사용합니다.

26 Euphrasia

유프라시아 Euphr.

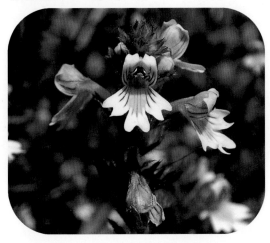

과속	현삼과 좁쌀풀속
학명	*Euphrasia officinalis*
장소	점막 (눈, 코, 호흡기) 귀

테마 눈, 코, 목, 폐의 점막 문제

큰 특징

* 꽃가루 알레르기 증상　　　　* 결막염
* 태양의 빛과 바람을 혐오, 증상이 악화한다
* 다량의 가래를 수반하는 기침(백일해)

특징

* 카타르, 점막 건조　　　　* 비염, 부비강염
* 기관지염　　　　* 감기, 기침, 인플루엔자
* 저녁에 악화　　　　* 연기로 악화
* 눈 질환 전반, 백내장, 녹내장, 안구 건조증
* 자극성 눈물, 화끈거리며 타는 듯 아프다.

서포트 팅크처

Φ … 눈 / 근시 / 백혈병

옛사람들은 유프라시아의 꽃이 눈과 비슷하므로 이 식물은 눈에 좋은 약초라고 말했습니다. 꽃이 시원스레 크게 뜬 눈처럼 보였기 때문입니다. 이처럼 식물의 외양이 약효를 시사하는 것을 상형 약리설이나 특징표시설에서 언급하기도 합니다. 실제로 유프라시아(Euphr.)는 눈의 증상에 자주 사용합니다.

눈 속에 염증이 있을 때 유프라시아(Euphr.)를 사용합니다. 햇빛이 눈부셔서 눈물이 많이 날 때나, 햇살이 눈부셔서 눈을 뜨고 있지 못하거나, 바람이 불면 눈을 뜨고 있을 수 없을 때 사용합니다. 결막염이나 포도막염에도 사용할 수 있습니다. 눈에서 끈적끈적한 노란 분비물이 나오거나 선립종처럼 눈 속에 종기가 있는 경우에도 좋습니다. 각막 궤양, 백내장, 녹내장, 쇼그렌 증후군으로 점막이 건조해서 눈물이 나오지 않을 때, 당뇨병성 망막 박리일 때에도 유프라시아(Euphr.)를 복용하세요. 눈의 타박에는 우선 아르니카(Arn.)와 루타(Ruta)를 사용하세요.

눈 이외에도 눈 주위 피부, 코, 귀, 목의 증상 등에 사용합니다. 특히 점막에 작용하므로 꽃가루 알레르기, 재채기, 비염 등에 적합합니다. 이하선염이나 부비강염, 코의 카타르에도 사용합니다.

유프라시아(Euphr.)는 두개골 속에 쌓인 고름이나 진물을 없애줍니다. 예방접종을 하면 체내에 점액이 늘어나고 그것이 돌고 돌아 두개골 속에 쌓입니다. 두개골이 점액투성이가 되면 머리가 멍해져서 제 기능을 하기 어렵습니다. 이 점액에 의해서 비염이 생기는 사람도 있고, 눈곱이 많이 나오는 사람도 있습니다. 입을 벌리고 호흡하는 아이들이 그런 경우입니다.

두개골에 고름이나 점액이 쌓이면 인지력 저하나 판단력 지연이 생깁니다. 영적으로는 두개골에 있는 눈에 보이지 않는 구멍을 끈적하게 뭉친 점액이 막아 버려 영혼이 거기에서 벗어나지 못하고 좀처럼 하늘로 나갈 수 없는 상황이 됩니다. 또한 인간의 두개골 안쪽에는 천체처럼 별들이 빛나고 있고 그곳으로부터 영적 에너지를 얻고 있지만 두개골에 고름이나 점액이 쌓이면 그 영양분을 받을 수 없게 되어 물질만 숭상하는 유물적인 인간이 되어버릴 수도 있습니다. 눈곱이나 콧물, 염증, 가래 등이 많은 사람은 그만큼 점액이 많다는 의미입니다. 그때는 유프라시아(Euphr.)를 사용하세요.

【사 례】

주증상	꽃가루 알레르기	32세 여성
상황	눈이 가려워서 긁었더니 눈이 부어 포도막염으로 진행되어 볼록하게 되었다. 눈 속과 눈가도 전체적으로 부어있다. 가장 신경 쓰이는 것은 28세 가을에 헝가리로 여행을 갔을 때 눈에 뭔가가 콕콕 찌르는 것이 있어서 콘택트렌즈도 끼지 못했던 것. 이후 일본에서도 매년 2~3월에 코가 심하게 막히고 눈에 염증이 생기게 되었다. 꽃가루 알레르기가 생기면 몸도 피곤하고 체력이 없어진다. 머리도 무겁고 일할 때도 의욕이 생기지 않는다. 레메디로는 무엇을 사용해도 개선되지 않는다.	
적용	수시 : φ Euphr(RA-Fuku.) 아침 : Calc-p. 낮 : Psor.+Med.+Syph. 밤 : Merc-sol.	
결과	올해는 꽃가루 알레르기에 Puls., Ars.이 효과 있었고 꽃가루 알레르기 자체도 편안하게 되었다. 피부에도 여유가 생기고 건조한 피부가 좀 개선되었다. 신기한 것은 정전기가 줄어들어 생활하기가 편안해졌다.	

Euphrasia

※ 꽃가루 알레르기는 꽃가루가 원인으로 생긴다고는 할 수 없습니다. 1960년대부터 화분증에 걸린 사람을 하나 둘씩 보았는데, 그 시대에는 세계 곳곳에서 핵 실험이 진행되고 있었고 도쿄의 방사능 오염은 지금의 1만배였던 적도 있었다고 합니다. 방사성 물질이 달라붙은 먼지가 인체에 들어가면 점막에서 격한 반응을 일으키고 붓게 하여 점액이 늘어나게 됩니다. 일본인은 세계에서 압도적으로 인체 내 수은량이 많은 (2위의 나라보다 8배 많음) 민족이지만 그것은 물고기나 환경에서 오는 수은뿐 아니라 예방접종 백신으로도 상당한 양의 수은이 들어가 있기 때문이라고 생각합니다. 거기에 방사성 물질이 들어가면 몸의 면역이 떨어져 난치병에 걸릴 수밖에 없습니다. 그렇기에 화분증은 식물 레메디인 사바디라(Sabad. 시코만과 카리브해 연안에 서식하는 사바디라는 식물 특유의 약효 성분 알카로이드가 포함되어 있습니다. Sabad.는 "Sabadilla" 단축 레메디 이름), 웨이시아(Wye. "Wyethia Helenioides" 단축 레메디 이름, 국화과 식물), 알리움세파 (All-c.) 등의 레메디 만으로는 치유될 수 없습니다. 수은과 방사성 물질이나 방사선을 동종의 레메디로 철저히 해독할 때만이 비로소 개선됩니다.

27 Fagopyrum tataricum

페이고피럼 Fago-t.

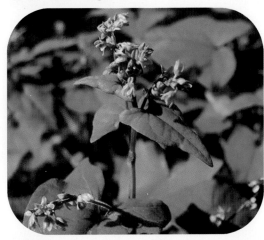

과속	마디풀과 메밀속
학명	*Fagopyrum tataricum*
장소	혈관
	혈액
	피부

테마 루틴을 다량 함유하고 있어 암을 근절시킨다

큰 특징

* 종양, 암
* 고혈압

특징

* 백혈병
* 말단의 혈액순환 불량
* 냉증
* 기미, 주근깨

서포트 팅크처

∅ … 과로, 일 중독

페이고피럼(Fago-t.)은 타타르 메밀 마더팅크처입니다. 발아한 종자와 10cm 정도로 성장한 싹, 그리고 꽃이 피어있는 것, 이 3개의 성장 단계에 있는 것을 각각 알코올에 담그고 마지막에 합쳐서 만듭니다.

저는 메밀 싹을 안주로 먹는데 굉장히 맛있습니다. 또한 새 싹들뿐만 아니라 메밀도 밥과 섞어서 지으면 아주 맛있습니다. 채소를 먹지 못할 때 이 타타르 메밀 종자가 있으면 좋습니다. 고기 같은 것을 먹을 필요가 없을 정도로 단백질과 영양이 풍부하고 피부도 매끈매끈해집니다. 굉장한 힘이 있습니다. 타타르 메밀 싹을 샐러드로 먹어보세요. 살짝 신맛이 있지만 정말 맛있습니다. 메밀보다 타타르 메밀이 더 신 맛이 납니다. 이전에 독일 호메오퍼스인 로지나 조넨 슈미트(Rosina Sonnen schmidt)씨가 일본에 왔을 때 시즈오카현 간나미에 있는 일본 도요우케 자연농으로 모시고 가서 타타르 메밀의 어린잎을 대접했습니다. 그녀도 "토라코씨! 이거 시군요. 하지만 맛있네요."라고 했죠.

샐러드를 먹을 때 페이고피럼(Fago-t.) 마더팅크처를 몇 방울 뿌려 먹는 것도 좋습니다. 샐러드가 쌉쌀해질 수도 있지만 소화는 잘 될 것입니다. 원래 타타르 메밀의 어린잎을 먹는 것이 좋지만 늘 구할 수 있는 것이 아니고 잘 팔지도 않기 때문에 대용으로 마더팅크처를 사용해보세요. 그리고 영양이 없는 음식을 먹어야 할 때는 채소 마더팅크처를 뿌려 먹으면 좋습니다.

타타르 메밀에는 일반 메밀보다 약 100배 많은 루틴이 포함되어 있습니다. 특히 줄기나 잎에 많기에 새싹을 마더팅크처에 사용합니다. 루틴에는 암세포가 무한 분열하는 능력의 근원인 텔로머라아제(텔로미어 합성 효소)를 억제하는 작용과 항산화 작용이 있고, 암의 발생을 억제하는 작용이 있습니다. 체내에서 발생한 활성산소를 제거하고 혈액을 깨끗하게 정화해 줍니다. 또한 모세혈관을 강화하고 튼튼하게 하거나 혈압을 낮추는 기능도 있습니다. 기미나 주근깨의 원인이 되는 멜라닌 색소의 생성도 억제합니다. 이처럼 루틴은 순환기계와 피부에 좋아 노화 방지에 도움이 됩니다. 페이고피럼(Fago-t.)도 순환기계와 피부에 사용합니다.

페이고피럼(Fago-t.)은 경동맥이나 동맥이 튀어나와서 두근거릴 때, 압박감을 동반하는 두근거림(동계)이 있을 때 적절합니다. 가려움에도 많이 사용합니다. 손끝이 간질간질할 때나 눈, 코, 항문, 다리 등 여기저기 쿡쿡 가려울 때, 노인성 가려움에도 적합합니다. 이런 증상들은 몸이 산화하고 있기에 일어납니다. 설사나 구토, 메스꺼움 등에도 페이고피럼(Fago-t.)을 사용할 수 있습니다. 정신면에서는 초조할 때나 집중을 못하고 기억력이 나쁜 사람에게 적합합니다.

Fagopyrum tataricum

【사 례】

주증상	정맥류 다리 부종과 수족냉증, 칸디다증　　　　　45세 여성
상황	그동안 많은 수술로 인한 마취를 해왔다. 전신 부종, 다리에 정맥류가 있다. 다리 부종과 냉기가 있고 좀처럼 따뜻해지지 않는다. 겨울이 되면 손발이 동상에 걸린다. 하지만 상반신은 뜨겁고 늘 불그레한 얼굴을 하고 있다. 특히 겨울에 난방하면 머리나 얼굴 이외가 뜨겁다. 질은 칸디다증이 반복된다. 아버지는 암으로 돌아가셨다. 남편도 암으로 죽었기 때문에 자신도 암에 걸리는 것은 아닐까 불안하다. 항상 머리가 멍했다.
적용	수시 : φ Fago-t. (Ferr-p.) 아침 : Caust. 낮 : Med. 밤 : Sep. ※ 이 사람의 경우 마취로 인해 세포 부종이 생겼기 때문에 정맥혈이 돌아오기 어려운 상태가 되었습니다.
결과	상기 마더팅크처와 레메디를 2개월 반 먹은 후 Fago-t. 마더팅크처에 하마멜리스(Ham.) 마더팅크처를 추가했다. 레메디는 포텐시를 올렸다. 그것을 계속 복용하니 4개월 후에 부종이 줄었다. 다리가 부어 있을 때는 걷기도 여의치 않았지만 이제 씩씩하게 걸을 수 있게 되었다. 아직 정맥류가 있지만 부기가 가라앉았다. 올해는 다리의 냉기가 적어졌고 이 상태라면 동상에 걸리지 않고 지나갈 수 있을지도 모른다. 반복되는 칸디다증도 1개월이 지나자 깨끗이 나아 패드를 하지 않아도 되었다.

28 Galium aparine

갈륨 아파린 Gali.

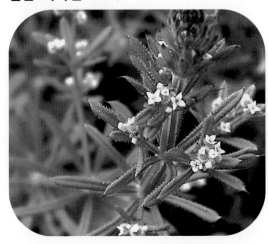

과속	꼭두서니과 갈퀴덩굴속
학명	*Galium aparine*
장소	신장
	방광

테마 신장이나 방광의 결석

큰 특징

* 배뇨장애
* 결석
* 궤양, 암

특징

* 배뇨 중 작열감이 커지고 방광염
* 부종
* 신경 섬유종

갈륨 아파린(Gali.)은 꼭두서니과 갈퀴덩굴속입니다. 아주 작은 4장의 꽃이 핍니다. 이 식물은 몸을 지탱할 만큼 줄기가 제대로 서지 않기 때문에 주위의 식물에 기댑니다. 또한 열매는 들러붙으려는 벌레처럼 착착 달라붙습니다. 어릴 적 우리는 갈퀴덩굴의 열매를 던지고 놀았죠. 등에 던져 옷에 달라붙게 하고 그걸 깨닫지 못하는 친구를 놀리곤 했습니다.

이렇듯 다른 것에 매달리는 존재, 기생하는 것은 암입니다. 갈륨 아파린(Gali.)은 암에 좋은 마더팅크처입니다. 특히 설암에 유효합니다. 라데마처도 암 치료의 내복액으로 사용했습니다. 암에는 히드라스티스(Hydr.)와 컨듀랑고(Cund.)라는 마더팅크처도 있지만 일본에서 일반적으로 구입할 수 있는 것은 갈륨 아파린(Gali.)뿐입니다. 히드라스티스(Hydr.)와 컨듀랑고(Cund.)는 의약품 리스트에 게재되어 있어 안타깝게도 일반인은 사용할 수 없습니다.

갈륨 아파린(Gali.)은 신장이나 방광을 깨끗하게 합니다. 신장결석, 요로결석이 있을 때, 방광염으로 따끔거리는 배뇨통이 있을 때, 소변이 나오기 어려울 때에 사용합니다. 부종에도 효과적입니다. 방광이 나빠진다는 것은 옛날의 공포와 트라우마가 남아 있다는 증거입니다. 스타피사그리아(Staph.) 레메디와 함께 갈륨 아파린(Gali.) 마더팅크처를 사용해 보세요. 또한 피부병이 궤양으로 진행되었거나 피부병과 함께 림프선이 부었을 때에도 갈륨 아파린(Gali.)을 사용하는 것이 굉장히 중요합니다.

【사 례】

주증상	아토피　　　　　　　　　　　　　　　　　　13세 남자
상황	얼굴과 굴곡부에 궤양성 아토피로 인해 출혈이 있다. 코르티손 크림을 오랫동안 사용했기 때문에 신장 주변에 통증이 있고 때로는 혈뇨가 나오기도 한다. 이 때문에 외모도 좋지 않고, 학교에도 가기 싫어한다. 자신이 불행하다고 한탄한다.
적용	수시 : φ Gali. (Petr. + 4가지 약재 레메디) 아침 : Merc-sol. 낮 : Syph. 밤 : Sars.
결과	3주 정도는 진물과 출혈이 심하고 레메디를 써도 낫지 않는 것이 아닐까라고 걱정했지만 호전 반응이니 조금만 더 힘내자며 모자가 힘을 합쳐 극복했다. 얼굴의 습진이 줄어들고 출혈이 멈췄다. 아직 가려움이 있지만 피부 궤양도 줄어들어 피부에 윤기도 생겼다. 학교는 어떻게든 다니고 있다. 예전엔 아토피 때문에 사람들과 이야기도 하지 않고 집에 가서는 불쾌한 마음으로 어머니를 대했지만 지금은 친구와 함께 동아리 활동에도 나가게 되고 밝아졌다.

29 Ginkgo biloba

킹코비로바 Gink-b.

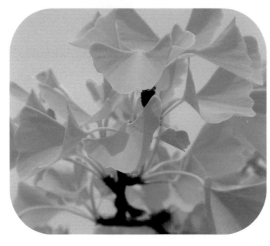

과속 은행나무과 은행나무속
학명 *Ginkgo biloba*
장소 폐
　　　혈관

테마 두뇌 기능이 둔해지는 증상의 예방과 치료

큰 특징
* 뇌혈관 장애
* 기억 장애

특징
* 치매(알츠하이머형, 뇌혈관 형) * 집중력 산만, 주의력 결핍
* 난독증　　　　　　　　　　　* 현기증
* 이명　　　　　　　　　　　　* 후두염, 편도염
* 막연한 비현실감, 불합리한 공포

서포트 팅크처
Ø … 뇌와 신경 / 뇌종양

깅코비로바(Gink-b.)는 뇌에 작용하여 뇌의 혈액순환을 촉진합니다. 깅코비로바(Gink-b.) 잎은 한가운데가 갈라져 있습니다. 뇌의 모양을 생각해보십시오. 우뇌와 좌뇌 사이 대뇌 종렬에는 균열이 있습니다. 이것은 뇌와 비슷한 잎의 모양을 하고 있는 것입니다. 그래서 깅코비로바(Gink-b.)는 뇌에 효과가 있다는 것이 특징표시설에 근거한 저의 생각입니다.

대뇌의 혈액 흐름을 향상하는 뇌의 강장약이 깅코비로바(Gink-b.)입니다. 머리가 멍하거나, 기억 장애, 알츠하이머, 두뇌활동이 둔해지고 주의력이 산만할 때에 이것을 사용해 보세요. 난독증 등에도 좋습니다. 머리를 너무 많이 써서 더 두뇌활동을 하는 것이 괴로울 때, 머리 쓰는 문제를 해결하지 못할 때, 피로로 소진되었을 때에도 사용합니다.

또한 이하염, 후두염, 편도염, 독감 등에도 깅코비로바(Gink-b.)가 사용됩니다.

정신적으로는 비이성적인 두려움이 있고 그 때문에 엄청나게 말하는 속도가 빨라지는 사람, 막연하고 비현실적인 사람, 타인과 자신을 비판하지 않을 수 없는 사람, 분노의 감정을 내지 않기 위해서 무언가를 찢고 싶은 기분으로 사는 사람 등 그런 사람들에게 깅코비로바(Gink-b.)가 적합합니다. 과잉행동을 하는 아이나 폭력적인 아이에게도 적합할 수도 있습니다.

【사 례】

주증상	자폐증	9세 남아
상황	자폐증·튜야(Thuja) 백신병 팅크처를 사용한 뒤 말할 수 있게 되었지만 굉장히 빠른 속도로 말하기 때문에 뭐라고 하는지 알아듣기 힘들다. 눈에 들어온 정보는 곧바로 그림으로 그릴 수 있을 정도지만 늘 흥분해 있다. 그린 그림이 마음에 들지 않으면 찢어버린다. 주위와 관계를 맺을 수 없다. 폴짝폴짝 뛰어오른다.	
적용	수시 : φ Gink-b. 아침 : Alum. 낮 : Syph. 밤 : Merc-sol.	
결과	아직 억양이 없이 국어책을 읽는 듯 말하지만, 너무 빨리 말하던 것은 매우 호전되어 뭐라고 말하는지 부모도 알아듣게 되었다. 책도 거의 읽지 못했는데 그림이 있는 동화를 조금씩 읽게 되었다. 감정이 나오게 되어 매우 사랑스럽고 할아버지와 할머니도 아이를 귀여워하게 되었다. 색을 사용해서 그림을 그리기 시작했고 눈으로 본 것뿐만 아니라 스스로 생각한 것도 그리게 되었다.	

30 Grindelia

그린델리아 Grin.

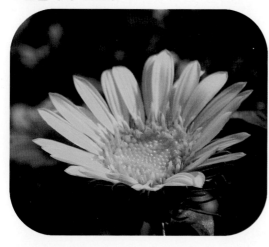

과속	국화과 그린델리아속
학명	*Grindelia camporum*
장소	기관지
	심장
	혈관
	눈
	피부

테마 끈적끈적한 점액이 분비되는 기관지염과 천식

큰 특징

* 기관지염, 천식, 호흡곤란을 동반

특징

* 호흡곤란
* 많은 양의 가래, 점액
* 심장성 천식
* 빈맥(빠른 맥), 동계(두근거림)
* 벌레 물림, 옻나무 발진, 심한 가려움과 작열감
* 눈의 염증, 충혈되어 있다, 안구의 통증

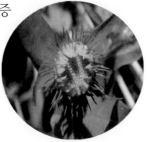

그린델리아(Grin.)는 국화과의 다년초입니다. 북아메리카 서부 태평양 연안을 중심으로 서식합니다. 여름에 노란 꽃이 피는데 꽃을 잘 보면 끈적끈적한 흰색 분비액이 나오고 있습니다. 그래서 '고무풀(Gumweed)'이라고도 불립니다.

그린델리아(Grin.)에는 경련을 잠재우고 가래를 끊는 기능이 있습니다. 꽃에서 진물이 넘쳐나는 것과 마찬가지로 대량의 점액이 분비되는 기관지염, 천식 증상에 효과가 있는 약초입니다. 또한 평활근을 이완시키기 때문에 맥박을 느리게 하는 작용과 혈압강하 작용이 있습니다.

동종요법에서도 기관지염과 천식에 사용합니다. 기관지염으로 인해 쌕쌕 소리가 날 때, 기관지에 빽빽하게 진물이 붙어 호흡하기 어려울 때, 점액이 좀처럼 나오지 않아 밤중에 답답할 때 사용하세요. 심장성 천식으로 호흡곤란을 겪거나 심장에 불규칙한 움직임이 보일 때와 폐기종에도 그린델리아(Grin.)가 좋습니다.

풀벌레와 벼룩에 물렸을 때, 옻나무 독, 습진 등 피부질환에도 그린델리아(Grin.)가 적합합니다. 심한 가려움과 작열감이 있는 장미진(모세혈관이 충혈되어 생기는 장밋빛 작은 점) 같은 발진이 날 때 사용합니다.

그 밖에 결막염으로 눈이 충혈되어 있을 때, 안구에 통증이 있을 때, 홍채염이나 녹내장 등 눈의 문제에 사용합니다. 비장 주위에 통증이 있을 때도 사용해 보세요.

31 Hamamelis

하마멜리스 Ham.

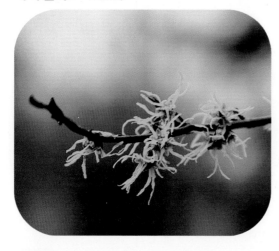

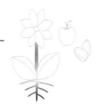

과속 조록나무과 조록나무속
학명 *Hamamelis virginiana*
장소 혈관
피부
생식기

테마 약한 정맥과 출혈 경향

큰 특징

* 정맥류, 정맥 출혈, 피가 나옴
* 치질, 출혈, 따끔따끔한 통증

특징

* 혈관 벽이 취약하여 출혈 경향
* 코피, 토혈, 혈뇨
* 수술 후 출혈, 쇠약을 동반
* 따끔따끔한 통증의 정맥염
* 복부 통증을 동반한 다량의 검은 생리혈
* 외상성 부정 출혈
* 고환염

서포트 팅크처

Φ … 혈액(빈혈) / 정맥 (정맥류) / 골암 / 식도암 / 백혈병 / 림프암

하마멜리스(Ham.)는 조록나무과로, 영어로는 마녀의 개암나무를 의미하는 '위치 하젤(Witch Hazel)'이라고 부릅니다. 원산지는 미국과 캐나다입니다. 수렴작용이 있어 옛날부터 약용하고 있습니다. 하마멜리스(Ham.)를 알코올에 담그면 새빨갛게 됩니다. 이는 혈액을 나타냅니다. 그래서 하마멜리스(Ham.)는 혈관에 효과가 있습니다.

혈관이 매우 취약한 사람이 있습니다. 좀 부딪쳤을 뿐인데 금방 푸른 점이 생기거나 출혈이 생깁니다. 특히 당뇨병이 있는 사람이 그렇습니다. 하마멜리스(Ham.)는 정맥의 문제에 적합합니다. 정맥울혈로 환부가 까맣게 변했을 때나 코피, 각혈, 토혈 등에서 조금 검은 출혈이 보이는 경우와 같이 정맥이 손상되어 출혈이 일어날 때 하마멜리스(Ham.)를 사용하세요.

출혈 시 동맥이 손상되었는지, 정맥이 손상되었는지 정확히 알 수 없는 경우가 있습니다. 정맥이 끊어졌을 때는 피가 여기저기에 배어듭니다. 혈액은 퍼렇고 칙칙한 색을 띱니다. 동맥이 끊어졌을 때는 피가 뿜어져 나옵니다. 색은 선명한 붉은색입니다. 검다(어둡다, 칙칙하다)는 특징이 있는 레메디로는 다음을 들 수 있습니다. 크로커스 사티바(Croc.), 시케일(Sec.), 러스톡스(Rhus-t.)는 피부가 거뭇거뭇해질 때, 알세니쿰(Ars.)은 검게 괴사할 때에 적합합니다. 벨라돈나(Bell.)도 피부가 검게 될 때에 적합합니다.

하마멜리스(Ham.)는 치질 출혈이 심한 경우에도 사용합니다. 이 경우 마더팅크처를 마셔도 좋고, 환부에 발라도 좋습니다. 직장의 맥박이 뛰면서 항문이 얼얼하고 아플 때, 작열감, 피로와 함께 대량 출혈이 있을 때, 상처가 있을 때는 알로에(Aloe) 레메디와 함께 사용할 필요가 있습니다. 또한 카렌듈라(Calen.)와 마찬가지로 수술 후 혈관이 터지면서 아플 때 사용할 수 있습니다. 혈관이 끊어졌을 때 쓰는 마더팅크처와 레메디로는 카렌듈라(Calen.), 하이페리쿰(Hyper.)

아르니카(Arn.), 하마멜리스(Ham.)가 있는데, 정맥에는 하마멜리스 (Ham.)가 제일 좋습니다. 카렌듈라(Calen.)와 아르니카(Arn.)는 동맥과 정맥 양쪽 모두입니다. 하이페리쿰(Hyper.)은 신경도 끊어졌을 때 좋습니다. 참고로 인도에서는 마더팅크처를 사용하면서 수술하는 곳이 있다고 합니다. 정맥류에도 하마멜리스(Ham.)가 잘 사용됩니다. 손, 다리, 목 등에 정맥류가 있는 경우 내용, 외용 모두 사용해 보세요. 외용할 경우 소량의 물에 하마멜리스(Ham.) 마더팅크처를 5방울 넣은 액체로 환부를 찜질합니다.

혈관이 안 좋아진다는 것은 과거를 잊고 감정적으로(마음으로) 용서하는 것이 불가능하다는 것을 말합니다. 불공평하게 자라왔고 언제까지나 그것을 원망하고 있습니다. 생각이 유연하지 못하고 과거에 사는 경향이 있는 사람은 혈관이 망가지기 쉬운 병에 걸릴 수 있습니다. 예를 들어 희귀병으로 알려진 베체트병입니다. 통풍되어 림프선이 붓고, 혈관 벽에서 혈액이 새어 나오는 병입니다. 공허함과 아쉬움에서 베체트병에 걸린 사람은 하마멜리스(Ham.)와 아르니카(Arn.), 카렌듈라(Calen.) 마더팅크처나 레메디가 중요합니다.

하마멜리스(Ham.)는 남녀 모두의 생식기 문제에 사용할 수 있습니다. 남성의 고환염, 고환의 신경통, 정관의 정맥류에는 스폰지아 (Spong.), 스타피사그리아(Staph.), 코나이엄(Con.) 같은 레메디와 함께 하마멜리스(Ham.) 마더팅크처를 사용하세요. 난소 통증을 수반하는 자궁 출혈, 자궁의 외상성 출혈, 복통을 수반하는 검은 혈의 월경 등에도 좋습니다. 그 이외에도 예를 들어 발목이 약하거나, 눈 주위의 다크서클, 동상에 걸리기 쉽거나, 위궤양을 자주 일으키는 경우, 젖꼭지가 따끔거리고 좀처럼 낫지 않을 때, 젖꼭지가 궤양에 걸리기 쉽고, 유산되기 쉬운 경우 등에도 사용할 수 있습니다.

【사 례】

주증상	자반증	8세 남아
상황	홍역 예방접종 이후 어디에 부딪히지도 않았는데 피부밑에 자반 출혈이 일어나 자반증으로 진단을 받았다. 이 아이는 두 번의 유산 끝에 겨우 태어난 아이였다. 임신 중에 어머니는 빈혈에 걸려 철분제를 복용했다. 조산으로 38주에 태어났다. 그 후 중이염에 반복해서 걸렸기에 청력이 좋지 않다.	
적용	수시 : φ Ham. (Morb. + Ferr-p. + Cupr-ar.) 아침 : Sulph. 낮 : Syph. 밤 : Puls. * 모자가 함께 복용하였습니다.	
결과	레메디 복용 중반 즈음에 홍역에 걸렸다. 엄청난 양의 진물이 나오고 고열이 계속되어 결국 중이염에 걸렸다. 이 레메디를 통해 자신의 힘으로 피고름을 내보냈다. 학교에서 돌아오면 항상 검푸른 점이 있었는데 요즘은 별로 없다. 어머니는 검은 혈이 계속 나오는 월경으로 힘들었지만 그다음 생리는 매우 가볍고 수월하게 끝났다.	

32 Hydrastis

히드라스티스 Hydr.

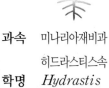

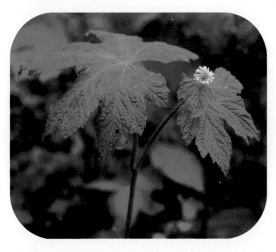

과속	미나리아재비과
	히드라스티스속
학명	*Hydrastis*
	canadensis
장소	간장　　　위
	십이지장　직장
	코　　　　눈
	점막
	진한 점액

간과 위장의 문제 특히 암

큰 특징

* 암 또는 전암 상태
* 간암
* 암으로 죽는다고 생각한다

특징

* 간염, 간경변　　　　　* 노란 점액, 점액 과다
* 위장 카타르　　　　　* 위염
* 임신 중의 갑상선종　　* 실처럼 늘어지는 노란 자극성 냉
* 치질
* 결막염

서포트 팅크처

Rx … 방사선 (후쿠시마) / 간(동물용 서포트) / 뇌종양 / 유방
암 / 간암 / 림프암 / 췌장암 / 대장암 / 위암

히드라스티스(Hydr.)는 북아메리카 원산의 미나리아재비과 식물입니다. 북아메리카 원주민들은 히드라스티스(Hydr.) 뿌리에서 약효를 발견하고 간기능 장애나 설사 등 소화기계의 문제에 사용하고 있었습니다. 암 마더팅크처로 갈륨 아파린(Gali.), 컨듀랑고(Cund.), 히드라스티스(Hydr.) 세 가지를 사용하는데 히드라스티스(Hydr.)는 전암 상태나 위암, 십이지장암, 특히 간암에 사용됩니다. 간 주변 통증이 심하고 우울하고 무거운 누런 안색으로 울적한 표정을 짓고 있습니다. 혀가 말랑말랑하여 힘이 없는 상태로 설태가 끼어 있고 얼굴도 혀도 부어 있습니다. 이럴 때에 히드라스티스(Hydr.)를 사용합니다.

간은 체내의 불필요한 물질을 해독하고 몸을 정화하는 소중한 장기입니다. 노폐물과 스트레스 같이 필요 없는 것들이 모두 간에 쌓입니다. 간은 '침묵의 장기'로 불리듯이 끝까지 불평하지 않습니다. SOS를 요청하지 않는 것입니다. 그리고 일할 수 없게 된 때에 비로소 "더는 못해요"라고 말합니다. 현대인은 소중한 장기인 간을 더욱 튼튼하게 해야 합니다. 간염, 간경변, 황달에는 히드라스티스(Hydr.) 마더팅크처를 사용하세요. 자칫하면 간 경변으로부터 근육위축증, 다발성경화증이 되는 사람도 있습니다. 이런 사람은 간뿐만 아니라 비장도 공격당하고 있습니다. 그래서 히드라스티스(Hydr.)와 함께 간과 비장의 보호도 필요합니다.

히드라스티스(Hydr.)는 면역력을 높입니다. 예방접종이나 항생제의 해로 고민하는 분들은 사용해 보세요. 항생제를 사용하면 인간은 면역력이 약해집니다. 그리고 이물질과 병원균을 인식하기 어려워집니다. 염증반응은 독소 및 병원체와 백혈구와의 싸움입니다. 그 전쟁에서 생긴 찌꺼기들은 고름을 통해 몸 밖으로 배설됩니다. 그런데 염증을 항생제로 제거하면 면역이 떨어지고, 고름이 체내에 머물고 맙니다. 고름 속에는 백혈구가 싸울때의 고통이 새겨져 있습니다.

이것이 신경절, 지방종, 셀룰라이트가 되어 피하에 남습니다. 그런 것을 몸속에 그냥 두어도 좋을까요? 항생제를 사용하는 것으로 인해 만들어진 신경절은 다시 염증을 일으키고 열이 나면 녹습니다. 그러나 염증을 일으키지 않고 체외로 배설하지 못하면 결국 딱딱한 종양이 되고, 그것에 독이 쌓이면 암이 됩니다.

전암 상태에서는 누런 고름과 노란 위액, 노란 냉이 자주 흐릅니다. 이는 독이 쌓이고 진물이 짙어지고 있다는 표현입니다. 히드라스티스(Hydr.)가 맞는 사람의 특징은 이러한 노란 점착성 분비액입니다. 생리를 하면 실처럼 늘어지는 생리혈이 나옵니다. 위액도 점착성 누런 콧물이 나오지만 후비루로 삼키고 맙니다. 이들 노란 점액은 물처럼 찰랑찰랑 흘러야 합니다. 그렇게 되면 암이 되기 쉬운 경향은 줄어들 것입니다. 그러기 위해서는 히드라스티스(Hydr.)를 먹어야 합니다. 면역력이 떨어진 사람이나 백혈구 감소증인 사람은 에키나시아(Echi.-p)와 함께 히드라스티스(Hydr.)를 사용합니다.

그리고 예방접종에 의해 점액 과다가 된 경우에도 히드라스티스(Hydr.)를 사용합니다. 아이에게 예방접종을 맞추면 면역 시스템이 과잉으로 작용하여 미숙한 항체가 대량으로 만들어집니다. 그러나 항체는 이물질과 노폐물이 있음을 나타내는 표시일 뿐 항체 자체만으로 이물질과 노폐물이 없어지는 것은 아닙니다. 미숙한 항체에 쌓인 이물질과 노폐물에 대항하여 점막에서 대량의 점액이 분비되는데 이때, 대식세포(NK)와 T세포가 움직이게 됩니다. 이런 경우 히드라티스(Hydr.)를 사용하면 점액은 점차 가라앉게 됩니다.

임신 중의 갑상선종, 배변 중에 긴장과 통증이 있는 직장염, 약간의 피로에도 출혈하는 치질, 결막염으로 눈물이 잘 나오는 증상 등에도 히드라스티스(Hydr.)를 사용하세요. 히드라스티스(Hydr.)는 몸의 전체적인 노폐물이나 이물질이 쌓였을 때 적합합니다.

Hydrastis

【사 례】

주증상	자궁경부암	42세 여성
상황	자궁 경부의 원추 수술을 하고 암을 제거했다. 수술하고 싶지 않았지만 "수술을 하지 않으면 암이 퍼져서 더 위험해집니다. 당신 아이의 기분도 생각해야지요."라는 의사의 말에 몇 달가량 고민했지만 결심했다. 수술하고 몇 달이 지났는데, 고름 같은 냉이 계속되어 타는 듯 화끈거렸다. 그리고 악취도 심해서 불안하다. 암 수술을 했지만 아직 자궁이나 질에 암이 남아있지 않을까, 암으로 죽지 않을까 두려워하고 있다. 입 주위에 붉은 발진이 나온다. 생리가 오래 지속되고 주기가 잦으므로 출혈이 있을지도 모른다. 나를 기다리는 것은 죽음 밖에 없다고 생각한다. 유일하게 편히 있을 수 있을 때는 클래식을 들을 때뿐이다. 음악을 들으면 자신도 모르게 눈물이 흐른다.	
적용	수시 : φ Hydr.　　　　아침 : Sulph. 낮 : Psor.+Syph.　　　밤 : Kreos. ※ 8개월동안 계속 복용했습니다.	
결과	첫 2개월 때, 냉이 고름처럼 누르스름한 것에서 뽀얀 것으로 바뀌고 냄새도 적어졌다. 오래 지속되던 생리도 일주일로 줄어들어 편해졌다. 덩어리 혈도 줄었다. 이전에는 무엇이든 부정적으로 생각했으나 몸 상태가 좋아진 탓인지 이제는 건강해질 거라고 확신한다. 밝은 표정으로 바뀌어 긍정적으로 살 수 있게 됐다. 8개월이 지난 지금은 Calen. 마더팅크처를 계속 복용하고 있다.	

33 Hypericum

하이페리쿰 Hyper.

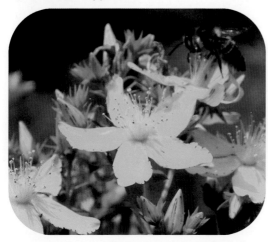

과속 물레나물과 물레나물속

학명 *Hypericum perforatum*

장소 신경

　　　뇌

　　　정신

테마　사고나 부상으로 인한 신경의 통증과 트라우마

큰 특징

* 신경에 이르는 사고나 부상
* 파상풍
* 꼬리뼈를 다쳤을 때

특징

* 손가락을 문에 찧어 검게 변했다
* 찌르는 듯한 통증
* 불면, 리듬 장애
* 사지의 피로감, 마비
* 사고나 부상 이후의 우울

서포트 팅크처

Φ … 간 / 근육과 힘줄 / 뇌와 신경 / 뼈 / 상처·부상·타박상·골절 / Hyper.·스트레스 / 모든 암을 위한 팅크처 / 채소와 흙을 위한 마더팅크처

하이페리쿰(Hyper.)은 카렌듈라(Calen.)와 함께 아주 중요한 마더팅크처입니다. 저도 자주 사용합니다. 피곤할 때 입욕제로 쓰면 편안해집니다. 편안해지고 싶을 때 마더팅크처나 허브차로 하이페리쿰(Hyper.)을 사용해보세요.

하이페리쿰(Hyper.)은 영어로 '세인트 존스 워트(St. John's wort:성요한 풀)'라고 불립니다. 이 이름은 십자군 전쟁 때 예루살렘의 성 요한 기사단이 이 식물을 상처에 사용한 것에서 유래합니다. 기독교권에서는 6월 24일이 세인트 존스 데이(St. John's D ay:성요한의 날)여서, 하이페리쿰(Hyper.)을 그 날 수확하면 가장 치유력이 높아진다고 합니다.

일본에서는 '오토기리소우(オトギリソウ)'라고 불립니다. 왜 이런 이름이 생겼냐 하면 어느 매사냥꾼이 성 요한 풀의 효과를 알고 그 풀이 심겨 있는 곳을 비밀로 했는데 동생이 그것을 모르고 베어 버렸기 때문에 화가 난 매사냥꾼이 동생을 베어버렸다는 이야기가 전해져오기 때문입니다. 그래서 이 풀을 '동생을 벤 풀(弟切草)'이라고 이름 지었습니다. 하이페리쿰(Hyper.)은 남에게는 비밀로 하고 싶을 정도로 대단한 효과가 있습니다.

유럽에서는 하이페리쿰(Hyper.)은 악귀를 내쫓는 식물이라고 믿고 정신병 환자에게 자주 주었습니다. 독일의 호메오퍼스인 로지나 조넨 슈미트 씨는 아침에 일어나서 물 한 잔 마신 뒤에는 카렌듈라(Calen.)와 하이페리쿰(Hyper.), 카모밀리아(Cham.)의 허브티를 마시라고 합니다. 이는 제령(除靈)을 위한 것입니다. 옛날에는 하이페리쿰(Hyper.)을 잘라 말린 후 집에 매달아 놓았습니다. 그러면 악마가 들어오지 못할 것으로 생각했지요. 만약 하이페리쿰(Hyper.)을 심는다면 특히 귀문(꺼리고 피해야 하는 방향)인 북동쪽에 심어보면 좋을지도 모릅니다.

하이페리쿰(Hyper.)에는 신경을 진정시키는 작용이 있습니다. 신경이 손상된 경우 예를 들어 통증을 동반한 자상, 손톱의 손상, 손가락을 찧었을 때, 발끝에 돌을 떨어뜨렸을 때, 수술 후에 신경이 지나치게 아플 때 등에 사용합니다. 특히 주삿바늘이 들어가는 것 같은 통증, 찌르는 듯한 통증, 쑤시는 듯한 통증의 감각에 적합합니다. 사지의 피로와 마비에도 사용합니다. 꼬리뼈를 다쳤을 때 신경이 손상되면 발이 마비됩니다. 목을 다쳤을 때는 손이 마비됩니다. 이런 마비, 다발성경화증에 하이페리쿰(Hyper.)을 복용하면 신경이 매우 편해지며 안정됩니다. 다친 후의 우울증 및 기억력 저하, 혹은 높은 곳에서 떨어질 것 같은 불안감을 가진 사람 등에도 좋습니다.

파상풍에도 하이페리쿰(Hyper.)입니다. 파상풍의 예방이나 수술 후의 당기는 느낌에도 사용합니다. 정맥류나 치질의 울혈, 설사 등에도 사용합니다. 생리통이 있을 때나, 생리혈이 덩어리질 때도 하이페리쿰(Hyper.)이 도움이 됩니다. 분노가 간에서 자궁으로 옮겨가면 격렬한 생리통이 생길 것입니다. 그런 경우 하이페리쿰(Hyper.)으로 뇌 신경을 편안하게 해주세요. 하이페리쿰(Hyper.)은 동종요법판 진정제입니다. 또 하나, 신경에 좋은 것은 태양 광선입니다. 태양 광선에 노출되면 신경을 진정시킬 수 있습니다. 하지 절기에 하이페리쿰(Hyper.) 꽃은 태양 광선의 힘을 특별히 받고 있기에 신경을 진정시키는 힘을 강하게 품고 있습니다.

뇌는 영혼의 사고 활동을 하는 곳입니다. 사고 활동에 이상이 오면 편두통을 일으키거나 뇌신경에 장애가 생기거나 간질에 걸리는 것으로 SOS를 보냅니다. 하이페리쿰(Hyper.)은 편두통에 잘 맞으니 그럴 때 우선 사용해 보세요. 인간에게는 오성혼(悟性魂)이라는 것이 있습니다. 그것은 30~40세 사이에 깨어납니다. 오성혼이 깨어나면 인생에는 여러 가지 일들이 있지만 자신은 영적인 존재이며 영적으로 향상하고 싶다라는 생각이 나타납니다. 이 시기에는 다치거나 병이 나기 쉽습니다. 이 시기의 병은 오성혼이 깨어나기 위한 알림이기도 합니다. 그때 만약 오성혼의 각성에 실패하면 나중에 쓸개나 간, 심장에 영향이 미칩니다. 심장에는 부정맥이 생깁니다. 편두통이 생기기도 합니다. 이들은 대개 오성혼 각성에 실패했다는 표현으로 나타나는 것입니다. 다만 가장 일어날 가능성이 큰 문제는 의식의 마비, 즉 우울증입니다.

머리를 다쳐 신경이 손상된 부상 이후에 우울증을 앓는 사람이 있습니다. 또 전신마취로 척추에 마취한 이후 우울증이 생긴 사람도 있습니다.

많은 사람들이 진심으로 깨어나고 싶지 않기에 항상 바쁘게 지내거나, 어쭙잖은 것을 걱정하거나, 걱정하지 않아도 되는 것을 끙끙거리며 고민하는 경향이 있습니다. 하루 끝에 "오늘 있었던 일은 끝"이라고 스위치를 끄는 것이 불가능합니다. 그래서 잠자리에 들어서도 끔찍한 꿈을 꾸고, 아침에 일어나서도 개운하지 않고, 불면증으로 시작해 점점 우울증에 걸리기도 합니다.

하이페리쿰(Hyper.)은 영혼의 진실을 밝힙니다. 당신의 자아를 해방하고 우울하지 않게 인생을 즐겁게 살 수 있는 것, 자신의 삶에서 영혼의 목적을 완수하기 위한 것입니다. 우리의 오성혼을 활성화하고 깨어나게 하는 것, 그것이 하이페리쿰(Hyper.)의 영적 측면에서의 기능입니다.

【사 례】

주증상	우울증, 이명	42세 남성
상황	아버지의 가정 폭력이 심하여 도망치듯 집을 나와서 일을 하게 되었지만, 목뼈 골절 때문에 이명과 우울함이 심하여 장기 휴가를 냈다	

상황	구타당한 것 같은 통증이 온몸에 전기가 통하는 것처럼 찌릿하다. 통증이 이곳저곳에 나왔다가 사라진다. 지금까지도 사고나 부상이 많았다. 재수가 없어서 무엇을 해도 되는 일이 없다는 생각, 절망감에 빠져 있다. 실컷 웃어본 적이 없다.
적용	수시 : ф Hyper.　　　　　　아침 : Sul-ac. 점심 : Syph.　　　　　　　저녁 : Con. ※ "이명을 일으키면서 무의식적으로 자신을 벌하고 있을지도 모르겠군요. 부모에게서 사랑받지 못하고 맞았던 아이는 자신을 못난 사람, 살아있을 자격도 없는 사람이라고 생각하여 사고나 부상을 일으키는 사람도 있어요."라고 말하자 눈에 눈물을 글썽거렸습니다. 그래서 "사고나 부상을 더는 당하지 않는 레메디와 마더팅크처가 있으니 앞으로는 편할 거에요. 자기를 아껴주세요."라고 하자 주르륵 울기 시작했습니다. 우는 것은 매우 좋은 일이지요.
결과	레메디를 복용하고 전기가 통하는 듯한 찌릿한 통증은 사라졌지만, 부모에 대한 분노가 많이 나와 곤란하다. 오랫동안 연락을 하지 않은 부모에게 전화를 걸어 "건강하니까 걱정하실 것 없다"라고 말하자 아버지는 "한번 집에 와주겠니"라고 약한 목소리로 말했다. 아버지가 말기 암인 것을 알게 되었다. 집에 가서 어린 시절의 분노는 억제한 채 아버지와 이야기를 나눴다. 아버지가 "너에게 나쁜 짓을 했다. 때리기만 해서 미안하다"하며 고개를 숙이는 것을 보니 이제 화가 치밀어 오르지 않았다. 그것보다 아버지가 불쌍하게 느껴지면서 돌아가시기 전에 만나게 되어 다행이라 생각했다. 유이 선생님이 몸이 아플 때는 Arn.를 복용하라고 해서 먹었더니 어린 시절의 일이 하나하나 떠올랐고 그때마다 얻어맞았던 턱과 가슴에 푸른 점이 생겼다. 멍은 3주 정도 지나니 사라졌다. 몸도 마음도 점점 아버지를 용서하게 되었을 때 아버지가 돌아가셨다.

34 Lappa arctium

라파 Lappa

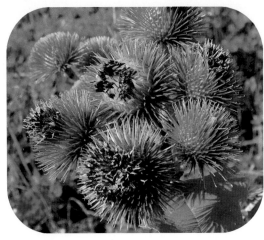

과속 국화과 우엉속
학명 *Arctium lappa*
장소 피부
　　　 관절
　　　 생식기
　　　 소화기

테마　몸을 청소하고 피부질환을 치유로 이끈다

큰 특징

* 피부습진, 두드러기, 여드름, 종기
* 자궁탈

특징

* 관절염, 류머티즘
* 불임
* 질염
* 발기부전
* 요도염, 배뇨시에 타는 듯한 통증
* 고창을 수반하는 소화불량, 트림, 방귀

라파(Lappa)는 우엉을 말합니다. 우엉은 국화과의 다년초로, 엉겅퀴 같은 꽃이 핍니다. 우엉은 뿌리나 잎을 먹었습니다. 다만 뿌리를 먹는 것은 일본, 대만과 한국, 중국의 일부 정도입니다. 유럽에서는 어린잎을 샐러드로 먹는데 지금은 거의 재배하고 있지 않습니다.

우엉은 동서양을 막론하고 약초로 알려져 있습니다. 이뇨작용, 발한 작용, 정혈 작용 등이 있고 몸을 청소하고 체질을 개선하는 목적으로 사용됩니다.

라파(Lappa) 마더팅크처는 주로 피부, 관절, 자궁의 문제에 사용됩니다. 그중에서도 피부 문제에 대한 작용은 중요합니다. 여드름이나 종기, 두드러기, 건선, 특히 두피 습진에 라파(Lappa)는 아주 좋은 마더팅크처입니다. 액취증에도 사용합니다.

라파(Lappa)는 관절염이나 류머티즘, 통풍 등의 증상에도 적합합니다. 관절 주변의 얼얼한 통증, 손목, 발목 등 관절의 통증이 손가락으로 퍼질 때, 일시적으로 힘줄이 날카롭게 아플 때 등 모든 관절의 통증에 라파(Lappa)를 사용할 수 있습니다. 얼티카 플랫(Urt-p.)과 함께 사용하는 것도 좋습니다.

라파(Lappa)는 자궁탈에 유효합니다. 자궁의 무거운 감각, 두들겨 맞은 듯한 심한 통증이 있을 때, 서 있거나 걸을 때, 갑작스러운 충격으로 자궁 위치 이상이 악화될 때에 사용하세요. 질염, 냉, 불임증에도 이용할 수 있습니다. 남성의 성욕 감퇴, 발기부전, 요도염으로 인한 배뇨 시 타는 듯한 통증에도 적합합니다.

소화계 문제는 장내 가스(고창)에 따른 소화불량, 트림, 무취의 방귀가 있을 때 사용하면 좋습니다.

35 Millefolium

밀포리움 Mill.

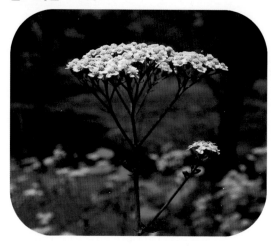

과속 국화과 톱풀속
학명 *Achillea*
millefoliun
장소 혈관
혈액
페
자궁
코

테마 출혈을 수반하는 상처와 혈액의 마스터

큰 특징

* 대량의 출혈, 선혈
* 모든 상처

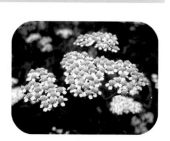

특징

* 머리가 가득 차서 오는 두통
* 객혈, 코피
* 월경 곤란
* 난산 시 길어지는 출혈
* 고열
* 복수
* 높은 곳에서 뛰어내린 것에 대한 영향

서포트 팅크처

Φ … 소화 / 혈액(빈혈) / 근육과 힘줄 · 인대 / 췌장암 /
채소와 흙을 위한 마더팅크처

밀포리움(Mill.)은 유럽에서 길가에 자생하고 있습니다. 칼륨이 많고 토양의 미네랄 균형을 가져다주는 기능이 있습니다. 과거에는 아이를 낙태하기 위해 이 약초의 농축액을 사용한 적도 있습니다.

학명은 라틴어로 'Achillea millefolium'이라고 합니다. 그리스신화의 영웅 아킬레스에서 유래한 이름입니다. 아킬레스는 이 식물을 상처 입은 병사를 치유하는 데 썼다고 합니다. 아킬레스의 이름이 붙어 있으므로 아킬레스건 부상에도 좋지 않을까 생각합니다. 밀포리움(Mill.)은 두통, 특히 쿵쿵하고 울리며 웅크리면 통증이 심해지는 두통에 효과적인 마더팅크처입니다.

밀포리움(Mill.)은 상처, 근 파열, 높은 곳에서 떨어져 부딪혔을 때 등 온갖 상처에 사용할 수 있습니다. 아르니카(Arn.)와 함께 사용하세요. 특히 선혈이 대량으로 나올 때 사용하여 일명 '혈액의 마스터'라고도 불립니다. 부위로는 폐의 모세혈관, 코, 자궁과 친화성이 있는 결핵, 천식이 있는 사람이 각혈할 때의 토혈, 코피가 나올 때, 난산으로 출혈이 길어지고 그치지 않을 때 좋습니다. 수술 후, 출혈 후, 생리 시 생리혈이 나온 뒤 빈혈이 생겨 현기증이 나는 사람도 밀포리움(Mill.)을 사용하세요.

고열이 지속되고 좀처럼 열이 떨어지지 않을 때도 밀포리움(Mill.)은 매우 좋은 마더팅크처입니다. 천연두, 감돈탈장(脫腸), 암으로 인한 복수(腹水), 설사, 야뇨증, 간질, 히스테리 등에도 사용합니다.

정신적인 면에서는 짜증이 나서 중얼중얼 불평을 하거나 한숨을 쉬며 불평하는 아이, 폭력적인 아이에게 적합합니다. 밀포리움(Mill.)은 영어로 'Yarrow(역주:やろう/일본어로 놈, 녀석을 뜻하는 단어와 같은 발음)'라고 합니다. 그래서 "이 자식(놈/녀석)"이라고 말하는 사람에게 적합하다고 기억해 두세요. 건망증이 있고 자신이 해야 하는 것을 금방 잊어버리는 사람과 무엇을 하고 싶은지 모르는

사람에게도 밀포리움(Mill.)이 적합합니다. 예를 들어 부엌에 들어간 순간 여기에 지금 뭐 하러 왔는지 잊어버리는 사람입니다.

저는 26세 때 5m 높이의 벼랑에서 떨어진 적이 있고 그 이후 고관절이 불편합니다. 그 일이 떠올라 잠시 아르니카(Arn.)를 먹고 있었는데 깊은 곳에 문제가 있어서 그런지 잘 듣지 않았습니다. 그래서 밀포리움(Mill.)을 복용했는데 3년 만에 독감에 걸려 3주간 푸른 콧물과 가래, 염증이 계속 나온 것입니다. 그야말로 한 양동이 정도 나오지 않았나 싶어요. 정말 대단했지요. 그 후 살도 5kg 빠져서 날씬해졌습니다. 게다가 오른쪽 허리에서 엉덩이까지 뻣뻣했던 것이 확실히 유연해졌습니다. 밀포리움(Mill.)은 훌륭한 마더 팅크처라고 생각합니다.

【사 례】

주증상	편두통	35세 여성
상황	주기적으로 편두통이 오고 머리에 울혈이 생기며 특히 코피가 자주 난다. 걸으면 현기증이 나는 경우가 많다. 빈혈이 있을지도 모른다. 머리카락이 쉽게 엉클어지고, 빗으로 빗어도 여전하다. 커피를 마시면 더 나빠진다. 또 몸이 쉬지 못할 때면 짜증을 내며 막말을 내뱉는다. 두통이 있으면 일을 전혀 못한다.	
적용	수시 : φ Mill. (Lach. + Sulph.) ※ 대부분 두통은 나쁜 혈액순환이 원인입니다. Mill.은 특히 머리에만 피가 올라 울혈이 되어버리는 사람에게 맞는 마더팅크처입니다.	
결과	심한 두통은 많이 좋아졌다. 코피도 나오지 않게 되었다. 통증이 없어진 탓인지 아이에게 다정해졌다. 어린 시절에 나왔던 혈뇨가 2주간 계속되어 깜짝 놀랐다. 그 뒤 소변에 혈액은 섞이지 않았다.	

36 Morus

모러스 Morus

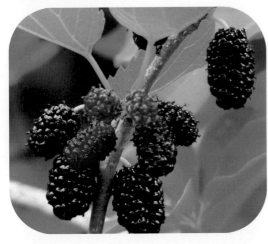

과속	뽕나무과 뽕나무속
학명	*Morus bombycis*
장소	비장
	장
	뼈

테마 뼈가 약한 사람을 위한 마더팅크처

큰 특징
* 당뇨병, 고혈당
* 골다공증

특징
* 기침, 가래
* 변비

서포트 팅크처

Φ ⋯ 갑상선 / 뼈 / 골암

모러스(Morus)는 뽕나무입니다. 뽕나무는 오래전부터 약으로써 사용되고 있었습니다. 가마쿠라 시대의 선승 요사이 스님의 『끽다양생훈(喫茶養生訓)』이라는 책에는 뽕나무가 당뇨병에 좋다고 쓰여 있습니다. 뽕나무에는 인슐린의 분비를 촉진하고 혈당을 낮추는 힘이 있습니다. 특히 밥을 먹기 전에 뽕나무 차를 마십시다. 그러면 소장이 당을 흡수하는 것을 억제할 수 있습니다. 단 것을 못 끊는 사람이나 살찌는 것이 신경쓰이는 사람은 먼저 뽕나무 차를 마셔 보세요. 모러스(Morus) 마더팅크처도 같이 사용해 봅시다.

뽕나무에는 미네랄이 풍부하게 함유되어 있습니다. 특히 칼슘이나 마그네슘이 많은데 칼슘은 우유보다 27배 많이 함유되어 있습니다. 골다공증에 걸렸다면 모러스(Morus) 마더팅크처를 먹으면 좋겠죠. 그리고 골다공증에 걸린 사람은 되도록 백설탕을 먹지 않는 생활방식을 고려해야 합니다. 백설탕을 먹으면 뼈가 약해집니다. 또한, 백설탕은 조혈작용을 멈추게 하므로 많이 먹으면 혈구가 생기지 않습니다.

뽕나무에는 또 하나 중요한 미네랄이 포함되어 있습니다. 그것은 아연입니다. 아연에는 DNA를 복원하는 기능이 있습니다. 부족하면 성장 장애나 미각 장애를 일으킵니다. 암 환자가 "밥 맛이 없다"라고 말하는 것은 아연이 부족하기 때문입니다. 무엇을 먹어도 쓰다거나 짜다는 등의 반응은 미각이 이상해진 것입니다. 식욕도 저하됩니다. 다리를 떤다든지 손이 저릿저릿 한 것도 아연이 부족하다는 증거입니다. 피부나 뼈의 신진대사가 나빠져 상처가 잘 낫지 않는 것도 아연 부족이 원인일 수 있습니다. 아연은 정자를 만드는 데에도 필요합니다. 현대 남성은 정자가 아주 적어졌는데 아연이 부족해서 그런 것 같습니다. 그런 사람들은 뽕나무차를 마시거나 모러스(Morus) 마더팅크처를 먹는 것이 굉장히 중요합니다.

【사 례】

주증상	당뇨병	40세 여성
상황	당뇨병으로 다리가 올라가지 않는다. 추위로 악화된다. 젊을 때도 굉장히 많이 먹었다. 농구부였기 때문에 운동을 많이 해서 배가 고파 단 것도 밥도 많이 먹었다. 운동부 활동 중 쓰러져 의식이 돌아오지 않아 대량의 포도당 링거를 맞았다. 그 후 혈당치가 올라 식사 제한을 해야만 했다. 빈뇨증상으로 다량의 소변이 나온다. 몸이 나른하고 움직이거나 생각하고 싶지 않다. 서 있으면 금방 앉고 싶어진다.	
적용	수시 : φ Morus (Zinc-m. + Merc-sol.) 아침 : Arg-m.　　낮 : Carc.　밤 : Squil	
결과	체력이 붙어 걸을 수 있게 되었다. 빈뇨증상이 완화되었다. 조금 더 일찍 어머니에게 몸이 힘든 것을 말하고 운동부 활동을 쉬었으면 좋았을 걸 하고 생각했다. 몸이 힘든 것을 말하지 못하고 계속 힘내서 하려고 하는 습관 때문이라 생각되어 자기 자신이 불쌍해졌다. 싫은 소리를 못해서 엄마를 진심으로 대하는 것이 불가능하다. * 당뇨병에 걸리는 사람은 끈기 있는 사람이 많습니다. 자신의 능력 이상으로 힘을 내는 것입니다. 그것을 알아차려서 다행입니다. 자신을 돌보는 사람이 타인도 돌볼 수 있습니다.	

37 Passiflora

패씨플로라 Passi.

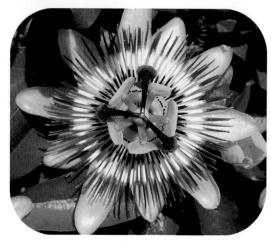

과속	시계꽃과 시계꽃속
학명	*Passi flora*
	incarnata
장소	신경
	호흡기
	근육
	정신

테마 신경의 흥분이나 경련

큰 특징

* 신경과민, 흥분

* 불면

* 경련

특징

* 각성상태

* 불안, 히스테리, 침착하지 못함

* 환각, 섬망

* 틱

* 간질

* 천식, 백일해

서포트 팅크처

Φ … 뇌와 신경 (신경 피로, 우울)

Rx … 신경 (신경 피로, 우울)

패씨플로라(Passi.)는 시계꽃이라고 불리고 있습니다. 꽃 모양이 시계와 비슷해서일까요? 그러나 이 꽃은 다르게 보면 신경세포와 닮았습니다. 옛날 사람들도 그렇게 생각했는지는 모르겠습니다. 패씨플로라(Passi.)는 신경에 적합한 마더팅크처라고 할 수 있습니다. 히스테리나 섬망이 있는 사람에게 자주 사용되지만 저는 특히 불면증의 경우 패씨플로라(Passi.)를 사용합니다. 신경의 흥분이나 걱정, 극도의 피로 등에 의한 신경과민에서 비롯된 불면증이나 각성상태로 잠을 잘 수 없는 경우에 좋습니다. 특히 고령자나 신생아, 몸이 약한 사람에게 사용하면 매우 안정됩니다. 자는 아기가 작은 소리에 눈을 떠 울기 시작하거나 신경이 곤두서서 잠을 잘 수 없게 될 때는 엄마가 먹어 모유로 간접 섭취하게 해주면 좋습니다. 공부만 하고 잠들지 못하는 아이에게도 사용합니다. 패씨플로라(Passi.)는 어린이의 기생충에게도 좋으므로 가려움증으로 잠을 잘 수 없는 경우에도 사용해보세요.

패씨플로라(Passi.)에는 경련을 가라앉히는 작용도 있습니다. 아이들이 열 등으로 신경이 흥분하여 경련이 생길 때 사용합니다. 틱, 산욕열 경련, 열성 경련에도 좋습니다. 간질 전조가 나타날 때나 근 경련이 있을 때는 스프레이를 합니다. 천식이나 백일해 등으로 기관지 경련이 있고 기침이 나올 때에도 사용합니다. 밤에 나오는 기침에 사용하세요. 패혈증일 때도 몸이 경련을 일으킵니다. 이 경우에는 패씨플로라(Passi.) 뿐만 아니라 에키나시아(Echi-P.)도 사용해야 합니다.

신경은 7~14세 사이에 발달합니다. 이 사이에 큰 트라우마가 생기면 신경에도 영향이 미칩니다. 신의 경(経, 길)이라고 쓰듯이 신경에는 신의 목적, 자신의 인생 목적이 깃듭니다. 자신의 인생을 어떻게 살아갈 것인가 하는 청사진이 신경에 파고듭니다. 그래서 신경이 발달할수록 부모님으로부터 분리가 시작됩니다.

아이들은 7~14살 정도가 되면 "엄마, 이제 애가 아니니까 그만해."라고 하며 청년이 되기 위한 준비를 합니다. 이 시기에 패씨플로라(Passi.)와 하이페리쿰(Hyper.)을 아이들에게 사용하면 신경이 최대한으로 발달하게 됩니다. 창의성이 풍부한 아이로 성장할 수 있을 것입니다.

저는 예전에 패씨플로라(Passi.)의 마더팅크처를 오랫동안 복용했습니다. 그 덕분인지 모르겠지만 신경 연결이 잘 되었는지 다양한 생각들이 번뜩이게 되었습니다. 하지만 그것도 결국은 자기 본연의 생명을 살아감으로써 신경이 정화된 결과라고 생각합니다. 중요한 것은 자연으로 돌아가려고 하는 것입니다. 우리가 본받아야 할 것은 인간이 아니라 자연입니다. 우리는 자연의 일부이기 때문입니다. 그리고 물질적으로도 신경을 정화하면, 이것으로 인해 자기 본래의 생명으로 살아가는 데 도움이 됩니다. 이것이 패씨플로라(Passi.)와 하이페리쿰(Hyper.)등 신경에 적합한 마더팅크처의 역할이라고 생각합니다.

【사 례】

주증상	불면과 긴장 22세 여성
상황	밤에 깊이 잠들지 못한다. 늘 경계하고 불안해서인지 그 날 있었던 불쾌한 일들이 생각나고 반복해서 같은 생각을 하는 버릇이 있다. 불면증이 계속되면 삼백안이 되고, 갑자기 눈 밑에 경련이 생긴다. 어릴 때는 대가족으로 어른 사이의 싸움을 항상 자신이 중재하고 있었다. 가족 중 누군가가 복도를 걸을 때마다 숨을 죽이며 귀를 기울이고 또 싸움이 벌어지는 건 아닐까 하고 눈치를 보던 것이 생각났다. 자고 있을 때도 소리가 나면 벌떡 일어났다. 지금은 혼자 살고 있지만 오랜 버릇으로 잠을 잘 수 없게 됐다. 목과 어깨, 척수를 따라 쿡쿡 찌르는 듯한 통증이 있다.
적용	수시 : φPassi. 아침 : Caust. 낮 : Syph. 밤 : Chin.
결과	잠을 잘 수 있게 되었지만, 아직 목이나 척수를 따라 통증이 남아있다. 긴장이 많이 풀렸고 불면증과 나른함 때문에 휴학했던 대학으로 돌아가 부족한 학점을 다시 채울 수 있게 되었다.

38 Plantago

플랜타고 Plantago

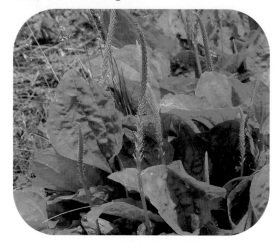

과속	질경이과 질경이속
학명	*Plantago major*
장소	치아
	귀
	신경

테마 치아, 귀, 신경의 통증

큰 특징

* 치통, 충치, 과민성
* 이통, 중이염 통증

특징

* 치조농루(치근에 고름이 괴는 상태), 잇몸 출혈, 이갈이
* 암으로 인한 심한 통증, 특히 설암
* 안구 통증
* 모든 통증, 통증으로 인한 사고 저하
* 야뇨증
* 담배에 대한 혐오감

서포트 팅크처

Φ ⋯ 입과 충치(검은 치아) / 벌레 물림(지네, 뱀, 모기)

플랜타고(Plantago)는 질경이입니다. 일본에서는 잎이 넓고 크기 때문에 '대엽자(大葉子)'라는 이름이 붙었습니다. 차전초라고도 부릅니다. 차가 지나간 뒤 바퀴 자국이 나기 때문입니다. 플랜타고(Plantago)는 그런 곳에서 자라고 싶어합니다. 왜냐하면 사람이나 차에 밟힘으로써 더 강해질 수 있기 때문이죠. 플랜타고(Plantago)의 생명력은 대단합니다. 뽑으려고 해도 쉽지 않습니다. 흙을 통째로 뽑지 않으면 안 될 정도로 단단히 뿌리를 내리고 있습니다. 차에 치이면 찢어질 수도 있겠지요. 하지만 플랜타고(Plantago)는 찢어지는 통증을 느끼면서 그것을 견뎌내는 힘을 가지고 있습니다. 우리는 마더팅크처를 통해 그 통증을 견디는 힘을 받을 수 있습니다. 고마운 일입니다. 우리 조상들은 옛날부터 플랜타고(Plantago) 뿌리를 눈의 문제에 사용하거나 치아에 문제가 있을 때 입안에 넣어 치아의 통증을 멈추게 했습니다.

플랜타고(Plantago)는 특히 입안에 생긴 문제에 사용합니다. 충치의 통증, 치조농루, 잇몸 출혈 등의 증상이 있을 때에는 마더팅크처를 넣은 물로 입을 헹구어 주십시오. 그리고 귀 문제에도 사용합니다. 이통, 중이염으로 인한 통증, 치아와 귀 사이에 통증이 왔다 갔다 할 때 적합합니다.

플랜타고(Plantago)의 사람은 심한 통증 때문에 매우 성질이 급해지고 짜증이 납니다. 인간은 고통이 있으면 타인에게 상냥하게 대하지 못하고 본래 인생의 목적을 이룰 수 없게 됩니다. 고통에 사로잡혀 버리기 때문입니다.

이전에『예방접종은 과연 유효한가?』를 썼던 트레버 건(Trevor Gunn)씨가 통증에 대해 한 남성의 이야기를 해 준 적이 있습니다. 어떤 남성이 자고 있는데 굉장히 치아가 아파졌습니다. 너무

Plantago

아파서 눈물을 흘리는데 옛날에 아버지에게 뺨을 맞았던 것이 생각났습니다. '지금 아픈 곳은 아빠에게 맞은 곳이다', '그때의 아픔이 또 남아있는 것이다.'라는 것을 바로 알았다고 합니다. 그 사람은 아버지에게 맞고 상처받은 이너차일드를 향해 '아팠겠다, 힘들었겠다.'라는 말을 걸어줬다고 합니다. 그러자 서서히 통증이 희미해져 잠이 들고 일어났을 때는 통증이 가라앉아 있었다는 것입니다. 이처럼 과거에 받은 몸이나 마음의 통증이 치통이라고 하는 형태가 되어 나타나는 경우도 있다는 것입니다. 그럴 때 플랜타고(Plantago)를 사용합시다.

저는 이전에 말기암으로 모르핀도 듣지 않고 너무나 아파하는 사람에게 플랜타고(Plantago) 마더팅크처를 사용한 적이 있습니다. 그 사람은 오랫동안 남편에게 폭력을 당한 사람이었습니다. 특히 유방을 맞는 바람에 유방암에 걸리고 말았습니다. 어쨌든 통증이 심해서 그 통증만 어떻게든 낫게 해달라고 했습니다. 그래서 플랜타고(Plantago) 마더팅크처와 카렌듈라(Calen.), 하마멜리스(Ham.)의 마더팅크처, 알세니쿰(Ars.) 레메디를 넣은 것을 마시도록 했습니다. 그랬더니 통증이 편안해진다고 했습니다. 잠시 후 또 통증이 생기지만 마실 때마다 편해졌다고 합니다. 특히나 플랜타고(Plantago)가 효과가 좋았다고 생각합니다.

【사 례】

주증상	유방암	50세 여성
상황	오른쪽 유방에 유방암. 날카롭고 심한 자통(刺痛)이 있다. 암 환부는 구멍이 뚫렸고 궤양화되어 고름이나 피가 난다. 특히 밤에 아프다. 밤에 땀이 나서 체력을 소모한다.	
적용	수시: ΦPlantago + (Bufo + Gels. + Kreos.) 아침: Hep. 낮: Syph. 밤: Merc-sol.	
결과	통증이 완화되어 출혈량도 줄어들었다. 몸이 굉장히 편안해졌다. 체력을 소모하는 땀을 흘리지 않게 되었고 암과 통증 때문에 절망하던 상태였는데 희망을 품을 수 있게 되었다. * 이분은 지금도 계속 동종요법 상담을 받고 있습니다. 160년 동안 예방접종을 계속한 결과인지 일본인의 체내 수은량은 세계 최고라고 합니다. 체내에 수은이 있으면 곳곳이 부패나 궤양을 일으켜 출혈, 고름이 나오게 됩니다. 이분도 어른이 되어서도 독감 예방접종을 빼먹지 않고 하고 있었습니다. 지금 일본인의 암 발생률은 계속 올라가고 있습니다. 몸에 해가 되는 것, 암을 유발하는 것을 체내에 들어가지 않도록 하는 것이 매우 중요합니다. 예방접종뿐 아니라 유전자 변형작물과 농약을 이용한 작물을 먹은 생쥐가 대형 종양을 일으켜 죽음에 이른 사실이 〈세계를 먹을 수 없게 되는 날〉이라는 영화에서도 소개되었습니다. 또한 방사능 피해를 본 일본에서는 무엇이 진실인지 알 수 없게 되었습니다. 자신의 건강을 지키기 위해 매스미디어가 흘리는 정보가 올바른지 아닌지를 스스로 확인해야 합니다.	

39 Quebracho

퀘브라초 Queb.

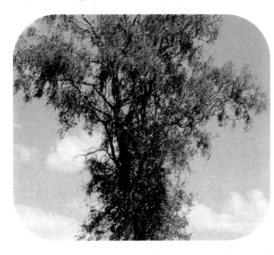

과속	협죽도과
	아스피도스페르마속
학명	*Aspidosperma*
	*quebracho – bla*ᵣ
장소	심장
	폐

테마 호흡곤란에 의한 산소 부족과 심장의 마더팅크처

큰 특징

* 세포의 산소 부족

* 심장 문제

* 천식, 청색증을 동반한 호흡곤란

특징

* 호흡 마비, 심장박동 저하, 손발 마비

* 심장성 천식 (예: 심각한 야간성 호흡곤란을 동반한 승모 판막 폐쇄 부전증 및 협착)

* 지방 심장

* 혈액 안에 탄산이 증가함. 산화 장애가 있다.

서포트 팅크처

φ ⋯ 폐 / 대장 / 폐암, 기관지암

퀘브라초(Queb.)는 협죽도과 식물로 남미가 원산지인 고목입니다. 칠레에서는 키니네 대신 민간요법 해열약으로 사용하고 있습니다. 퀘브라초(Queb.) 마더팅크처는 열이 있을 때 사용하세요. 아이가 열이 나 해열제를 써야 할 때 해열제 대신 퀘브라초(Queb.) 마더팅크처를 사용해 보는 것입니다.

퀘브라초(Queb.)는 호흡곤란으로 청색증을 동반한 경우에도 좋습니다. 천식으로 얼굴이 납빛이 될 것 같을 때 사용하면 산소를 공급해줍니다. 결핵, 늑막염, 기관지나 폐가 활발하지 않아 호흡 마비가 될 때 사용합시다. 심장 문제에도 퀘브라초(Queb.)가 효과가 있습니다. 승모판막 기능장애, 심장비대, 지방 심장, 스포츠 심장 등에 적합합니다. 강한 호흡곤란이 있어 심잡음이 날 때 퀘브라초(Queb.)를 사용하면 좋습니다. 퀘브라초(Queb.)는 미토콘드리아에 산소를 제공합니다.

【사 례】

주증상	천식 36세 여성
상황	어린 시절 반복하여 천식에 걸려 30년간 치료 중. 미열이 있어서인지 체력이 없고 항상 빈혈에 의해 현기증이 있다. 기침이 나오면 숨이 벅차고 입술이 파래진다. 심한 기침으로 인해 잠들지 못하는 경우가 많다.
적용	수시 : φ Queb. (Chin.+Carb-v.) 아침 : Cupr. 낮 : Tub. 밤 : Cocc.
결과	습진이 생겼다. 그쯤부터 기침이 편안해지고 안색도 좋아졌다. 어린 시절 습진이 있었는데 스테로이드로 멈추게 한 적이 있다. 밤에 나오는 기침이 호전되어 잠들 수 있는 날이 많아졌다. 체력이 붙어 조금 살이 쪘다. * Queb.는 호흡곤란에 의한 산소결핍에 매우 효과가 좋습니다. 산소가 결핍된 듯한 천식의 경우, 체내 세포 내의 미토콘드리아에도 산소가 도달할 체력을 잃어버립니다.

40 **Quercus**

퀘르커스 Quer.

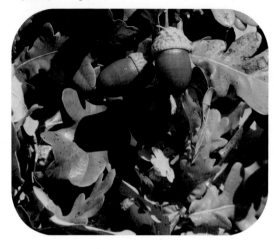

과속 참나무과 참나무속
학명 *Quercus robur*
장소 비장
　　　 장
　　　 간

테마　비장 마더팅크처

큰 특징

* 비장 문제
* 장 질환, 영양흡수 불량, 장에서 출혈
* 만성 간 질환, 간경변, 간기능 부전

특징

* 출혈하기 쉬운 경향, 멍이 잘 든다　　* 만성 빈혈
* 음식 알레르기　　　　　　　　　　　* 식욕부진
* 칸디다, 세균 이상 증식
* 복부 장기탈
* 권태감, 어지럽다, 냉증, 집중력 저하
* 점액 울체, 수분, 림프, 뇌척수액 울체, 붓기, 뇌수종

서포트 팅크처

Φ … 췌장 / 소장 / 대장 / 뇌와 신경 / 채소와 흙을 위한 마더팅크처

퀘르커스(Quer.)는 졸참나무 오크입니다. 오크나무가 되는 도토리는 동물에게 전분, 당, 단백질을 포함한 식량자원입니다. 도토리에 많이 함유된 마그네슘은 동물의 동면에 필수적인 미네랄입니다. 인간이 삼나무 등을 조림하고 산을 개척하면서 나무 열매를 빼앗으면 동물들은 겨울잠을 잘 수 없게 됩니다. 이러한 도토리를 자연에서 조금 받아와서 만든 것이 퀘르커스(Quer.) 마더팅크처입니다.

퀘르커스(Quer.)는 비장과 친화성이 있는 마더팅크처입니다. 라데마처는 비장 붓기에 사용했습니다. 비장 감염증이나 알코올 중독자의 만성적인 비장 쇠약에 사용할 수 있습니다.

비장은 음식의 기를 받아들여 체액, 특히 혈액 운반과 저장을 행하는 장기입니다. 비장은 근심 걱정, 불안 등 지나치게 신경을 쓸 경우 나빠집니다. 지적인 일에 열중하여 밤을 새우거나, 야식을 먹을 때도 비장은 나빠집니다. 빈혈, 숨이 참, 어깨 결림, 목 결림, 염증 등도 비장이 나쁜 사람의 특징입니다. 비장이 나쁘면 만성 흡수 부족이 됩니다. 비장에서 음식의 기를 받아들이지 못하기 때문입니다. 음식 알레르기, 고창, 식욕부진, 위장 문제로 인해 구취가 날 경우, 소화되지 않은 음식물을 포함한 설사로 변이 묽으면 퀘르커스(Quer.)를 사용해 보세요. 만성 빈혈과 영양부족으로 권태감, 어지러움, 손끝 발끝 냉증, 창백, 집중력 저하 등이 보일 경우에도 사용해 보세요.

셀리악병, 크론병, 궤양성 대장염, 소화 궤양 등으로 인해 만성 장출혈이 있어도 퀘르커스(Quer.)를 사용합니다. 혈소판 감소성 자반증에도 퀘르커스(Quer.)입니다. 혈소판이 비장에서 파괴되어 감소해버리는 질환으로 출혈하기 쉬워지고 금방 파란 멍이 들게 됩니다. 이런 사람도 퀘르커스(Quer.)를 사용하면 좋습니다.

비장은 면역 기관으로 비장 기능이 저하되면 칸디다나 세균 등이 증식합니다. 에이즈 환자도 퀘르커스(Quer.)로 비장을 확실히 서포트해야 합니다. 퀘르커스(Quer.)는 간 문제에도 적합합니다. 비장 쇠약을 동반한 만성적 간 질환, 만성 간염, 권태감이나 저혈당, 어지러움, 출혈 등을 동반한 간경변이나 간부전 등에 퀘르커스(Quer.)를 사용합시다. 체액이 울체될 경우 퀘르커스(Quer.)를 사용하면 좋습니다. 점액이나 림프액, 뇌척수액의 울체, 뇌수종이나 지적장애, 예방접종 피해를 입은 아이, 만성적인 폐점액과 지속되는 기침, 이러한 증상에 훌륭한 효과가 있습니다. 퀘르커스(Quer.)는 장기탈에도 사용합니다. 직장탈, 방광탈, 자궁탈, 헤르니아(탈장)에도 좋습니다.

퀘르커스(Quer.)인 사람은 집중할 수 없기 때문에 무엇이든 끝까지 해내지 못합니다. 금방 다른 것에 신경을 빼앗깁니다. 자신의 꿈을 도중에 포기하고 실현하려는 노력을 그만둬버립니다. 요즘 아이들에게 인내력이 없는 것은 비장이 나빠서 그런 것이겠지요. 그렇기에 부지런히 해나가지 못하는 것입니다. 인내하고 고민한 후 지쳐 정신적 혹은 육체적인 만성 피로감을 느끼고 있는 사람에게 퀘르커스(Quer.)가 적합합니다. 다른 사람의 무거운 짐을 짊어진 사람, 집단책임을 지고 있는 사람, 그로 인하여 심하게 무리한 사람들입니다. 저도 일본 동종요법 의학협회 회장으로서 많은 회원을 책임지고 있습니다. 지금까지 여러 가지 문제를 해결하기 위하여 여기저기에서 이야기하거나 사과를 했습니다. 그럴 때 끙끙거리거나 큰일이 나면 어떡하지 하며 걱정하면 비장이 나빠집니다. 저는 심한 비난을 받더라도 그것이 틀렸다면 "사실과 다릅니다."라고 말합니다. 울면서 잠들거나 하지 않습니다. 상대가 틀린 것을 말한다면 정정당당하게 그것을 바로잡는 것이 중요하다고 생각합니다. 그렇기에 비장도 나빠지지 않습니다. 이것은 굉장히 중요합니다.

【사 례】

주증상	말라리아 후유증 40세 남성
상황	젊은 시절 아프리카에 갔을 때 예방접종을 맞았는데도 불구하고 말라리아에 걸려 항생제를 복용했다. 한 해에 여러 번 반드시 열이 올라 설사와 구토로 쇠약해져서 회사를 쉰다. 왼쪽 아래 갈비뼈에 찌르는 듯한 통증이 있고 움직이면 악화한다. 쉽게 내출혈되는 경향이 있고 멍이 많다. 책임을 져야 하는 부서에 있음에도 말라리아 후유증으로 쉬어야만 하여 면목이 없다고 생각하고 있다. 체력도 없어 동료와 잘 어울릴 수가 없다. 회사의 매상도 매년 떨어지고 있어 상사에게 "매상을 올리지 않으면 회사가 없어진다!"는 말을 들었다. 부하와 상사 사이에 끼여 늘 심장 통증이 있다.
적용	수시 : 비장 서포트팅크처 (ΦQuer.＋Alum.＋Merc-sol.) 아침 : Sul-ac. 낮 : Carc. 밤 : Chin.
결과	평상시에는 습기가 차면 말라리아 증세가 나오는데 올해는 6월에 들어서도 괜찮았다. 나른함이 줄어들고 체력이 붙어 일할 의욕도 생겼다. 앞날에 대한 불안은 아직 있지만, 전처럼 심각하게 고민하지는 않게 되었다. 무좀은 피부 겉이 벗겨져도 축축하지 않고 편안해졌다.

* 말라리아 예방접종을 했기 때문에 말라리아 만성병에 걸린 케이스로 보입니다. 말라리아에 걸리면 미열이 지속되어 땀이 축축하게 계속 나와 체력을 소모합니다. 특히 습기 찬 곳에서 말라리아에 걸리기 쉽습니다. Chin.는 습기로 악화될 경우와 말라리아 그 자체의 열에 적합합니다. 하네만이 동종요법을 발견한 것은 Chin.의 덕택입니다. 조몬시대(기원전 13000년경부터 기원전 300년경까지의 일본 선사 시대)에는 도토리 등을 햇빛을 쐬게 하여 떫은 맛을 제거해서 먹었는데 현대에도 호메오퍼스들은 덖은 도토리 커피나 민들레 커피를 마십니다. 이들은 비장이나 간에 약효가 있고 커피콩처럼 신경을 자극하지도 않아 매우 좋습니다.

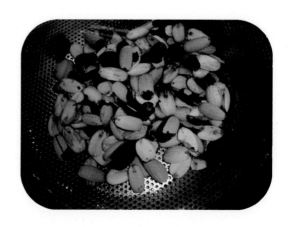

41 Rumex

루멕스 Rumex

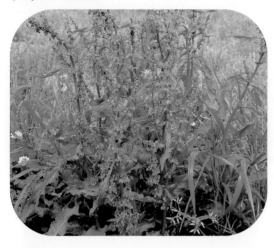

과속 마디풀과 소리쟁이속
학명 *Rumex crispus*
장소 점막   목
          폐   위
          장
          관절
          신경

테마 냉기에 민감함 호흡기와 소화기 증상

큰 특징

* 목의 간지러움으로부터 일어나는 기침, 천식, 기관지염
* 장이나 목의 점막이 건조하여 과민해진다
* 약간의 냉기에도 증상이 악화

특징

* 목의 통증, 실성증   * 가슴이 얼얼하게 타는 듯한 아픔
* 이른 아침 설사   * 소화불량, 가슴 쓰림, 위산 역류
* 만성위염, 위통
* 향신료가 들어간 음식으로 악화
* 피부가 가렵다. 두드러기

서포트 팅크처

Φ … 폐 / 설사

루멕스(Rumex)는 소리쟁이라고 합니다. 약간 특이한 이름입니다만 유래는 확실하지 않은 것 같습니다. 북아메리카 원주민은 종교적 의식을 하기 전 루멕스(Rumex)를 차로 마셨습니다. 이 의식으로 신에 대해 깊이 이해할 수 있다고 전해졌기 때문입니다. 루멕스(Rumex)는 인산칼슘(Calc-p.)이 많이 함유되어 있습니다.

루멕스(Rumex)는 점막 건조에 매우 좋습니다. 점액 분비가 줄어들어 그 부위가 과민해져 타는듯한 감각을 동반한 경우에 좋겠죠. 특히 호흡기계와 친화성이 있어 목이 끊임없이 가려워 기침이 멈추지 않는 천식이나 기관지염에 걸린 사람, 목이 아픈 사람, 실성증에 걸린 사람에게 사용합니다. 루멕스(Rumex)가 맞는 사람은 아주 약간의 냉기에도 증상이 악화된다는 특징이 있습니다.

소화기에도 루멕스(Rumex)가 적합합니다. 만성적인 위 통증을 앓고 있고 향신료가 들어간 음식을 먹으면 악화되는 경향이 있는 것이 루멕스(Rumex)의 특징입니다. 이른 아침 일어나자마자 기침과 함께 설사할 때, 위산이 역류하여 가슴이 쓰릴 때, 얼얼하게 타는 듯한 감각이라면 루멕스(Rumex)입니다.

또한, 피부 가려움과 두드러기, 특히 냉기로 악화하는 날카로운 통증인 신경통이나 류머티즘 등에도 루멕스(Rumex)를 사용할 수 있습니다.

【사 례】

주증상	온도차에 의한 기침으로 생기는 요실금 40대 여성
상황	전철을 타도 기침이 나오고 내려도 기침이 나온다. 온도차로 악화되는 기침. 요실금도 있어서 전용 속옷을 입지만 냄새가 날 것 같아서 불안하다. 특히 냉방이 되는 곳에서 상태가 즉각적으로 나빠지고, 입 안에 생기는 대량의 거품침을 뱉고 싶어진다. 목이 간지러운 듯 따끔거린다. 목에 신경을 쓰면 기침을 하고 싶어진다. 추우면 두드러기도 악화된다. 목소리를 많이 사용하고 나면 소리가 쉽게 잘 나오지 않는 경향이 있다. 임신 중 기침으로 인해 유산할 뻔 했던 적이 있다. 그때도 몸이 차가웠다. 어린 시절부터 쉽게 지쳤고 성장통도 심했다.
적용	수시 : ΦRumex (Calc-p.) 아침 : Caust. 낮 : Tub-b. 밤 : Rhus-t.
결과	요실금 증상이 줄어들었고 증상에 대한 불안감도 줄어들었다. 변비가 계속 있었는데 단단한 변이라도 나오게 되었다. 기침은 아직 나오지만 몸의 온도차를 쉽게 느낄 수 없다. 금방 차가워지는 경향도 없어졌다. * 칼슘 부족이 이러한 병을 일으킵니다. 이런 경우에는 인산칼슘이 필요한데 Rumex 마더팅크처나 Morus 마더팅크처에는 인산칼슘이 풍부하게 들어있습니다. Rumex 마더팅크처는 점막이 부은 상태로 낫기 힘든 곳에도 적합합니다. 또한 Rumex는 만성설사나 관절염이 있는 사람에게도 좋습니다.

42 Ruta

루타 Ruta

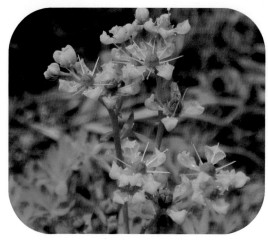

과속	운향과 운향속
학명	*Ruta graveolens*
장소	힘줄
	인대
	뼈
	관절
	눈

테마 힘줄 인대 및 뼈의 손상

큰 특징

* 힘줄이나 인대, 뼈 등이 약하거나 손상
* 손목이나 발목, 손가락 등 작은 관절
* 암, 종양

특징

* 건초염, 테니스 엘보
* 안정 피로, 시야가 흐려진다
* 출산 후 질 경련이나 탈장
* 결절종

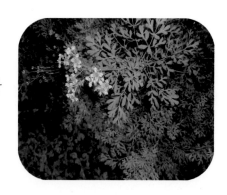

서포트 팅크처

Φ … 근시 / 비장 / 위 / 대장 / 변비 / 소화 / 모든 암용 팅크처

Rx … 비장 / 근육, 힘줄, 인대 / 상처 · 부상 · 타박상 · 골절

루타(Ruta)는 별명 '네코요라즈(고양이가 피한다는 뜻)'라고 불리기도 합니다. 고양이가 루타(Ruta) 잎의 향기를 싫어해서 루타(Ruta)에 다가가지 않기 때문입니다. 곤충도 루타(Ruta)를 가까이 하지 않기에 벌레 쫓기용으로도 쓸 수 있습니다. 루타(Ruta)는 옛날에 약초로써 생리불순이나 기침, 요리에 향을 내기 위해 사용되곤 했지만 지금은 거의 쓰이지 않습니다.

루타(Ruta)에는 루틴이라는 성분이 함유되어 있습니다. 루틴은 모세혈관을 강화하고 혈류를 개선하고 혈압을 낮춰줍니다. 고혈압이나 동맥경화 예방에 효과가 있다고 합니다. 혈중 콜레스테롤 수치가 높은 사람에게도 좋습니다. 루틴에는 항산화 작용과 항염증 작용이 있습니다. 인도 호메오퍼스 프라산타 바나지(Prasanta Banerji), 프라팁 바나지(Pratip Banerji) 부자는 루타(Ruta)와 인산칼슘(Calc-p) 레메디를 결합하여 뇌종양 치료에 썼습니다.

루타(Ruta)는 힘줄이나 인대, 뼈 등의 결합조직에 작용합니다. 특히 손목이나 발목 염좌, 건초염이나 테니스 엘보, 무릎 질환에 적합합니다. 여러 번 골절하여 인대와 근육이 파열되어 낫기 어려운 경우에 루타(Ruta)를 사용해 보세요.

눈 문제에도 루타(Ruta)를 씁니다. 특히 두통을 동반한 안구 피로, 눈에 타는 듯한 감각이 있어 시야가 흐려지는 경우, 안구 압박통, 눈 손상 후 문제 등에 쓰면 좋겠지요.

【사 례】

주증상	8cm의 뇌종양	50세 남성
상황	사람들 앞에서는 밝은데 집에서는 금방 열을 받고 화를 잘 낸다고 아내가 말한다. 코를 곤다. 잘 때 울면서 잠꼬대를 한다.	

상황	증상은 없지만 눈에 피로가 있고 몸이 무겁고 나른하다. 특히 다리가 무겁다. 말하는 것과 실제가 다르다. 좋은 사람인 척하지만 바람도 피웠다고 아내가 말했다. 슬픈 일은 없다고 우긴다. 걱정이 없다고 말하지만 아내에겐 필요 이상으로 매사를 나쁘게 받아들여 걱정하는 성격이라는 말을 들었다. 어릴 적 아버지에게 자주 맞았다. 또한 몇 번 골절된 적도 있다. * 실제로 학대가 있었다는 사실을 받아들여 어릴 적의 공포, 불안, 분노를 바라보고 이너차일드를 치유하는 것으로 암이 작아지는 경우가 있습니다. 하지만 암 환자 중 많은 사람은 본심을 좀처럼 이야기하지 않습니다. 자기 치유력을 촉발하기 위해서는 먼저 자신이 누구인지를 알 필요가 있습니다. Ruta는 자기 자신을 되찾기 위한 레메디와 마더팅크처입니다.
적용	수시 : 암 서포트 팅크처 (ΦRuta를 함유) (Pineal) 아침 : Calc-p. 낮 : Psor. + Med. + Syph. 밤 : Ign.
결과	CT를 찍어보니 일부가 석회화되었다. 레메디와 마더팅크처를 지속적으로 먹었더니 다리 아픔이 줄어들어 걷기 편해졌다. 아내가 말하길 화를 잘 내지 않게 되었다고 한다. 울면서 잠꼬대를 하는 것도 줄어들었다. 30살쯤 가업을 물려받아 "자, 이제부터 힘을 내 보자!" 했던 때에 친구에게 속아 빚더미에 올랐다. 조금씩 진짜 감정이 나오게 되어 텔레비전을 보며 눈물을 흘릴 때도 있다. * Ruta는 믿어야 할 것을 믿지 못하게 될 정도로 큰 트라우마가 있는 사람의 종양에 적합합니다. 아버지의 폭력과 친구에게 속았던 일로 인해 사람을 믿을 수 없게 된 이 사람에게 적합한 마더팅크처입니다. 또한 뼈가 약한 사람은 암이나 종양에 걸리기 쉽습니다.

43 Sasa

사사 Sasa

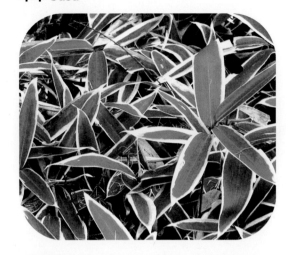

과속	벼과 조릿대속
학명	*Sasa veitchii*
장소	혈액
	혈관
	위
	장
	입

테마 정혈과 위장 문제 마더팅크처

큰 특징

* 혈액 문제, 고혈압, 고혈당, 고지혈증
* 위염

특징

* 창상
* 더부룩함, 식욕부진
* 변비
* 구내염, 치주염, 입냄새
* 당뇨병
* 암

일본은 국토의 68%가 산림으로 옛날부터 다양한 약초가 있습니다. 그런데 지금은 약초뿐 아니라 무엇이든지 외국 것이 더 좋다고 생각하고 외국 사람이 훌륭하다고 말하지 않으면 믿지 않으려는 경향이 있습니다. 옛날부터 써온 것에는 훌륭한 것이 많이 있습니다. 그러한 지혜를 할머니나 어른들에게서 듣고 사용해야 합니다. 사사(Sasa)와, 아르테미시아(Art-i.쑥)만 해도 정말로 소중한 것입니다.

사사(Sasa)는 일본 얼룩조릿대 마더팅크처입니다. 얼룩조릿대는 일본 도요우케 자연농 부지에서 자생하여 어떠한 나쁜 환경에서도 적응하며 매년 무성합니다. 사용 부위는 잎입니다. 얼룩조릿대의 잎에는 클로로필이나 비타민C, B1, B2, 칼슘 등이 균형 있게 포함되어 있습니다. 민간요법에서도 자주 사용되어 항염증 작용, 항궤양 작용, 진정작용 그리고 해독작용과 가벼운 이뇨작용 등이 있습니다. 얼룩조릿대에 함유된 반포린에는 항암작용이 있어 암세포 증식을 억제한다고 합니다.

사사(Sasa)에는 혈액이나 혈관과 관련된 작용이 많이 있습니다. 산성이 된 혈액을 약알칼리성으로 바꿔 혈액을 깨끗하게 해 줍니다. 혈압을 낮춰 고지혈증을 개선하는 힘도 있습니다. 혈당치가 높을 때도 사사(Sasa)를 먹는 것이 좋습니다. 당뇨병에 걸린 사람에겐 사사(Sasa)가 적합하다고 생각합니다. 또한 상처가 더디게 낫는 경우에도 치료를 촉진시켜 줍니다.

사사(Sasa)는 위장을 튼튼하게 합니다. 위염, 더부룩함, 식욕부진에 사용합니다. 구내염이나 치주염에도 좋습니다.

사사(Sasa)에는 구취나 체취를 제거하는 효과도 있습니다. 옛날에는 재래식 화장실에 얼룩조릿대 잎을 깔거나 삼나무 가지를 놓기도 했습니다. 그렇게 하면 악취가 잘 퍼지지 않았습니다.

Sasa

사사(Sasa)에는 항균작용이 있기 때문에 악취의 원인인 잡균의 번식을 억제합니다. 주먹밥이나 떡, 회 등 음식을 사사(Sasa)로 싸면 잘 상하지 않는 것도 그러한 이유 때문입니다.

체취에 관해 이야기하자면, 고기만 먹는 사람과 같은 산성체질은 체취가 나는 경향이 있습니다. 시큼한 냄새가 난다든지 양파 비슷한 냄새가 나는 것은 산성체질이 나타나는 것입니다. 이것은 튜야(Thuja)인 사람의 특징적인 냄새입니다. 튜야(Thuja)인 사람에게 가까이 가면 냄새가 안개처럼 보이는 듯한 경우가 있습니다. 사사(Sasa)는 혈액을 약알칼리성으로 바꾸기 때문에 위와 같은 냄새가 나는 사람에게도 좋습니다.

【사 례】

주증상	칸디다증	30세 여성
상황	누런색 냉이 물컹하게 나온다. 입안에도 구내염이 생겨 그 주변이 하얗게 되어있다. 발에는 무좀이 있어 여름에 질퍽질퍽하여 긁으면 물집이 생긴다. 지금까지 항생제를 질에 바르거나 하며 견뎌왔지만 얼얼하게 타는 듯이 대음순이 아프다. 10대 때는 편도선염과 열이 반복되어 항생제를 자주 먹었다. 단 걸 좋아해 끊을 수 없다. 생리통이 있고 생리혈로도 가려워진다. 얼굴 습진도 타는 듯이 가려워서 피부가 툭툭 떨어진다. 몸 전체에서 냄새가 난다. 달콤새콤한 듯 비린내가 난다. * 얼굴 습진에는 Sasa나 Calen. 마더팅크처가 들어가 있는 자연 화장품을 쓰도록 지시했습니다.	
적용	수시 : φ (Sasa + Calen.) (4종류 항생물질 레메디) 아침 : Carb-an. 낮 : Psor. + Med. 밤 : Kreos.	
결과	생리량이 늘어 생리혈이 많이 나왔다. 생리통도 있었다. 두 번째에는 보통 양으로 돌아가 악취가 나지 않게 되었다. 생리혈이 나와서 가려웠는데 지금은 그렇지 않다. 냉에서 나는 냄새나 양이 급격히 줄었다. 얼굴이 빨갛게 부어 얼얼하게 되었던 것은 꽤 진정되었다. 수세미 액이 굉장히 좋았다. 기분이 울적해질 때나 혼자가 되었을 때 단 것을 무턱대고 먹었다는 것을 깨달았다.	

44 Solidago altissima

솔리다고 Solid-a.

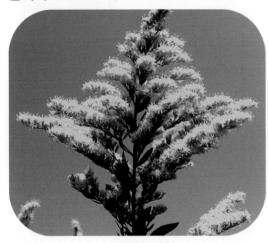

과속 국화과 미역취속

학명 *Solidago altissima*

장소 신장

비뇨기

폐

관절

테마 신장과 해독을 위한 마더팅크처

큰 특징

* 신장이나 비뇨기 질환, 신장염, 배뇨 장애
* 약해로 인한 배설

특징

* 전립선비대
* 천식
* 반복되어 쉽게 걸리는 감기
* 통풍, 류머티즘, 좌골신경통
* 난청

서포트 팅크처

Φ … 신장

솔리다고(Solid-a.)는 양미역취 마더팅크처입니다. 양미역취는 예전에 꽃가루 알레르기의 원인으로 의심되었기에 모두가 싫어했습니다. 공터나 둑에 점점 많이 자라나니 처리도 힘들었지요. 파편과 산업폐기물이 있는 불모의 땅에서도 태연하게 자라납니다. 솔리다고(Solid-a.)가 군생하고 있는 땅을 보면 다른 식물은 별로 자라지 않습니다. 왜냐하면, 솔리다고(Solid-a.)는 애초부터 다른 식물의 성장을 가로막는 화학 물질을 내기 때문입니다. 그런데 자신들만 군생하면서 일대를 뒤덮은 후에는 점점 사라집니다. 불모지를 정화하고 사라지는 것입니다. 감제풀(호장근) 등도 그렇지만 이런 식물은 매우 고마운 존재라고 생각합니다. 많은 식물이 솔리다고(Solid-a.)가 정화해서 만든 흙의 혜택을 받습니다.

솔리다고(Solid-a.)의 약용부는 주로 꽃과 뿌리지만 전부를 써도 좋습니다. 꽃이 반쯤 핀 상태에서 채집합니다. 그 꽃 속에 있는 효소가 스테로이드 등의 약해를 청소해줍니다. 항암제를 사용한 암 환자에게도 솔리다고(Solid-a.)가 좋습니다. 저는 암 환자에게 솔리다고(Solid-a.) 차를 마시게 합니다. 다만 이 차는 굉장히 씁니다. 건강한 사람이 마시면 토할 정도로 맛이 없습니다. 그런데 암 환자는 이 차를 달다고 합니다. 그 약초를 필요로 하는 사람에게는 맛있게 느껴지는 것입니다.

예전에 일본 도요우케 자연 농장에서 루타(Ruta) 향기를 맡은 적이 있습니다. 매우 좋다고 말하는 사람과 싫다고 말하는 사람으로 나뉘었습니다. 아이들은 정말 싫어하고 어른이 되면 좋아지는 경우도 있습니다. 어른이 되면 암세포가 늘어나기 때문일까요? 전신 류머티즘 환자도 이 솔리다고(Solid-a.)를 매우 좋아했습니다.

Solidago altissima

혈액 속에 스테로이드의 약해가 남아있는 사람은 솔리다고(Solid-a.)가 맛있다고 느끼는 것 같습니다. 아토피성 피부염으로 스테로이드를 바른 사람이나 천식으로 스테로이드를 흡입한 사람에게 솔리다고(Solid-a.)를 추천합니다. 또한 스테로이드뿐만 아니라 항생제, 항염증제, 항암제 등을 다량으로 복용한 사람에게도 좋을 것입니다.

유럽에서는 Solidago종인 미역취(Solidago virgaurea)를 많이 사용합니다. "이 약초는 매우 오래전부터 좋은 신장약이다. 신장에 특별히 작용하고 환자를 정상 상태로 복귀시킨다"라고 라데마처는 말합니다. 만성 신장염, 요독증, 배뇨장애가 있어 신장이 아플 때, 압박에 민감한 신장 등에 적합합니다. 좌골신경통, 류머티즘, 통풍, 결핵 환자의 반복되는 감기에 좋습니다. 신장과 귀는 관련이 있으므로 난청이 된 경우에도 솔리다고(Solid-a.)가 좋습니다.

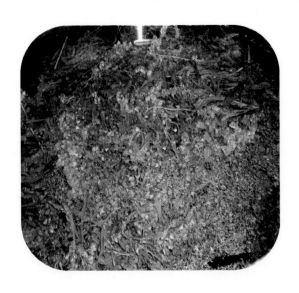

【사 례】

주증상	꽃가루 알레르기와 다리 부종 28세 여성
상황	꽃가루 알레르기가 오면 재채기가 많이 나고 눈이 가려워 울상이 된다. 감기처럼 기침을 한다. CT 검사 결과 자궁에 5cm의 근종이 있어 아랫배가 부어올라 있었다. 정기적으로 검사를 하고 경과를 보고 있다. 배뇨량이 적고 소변보기가 어렵다. 생리통이 진통처럼 아프고 생리 중에는 허리와 신장 주위가 당기는 듯 아프다.
적용	수시 : 신장 서포트 팅크처(φ Solid-a.를 포함) (RA; 방사능레메디) 아침 : Kali-c. 점심 : Med. 저녁 : Thuja ※ 오메가 오일 하루에 한 큰 술
결과	손가락에 있던 사마귀 3개가 떨어졌다. 생리통 통증이 줄어들어 편해졌다. 꽃가루 알레르기는 봄이 끝나서인지 꽤 좋아졌다. 지난해에는 5월 말까지 이어져 여름의 돼지풀 꽃가루에도 심해졌었다. 그러고 나서 3개월 후 검사를 받으니 근종이 3cm가 되었다. ※ 꽃가루 알레르기는 나무와 화초의 꽃가루 때문만이 아니라, 꽃가루나 먼지를 매개로 방사성 물질과 화학 물질이 인간의 점막에 들어가기 때문에 생기는 것입니다. 실제로 방사성 물질 레메디를 복용하면서 꽃가루 알레르기 증상이 개선되는 경우가 많습니다. 또 Solid-a.는 사람들의 건강을 정상으로 돌려놓는 힘이 강한 마더팅크처이기도 합니다.

45 Taraxacum

타락사쿰 Tarax.

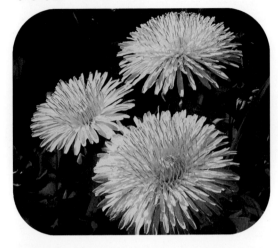

과속	국화과 민들레속
학명	*Taraxacum officinale*
장소	신장　　간
	쓸개　　췌장
	비장　　위
	비뇨기　혈액
	정신

테마 체내의 독소를 해독 배설하는 장기를 활성화

큰 특징

* 간 질환, 간 기능 저하
* 배뇨 장애, 빈뇨, 다뇨, 야뇨증

특징

* 황달, 담석
* 부종
* 신경통, 관절통
* 우울, 슬픔, 까다로운
* 무감정, 반응의 결여, 기억력 저하

서포트 팅크처

Φ … 간 / 변비 / 피부(아토피·농가진) / 근육, 힘줄, 인대 /
채소와 흙을 위한 마더팅크처

타락사쿰(Tarax.)은 서양 민들레입니다. 해외에서 등산을 한 사람들의 신발과 옷에 묻어온 씨앗에 의해 서양 민들레가 퍼져있어서 토종 민들레는 점점 줄어들고 있습니다. 그만큼 서양 민들레는 강력한 식물입니다.

민들레 잎은 꽃이 피기 전에 샐러드로 먹습니다. 이 잎에는 비타민A와 C, 미네랄이 풍부합니다. 특히 칼륨이 많고 뛰어난 이뇨제로 민간에서 사용하고 있습니다. 칼륨이 없으면 심장이 움직이지 않기 때문에 심장의 문제에 좋을지도 모릅니다. 췌장, 간의 문제에도 좋고, 민들레차를 마시면 혈당치가 내려갑니다. 또 혈중 독소를 배설하는 작용이 있습니다.

건조해 볶은 뿌리는 민들레 커피로 마십니다. 색깔과 맛이 커피와 많이 닮았고 매우 맛있는 음료입니다. 뿌리에는 염증을 잠재우고 간을 활성화시키는 작용이 있습니다. 민간에서는 민들레 뿌리를 황달이나 담석, 류머티즘 치료 등에 사용됩니다.

타락사쿰(Tarax.)은 매우 우수한 마더팅크처로 간, 쓸개, 신장, 비장, 췌장 등 다양한 부위와 연결됩니다. 간이 비대하고 굳어있을 때나 간염에 의한 간 통증, 황달, 담석에 잘 사용합니다. 또 비장의 통증에 좋습니다. 방광과 친화성이 있습니다. 방광에 무통의 압박감이 있어 빈뇨로 다량의 오줌이 나오는 사람에게 타락사쿰(Tarax.)을 사용하십시오. 야뇨증의 사람에게도 적합합니다.

신경통이나 관절통에도 타락사쿰(Tarax.)을 사용합니다. 전기가 통하는 것 같은 통증이 특징으로 특히 무릎 관절통에는 타락사쿰(Tarax.)이 적합합니다. 손발에 통증이 있어 손가락이 차가울 때 격렬한 두통으로 머리에 열이 있을 때도 사용하세요.

정신면에서는 초조한 사람, 너무 까다로운 사람, 감정이 없고 반응이 결여된 사람, 기억력이 저하된 사람, 우울로 슬퍼하는 경향이 있는 사람 등에게 좋습니다. 타락사쿰(Tarax.)은 갑자기 웃기 시작하거나 말하는 경향도 있습니다. 타락사쿰(Tarax.)은 쓸개에 적합한데 쓸개가 나쁜 사람중에는 까탈스러운 사람이 많습니다. 그런 사람은 타락사쿰(Tarax.)을 사용해보세요.

【사 례】

주증상	두통 52세 여성
상황	10년간 관자놀이와 정수리에 출렁이는 것 같은 심한 편두통이 있다. 혀가 지도 모양으로 하얘지고 있다. 입안이 시다. 아침에 일어나면 땀에 흠뻑 젖어 있다. 얼굴이 쉽게 붉어진다. 갑자기 쾌활해져 말이 그치지 않는다. 잘 웃는다. 일을 싫어하고, 결정하거나 잘 판단할 수 없다.
적용	수시 : 간 서포트 팅크처 (φTarax.을 포함) (담석 서포트) 아침 : Carb-v. 낮 : Psor. 밤 : Bry.
결과	두통이 가벼워졌다. 변비일 때 두통이 생기는 것을 깨달았다. 수분을 많이 섭취하면서 설사와 변비를 반복하던 것이 호전되었다. 외식하면 설사를 했으나 이것도 좋아졌다. ※ Tarax. 마더팅크처는 몸에 체독이 쌓이면서 간의 해독력이 떨어졌을 때 사용합니다. 두통은 체독이 쌓이고 증상을 억압함으로 인해 만성 개선마이아즘이 깨어나 생깁니다. Tarax. 마더팅크처는 Bry.와 친화성이 있어 시너지 효과가 있습니다. 또한 간이 나쁘면 결단력이 없어지고 우유부단해지는 경우가 많습니다.

46 Thuja

튜야 Thuja

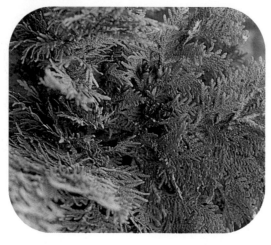

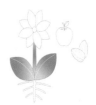

과속	측백나무과 측백나무속
학명	*Thuja occidentalis*
장소	신장
	방광
	생식기
	피부
	정신

테마 예방접종 및 약해에 대한 마더팅크처

큰 특징

* 예방접종의 해, 약으로 인한 피해 및 만성적인 영향
* 사마귀, 폴립, 콘딜로마(항문이나 외부 생식기에 생기는 오돌도돌한 종양)
* 신장, 방광, 생식기 질환 * 피부 문제 * 황록색 또는 녹색 분비물

특징

* 만성 가려움을 수반하는 습진 * 피부의 연한 조직의 부기, 지방종
* 여린 손톱, 손톱 주위 염증 * 호르몬 균형의 난조에 의한 질환
* 자궁내막증, 월경 불순, 난소 기능 부전 * 강박 신경증
* 남성 불임, 정자 수 적음, 성욕 저하
* 자기 자신을 추하다고 생각하고 사랑받지 못한다고 느끼며 자기비하를 한다

서포트 팅크처

Φ … 눈 / 근시 / 입과 충치(검은 이) / 갑상선 / 췌장 / 자궁 / 난소 / 전립선 / 설사 / 변비 / 정맥(정맥류) / 근육, 힘줄, 인대 / 무좀 / 백신병 / 골암 / 뇌종양 / 유방암 / 식도암 / 백혈병 / 폐암 / 기관지암 / 림프암 / 대장암 / 위암

Rx … 정맥(정맥류) / 불임(자궁, 동물용 서포트) / 가려움증(아토피, 사마귀) / 뇌종양 / 백혈병 / 림프암 / 대장암

튜야(Thuja)의 별칭은 '생명의 나무'이며 측백나무과 상록수입니다. 이 나무는 불멸을 상징하여 옛날부터 영혼의 여행을 돕기 위해 무덤가에 심었습니다. 매우 장수하여 1000년 이상도 삽니다. 아주 천천히 계속 성장하고 혹독한 환경 아래에서는 자주 성장이 멈추는 경우도 있습니다.

튜야(Thuja)는 버넷이 『백신병』에서 언급한 것처럼 예방접종 후 안 좋은 상태일 때 자주 사용합니다. 예방접종을 받거나 약으로 증상을 억압하면 몸에 고름이 쌓여갑니다. 그것이 머지않아 사마귀나 폴립, 종양이 되는 것입니다. 이처럼 체내에 만성적으로 점액과 고름이 있고 진한 황록색 혹은 녹색 분비물이 나오는 사람에게 튜야(Thuja)가 적합합니다.

튜야(Thuja)는 임질 마이아즘에 맞는 마더팅크처입니다. 본인이나 부모 혹은 조상이 임질을 억압하여 그로 인해 점이나 사마귀, 연성섬유종, 콘딜로마, 폴립, 종양 등이 생긴 사람에게는 튜야(Thuja)가 필요합니다. 임질 마이아즘은 임질 그 자체가 아니라 칸디다, 클라미디아, 마이코플라즈마, 트리코모나스 등에 의해 그 피해가 나타납니다. 튜야(Thuja)는 이것들을 없애줍니다. 다육질의 연한 사마귀가 성기나 회음부, 항문 주위, 손발, 얼굴 등에 생기는 사람이나 사마귀가 많이 생기는 사람은 튜야(Thuja)를 사용하세요. 하네만도 사마귀 환부에 튜야(Thuja) 마더팅크처를 직접 바르라고 말했습니다.

가려움을 동반한 습진, 화농성 분비물, 피부 연조직 붓기에도 좋습니다. 종양이 생겨 따끔거리거나 가려울 때에는 튜야(Thuja)와 얼티카 플랫(Urt-p.)을 함께 사용합시다. 무른 손톱과 손톱 주위 염증, 진균성 감염증과 발 갈라짐, 다한, 지성피부등에도 튜야(Thuja)를 사용합시다.

튜야(Thuja)는 신장에 작용합니다. 그리고 신장은 생식기와 관계가 있습니다. 생식기와 호르몬 문제는 튜야(Thuja)를 사용합시다. 남성호르몬 문제는 성욕 감퇴, 불임, 적은 정자 수, 전립선 비대, 발기부전 등에 사용합니다. 여성 호르몬 문제는 여성 호르몬 부족, 자궁내막증, 월경 불순, 난소기능부전, 질 분비물 부족으로 인한 성교통 혹은 가려움증이 있을 때 사용합니다. 여성의 다모, 성별의 혼란, 남성의 여성형 유방 등의 호르몬 이상이 있을 때도 튜야(Thuja)가 좋습니다.

튜야(Thuja)가 맞는 사람은 강박관념이 있습니다. 매우 폐쇄적이며 억제하기 어려운 행동이 반복되고, 자신이 더럽혀지는 것에 공포를 느끼고 있습니다. 건강, 다이어트 등에 흥미를 느끼고 스스로의 일과에 지나치게 광신하는 경향도 있습니다. 튜야(Thuja)의 사람은 표면적으로는 굉장히 예의가 바르고 조심스러워 보이지만 자신의 프라이버시가 침해당하는 것을 싫어합니다. 이중인격에 숨겨진 죄의식이 있고 자신은 추하므로 사랑받지 못한다고 생각하는 것이 튜야(Thuja)유형입니다.

【사 례】

주증상	신장다낭포와 발달 장애, 지능저하, 요관비대증　　　　8세 여아
상황	인공수정으로 태어났다. 손톱이 약하고 물러 꾸불꾸불하다. 오줌을 싼다. 언제나 시간을 신경 쓴다. 점프를 한다. ＊ 신장 장애가 있으면 손톱에 나타납니다. 이 아이의 특징적인 곳은 얼굴, 목 등의 모세혈관의 줄이 대리석처럼 도드라져 보이는 것입니다.
적용	수시 : Thuja.·백신명 팅크처 (φThuja를 함유) (여성호르몬, 남성호르몬 레메디 + Nat-m.) 아침 : Carb-an. 낮 : Psor.+ Med. + Syph. 밤 : Thuja
결과	아직 요관 비대는 있지만, 모세혈관이 도드라져 보이는 느낌은 줄어들었고 몸이 굉장히 좋아졌으며 잘 움직인다. 상태가 좋다. ＊ 아이를 원하는 마음은 충분히 이해합니다만 아이를 만들기 전에 부부의 몸과 마음을 정화하는 것이 매우 중요합니다. 이렇게 하면 인공적인 수단에 기대지 않고 자연스럽게 임신하여 건강한 아이를 낳을 가능성은 충분히 높아질 것입니다. 그러기 위해서라도 백신, 약, 농약, 인공비료, 제초제, 식품첨가물, 중금속, 화학물질 등의 해를 배출하고 마음의 상처, 이너차일드를 치유해야 합니다. 부모가 진실하게 인생을 살아가면 아이의 영혼이 기꺼이 이 세상에 와 준다고 생각합니다.

47 Urtica platyphylla

얼티카 플랫 Urt-p.

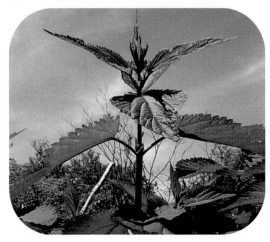

과속 쐐기풀과 쐐기풀속
학명 *Urtica platyphylla*
장소 피부
　　　신장

테마 피부의 가려움증이나 두드러기

큰 특징

* 피부의 가려움증, 두드러기
* 신장 질환
* 통풍

특징

* 아토피성 피부염, 사마귀, 백선 등 피부 문제
* 화상
* 부종
* 모유 분비 촉진

서포트 팅크처

Φ ⋯ 피부 (아토피, 농가진) / 혈액(빈혈) / 뼈 / 방사선(후쿠시마) / 가려움(아토피, 사마귀) / 골암 / 채소와 흙을 위한 마더팅크처

얼티카 플랫(Urt-p.)은 쐐기풀이라는 식물로 북일본에 자생합니다. 아이누족이 옛날부터 생활 속에서 사용한 식물입니다. 유럽 원산의 얼티카 우렌스(Urtica urens : 애기쐐기풀)와 함께 같은 쐐기풀의 일종입니다.

프랑스에서는 쐐기풀 잎 수프를 먹습니다. 쐐기풀은 엽록소와 철분, 엽산이 함유되어 있어 빈혈인 사람, 특히 임산부에게 추천합니다. 모유가 나오지 않을 때 분비를 촉진하기 때문에 수유 중인 엄마에게 좋을 것입니다. 또한 쐐기풀에는 이뇨작용이 있어 체내의 노폐물이나 요산을 배출할 수도 있습니다.

쐐기풀의 줄기나 잎에는 가시가 있습니다. 가시에는 히스타민, 포름산(개미산)이 함유되어 있어 만지면 아프고 두드러기가 나는 경우도 있습니다. 두드러기는 일본어 한자로 暮麻疹(모마진)이라고 씁니다. 순마(蕁麻)라는 것은 중국에서는 쐐기풀을 말합니다. 즉 두드러기라는 것은 쐐기풀로 인한 피부 증상의 특징과 매우 닮은 것을 말합니다. 그렇기에 얼티카 플랫(Urt-p.)은 두드러기에 매우 좋은 마더팅크처입니다. 긁으면 긁을수록 부풀어 오르는 두드러기, 격한 피부 가려움, 아토피성 피부염, 백선, 사마귀, 화상, 벌레물림 등의 피부 증상에 이 얼티카 플랫(Urt-p.)을 사용하세요. 특히 피부 가려움으로 인해 화가 나서 피부를 쥐어 뜯으며 분노하는 사람에게는 얼티카 플랫(Urt-p.)이 잘 맞습니다.

얼티카 플랫(Urt-p.)은 아버지와의 관계가 나빴던 사람에게도 좋습니다. 전에 아버지에 대한 화를 엄청나게 끌어안고 있는 사람이 있었습니다. 언제나 잘난 척하는 아버지가 싫어서 그 사람은 괴로워 집을 나갔습니다. 그리고 학교에 다니고 취직도 했지만 그 직장 상사가 아버지와 똑 닮았던 것입니다. 그 상사가 하는 행동에 열이 받고 가까이 오는 것만으로도 두드러기가 생겼는데 특히 상사가 있는 쪽에만 생겼습니다. 아침에 일어나서 오늘도 또 회사에 가야 한다고 생각하자마자 전신에 두드러기가 생겼습니다. 이 두드러기가 나타내고 있는 것은 바로 분노입니다. 분노를 내보내지 않았기에 피부 아래에 분노가 쌓인 것입니다. 이 사람에게는 얼티카 플랫(Urt-p.)을 주었습니다. 무척 효과가 좋았습니다. 또한 얼티카 플랫(Urt-p.)은 신장의 문제, 결석이나 요사(尿砂), 부종, 통풍, 류머티즘 등의 증상에도 무척 잘 맞습니다.

【사 례】

주증상	알레르기　　　　　　　　　　　　　　　　　　45세 여성
상황	정원 울타리의 산다화를 자를 때 장갑과 소매 사이의 손목이 따끔하게 긁혔다. 그 사이 작은 물집이 생겼는데 긁을 때마다 하나로 합쳐져 결국 큰 수포가 되었다. 이어서 얼굴도 부어오르고 눈꺼풀을 뜰 수 없게 되었다. * 이 사람은 출산 후 모유가 거의 나오지 않았습니다. 결국에 몸 전체에 두드러기처럼 부은 습진이 생겨 저에게 긴급 연락이 왔습니다.
적용	상시 : ΦUrt-p.(Chadok.+Apis+Rhus-t.+His.)
결과	곧장 퀵서비스로 마더팅크처와 레메디를 주문하여 10~20방울을 500mL 페트병에 넣어 통찰랑법으로 반복하여 먹었다. 먹을 때마다 타는 듯한 따끔함이 줄었다. 이런 상태가 된 뒤 반나절 동안 소변이 나오지 않았는데 먹었더니 소변이 많이 나왔다. 얼굴에 붓기가 빠지고 피부가 쭈글쭈글해졌다. 손목의 큰 물집이 거의 다 터져 물 같은 점액이 흘러나왔지만 피부가 굉장히 빨리 나았다. 어릴 적 보리싹에 의해서도 같은 증상이 나왔던 것이 생각났다. 유두에서 액이 조금 나왔다. 유두는 어릴 때 아토피가 있어서 가려움 때문에 스테로이드를 발랐던 곳이다.

48 Valeriana

발레리아나 Valer.

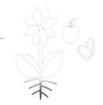

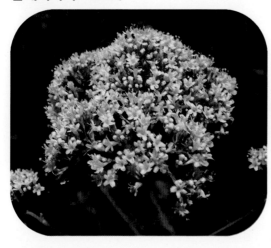

과속 마타리과 쥐오줌풀속
학명 *Valeriana*
  officinalis
장소 신경
  근육
  장
  호흡기

테마 불안이나 긴장을 완화시키고 강력하게 진정시킨다

큰 특징
* 신경의 긴장, 불안
* 불면

특징
* 히스테리, 신경 과민, 기분이 쉽게 바뀐다
* 과민성 대장 증후군
* 심장신경증
* 천식
* 근육 경련
* 신경통, 치통

서포트 팅크처

Φ … 눈 / 근시 / 위 / 설사 / 뇌와 신경 / 뼈 / 간암 / 폐암 / 기관지암 /
채소와 흙을 위한 마더팅크처

Rx … 신경 (신경과로, 우울) / 채소와 흙을 위한 마더팅크처

발레리아나(Valer.)는 설령쥐오줌풀입니다. 마더팅크처로는 뿌리 부분만 씁니다. 뿌리에는 이소발레르산이라고 하는 성분이 함유되어 있습니다. 이것은 발 냄새와 같은 성분입니다. 그러니까 발레리아나(Valer.)의 냄새가 지독하다고 할 수 있겠죠. 인간에게 있어서는 악취입니다. 그러나 고양이는 이 냄새를 맡으면 좋아서 그르렁 그르렁거립니다. 개다래나무와 같은 효과가 있습니다. 인간이 약초로 사용하는 경우에도 진정작용이 있습니다. 그렇기에 발레리아나(Valer.)의 뿌리는 독일 등에서는 영양제로 사용되고 있습니다.

발레리아나(Valer.) 마더팅크처는 불안이나 긴장을 누그러뜨려 줍니다. 동종요법판 정신안정제입니다. 대학에 입학하여 혼자 살기 시작해야 한다거나, 회사에 취직하게 되었다거나, 뭔가 새로운 것에 도전할 때 발레리아나(Valer.)가 매우 좋습니다. 매사에 안심하고 앞으로 나아갈 수 있도록 도와줄 수 있습니다. 실제로 저도 발레리아나(Valer.)가 좋아서 딸이 마시는 주스 안에 살짝 넣기도 합니다. 영국에 사는 딸이 도쿄에 오면 불안과 긴장이 있는지 "도쿄에 와서 어깨가 뻐근하다.", "밤에 걸으면 무서워"라고 말한 적이 있습니다. 그래서 주스에 발레리아나(Valer.)를 넣어 마시게 하자 곧장 소파에 누워 버렸습니다. 그것을 보고 발레리아나(Valer.)가 효과가 있다는 것을 알게 되었습니다. 아들이 "잠을 못 자겠어"라고 말할 때는 발레리아나(Valer.) 마더팅크처를 방 안에 스프레이로 뿌립니다. 그러면 아주 푹 잘 수 있습니다. 발레리아나(Valer.)는 패씨플로라(Passi.)와 함께 우리 가족이 안심할 수 있게 해주는 소중한 마더팅크처입니다.

근육의 경련이나 과민성 대장 증후군 등에도 발레리아나(Valer.)는 좋습니다. 과민성 대장 증후군인 사람이 많은 듯 합니다. 전철에 타면 곧장 배가 아픈 사람도 있습니다. 배가 아프면 어떡하지 하고 걱정이 되는 사람은 발레리아나(Valer.)와 진저(Zing.) 마더팅크처를 500ml 페트병에 10~20 방울 넣은 것을 먹어보세요. 안심하고 전철에 탈 수 있습니다. 신경과민으로 언제나 긴장상태에 있는 사람, 그로 인해 두근거림, 숨이 참, 흉통, 호흡곤란 등을 일으키는 사람은 발레리아나(Valer.)를 사용해 봅시다. 히스테리를 잘 일으키는 사람이나 기분의 변화가 격한 사람, 월경전 증후군으로 화를 내는 사람에게도 발레리아나(Valer.)가 좋습니다. 치통이나 신경통 등에도 적합합니다. 이처럼 신경의 문제에는 아베나 사티바(Aven.) 하이페리쿰(Hyper.) 패씨플로라(Passi.) 등도 자주 사용합니다. 신경 문제 전반에는 하이페리쿰(Hyper.)이 좋습니다. 시계꽃 패씨플로라(Passi.)는 밤이 되면 눈이 떠져 시계를 바라보는 사람에게 적합합니다. 옛날 일이 계속 떠올라 머릿속이 시끄러울 때는 아베나 사티바(Aven.)를 사용해 보세요. 반대로 머리를 활성화해야 할 때는 깅코 비로바(Gink-b.)를 사용합시다.

참고로 잠들 수 없을 때는 요가의 시체 자세 (양손과 양발을 가볍게 열고 위를 보고 자는 자세)를 하고 미간에 의식을 가져봅시다. 그리고 귀를 쫑긋 세우고 심장 고동이나 호흡 소리를 듣는 것에 집중해보세요. 그렇게 하면 잠들 수 있습니다. 수면은 자신을 신에게 맡기는 신뢰의 증거입니다. 저도 많은 심적 트라우마를 체험했고 타인을 믿을 수 없어 작은 소리에도 눈을 뜨곤 했습니다. 인간은 잠을 못 자면 반드시 병에 걸립니다. 그것은 잠들어 영혼의 세계에서 혼을 보살펴주지 않으면 안되기 때문입니다. 자신을 신뢰하고 모든 것을 신에게 맡기고 살아갑시다. 'Let it go.' 몸과 마음의 정체를 흘려보내면 편안해질 수 있게 됩니다. 열쇠는 자신을 믿는 것입니다. 그렇게 하면 타인도 믿을 수 있겠지요.

【사 례】

주증상	불면　　　　　　　　　　　　　　　　　　　　15세 남자
상황	수험 공부로 뇌가 지쳐있다. 가족이 모두 잠들어 조용해진 후 혼자서 공부를 하고 있으면 유령이 나오는 것 같아 복도나 화장실 전등을 계속 켜두고 있다. 암흑이 무섭다. 학교 동급생들도 모두 바짝 긴장하고 있어서 신경이 곤두서있다. 모두 수험을 앞두고 있기 때문에 어쩔 수 없다. 신경쇠약에 걸린 건지 새벽 3시가 되어도 잠이 안 온다. 굉장히 피곤한데 이제 해가 뜨려고 한다. 너무 밝아서 잘 수가 없다. 부모님의 기대에 부응하고 싶지만 이제 짊어지기가 너무 힘들다. 도와줘!
적용	상시 : 뇌와 신경 서포트 팅크처 (φValer.를 함유) (Coff.) 아침 : Calc-p.　　　　낮 : Tub.　　　　밤 : Chin.
결과	레메디를 먹기 시작하고 곧 잠이 오게 되어 12시간 이상도 잤다. 그 후 개운해졌다. 일찍 자고 아침 4시에 일어나 공부하기로 했다. 그렇게 하자 성적도 눈에 띄게 올랐다. * Valer.는 마취의 양이나 수면제의 양에 의해 신경이 만성적으로 예민해져 긴장이 풀리지 않는 사람에게도 적합합니다. 이 아이는 제왕절개로 태어났고 불면으로 인해 소량의 수면제를 먹었습니다. 금방 끊었다고 하지만 성장하고 있는 아이에게 있어 약은 무서운 것입니다. 신경이 손상되어 버립니다. 　불면인 아이에게 필요한 것은 2시간이면 2시간으로 시간을 정해서 집중적으로 공부를 하고 적절한 기분전환이나 운동 또는 산책을 하는 것입니다. 위 레메디와 함께 수험 서포트레메디도 먹었고 희망하던 대학에 훌륭하게 합격했습니다.

49 Verbascum

버바스쿰 Verb.

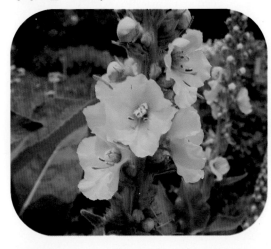

과속	현삼과 베르바스쿰속
학명	*Verbascum thapsus*
장소	귀 호흡기
	신경
	방광
	항문
	비장

테마 귀통증과 목소리 갈라짐을 동반한 마른 기침

큰 특징

* 귀 통증, 난청, 뭔가 막혀있는 듯한 느낌.
* 목소리 갈라짐, 얼얼한 목 통증
* 마른 기침, 밤에 악화

특징

* 난청
* 밤에 악화하는 기침
* 얼얼한 목 통증
* 야뇨증
* 신경통
* 변비, 염소 똥같이 딱딱한 변

서포트 팅크처

∅ … 귀 / 폐

버바스쿰(Verb.)의 우리말 이름은 우단담배풀(天鵞絨毛蕊花)입니다. '수술에 털이 자라는 꽃'이라는 의미도 있습니다. 길이는 1~2m 정도로 자랍니다.

옛날부터 약초로 쓰였고 폐병에 좋다고 알려져 왔습니다. 염증을 제거하는 작용이 있어 결핵, 마른 기침, 기관지염, 목 통증 등에 사용합니다. 유럽에서는 카타르성 증상, 동상, 귀통증, 습진 등의 치료에 사용했습니다. 치질에도 좋은 허브입니다.

동종요법에서도 특히 귀와 호흡기, 방광 문제에 사용합니다. 뭔가가 막힌 듯한 감각이 있는 귀의 통증, 물이 귀에 들어가서 일으키는 난청에는 버바스쿰(Verb.)입니다.

밤에 악화되는 헛기침, 특히 목소리 갈라짐을 동반하고 목이 건조하여 얼얼하게 아플 때, 천식, 심호흡으로 편해짐, 기온 변화나 바람을 맞으면 악화 등이 버바스쿰(Verb.)의 특징적인 호흡기계 징후입니다. 삼차신경통을 동반한 감기나 카타르에도 버바스쿰(Verb.)을 쓸 수 있습니다. 비뇨기계나 소화기계 문제는 타는 듯한 통증을 동반한 배뇨나 야뇨증, 항문 가려움, 염소 똥같이 딱딱한 변이나 변비 등에 사용합니다.

버바스쿰(Verb.)은 비장과 친화성이 있습니다. 특히 왼쪽 갈비뼈 밑이 바늘로 찌르는 듯 단속적인 아픔이 있고 펄쩍 뛸 만큼 아플 때 사용합시다. 정신면의 특징으로는 환각이 생겨나고 특히 다채로운 장면을 보는 경향이 있습니다. 평소라면 관심을 가질 일에 대하여 무관심한다던지 이유 없이 매우 불쾌하지만 일에 대해선 의욕이 있는 경우에 버바스쿰(Verb.)이 좋습니다. 온종일 벌벌 떨고 있고 어떤 노력도 보답받지 못하고 희망은 이루어지지 않는다며 포기하는 사람에게 적합합니다. 이런 사람은 대체로 비장이 나빠집니다. 그리고 과도하게 깔깔

Verbascum

깔깔 웃는 사람도 버바스쿰(Verb.)이 적합합니다. 비장이 나쁜 사람은 함부로 웃는 경우가 있습니다. 보통 비장이 나쁘면 기분이 무겁고 매사를 심각하게 받아들입니다. 그것을 웃어서 날리려는 걸까요? 비장이 나쁜 아이는 자주 콧노래를 부르기도 합니다. 그렇게 하여 몸도 마음도 가볍게 하려고 하는 것입니다. 그럴 때 버바스쿰(Verb.)을 사용해보세요.

일본 도요우케 자연농 농장에서 자란 버바스쿰(Verb.)은 키가 2m로 1m 정도의 줄기에 작은 꽃망울이 잔뜩 붙어 연한 노랑색 꽃이 차례로 피어납니다. 잎도 두꺼워 마치 담요로 감싼 것 같습니다. 이렇게 씨를 맺는 식물은 매우 힘이 강합니다.

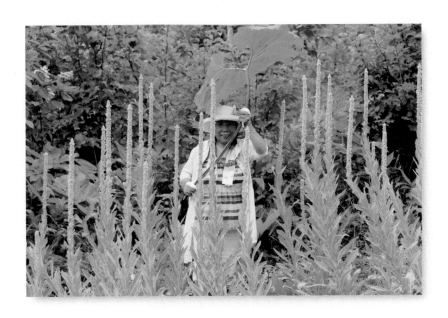

【사 례】

주증상	허약체질 6세 남아
상황	언제나 폐나 코, 귀에 점액이 있다. 감기에 잘 걸리는 아이. 몇 번이나 중이염을 반복하여 한쪽 귀는 이제 들리지 않는다. 폐쇄된 감각. 전화로 10분 이야기했을 뿐인데 목소리가 나오지 않게 되었다. 근시가 있어 안경을 벗으면 흐릿하게 보인다. 문 틈새의 바람으로도 몸이 차가워져 금세 감기에 걸린다. 날씨 변화로 인해 상태가 안 좋아진다. 죽음이나 전쟁에 관한 꿈만 꾼다. 배에 가스가 차 꼬르륵거린다. 변은 염소똥같이 동글동글하며 장이 활성화되지 않아 변이 잘 안나온다 싶으면 설사로 나온다. 외동아들이지만 같은 나이 아이들에게 흥미가 없고 아기를 좋아한다. 적극성이 없어 뭔가 시도해보려고 하지 않는다. 외할머니가 결핵으로 돌아가셨다.
적용	수시 : φ Verb.(Carb-v. + Sel. + Sil.) 아침 : Phos. 낮 : Tub. 밤 : Puls.
결과	열이 나 중이염에 걸렸다. 언제나 병원에서 절개했지만 이번에는 자연스럽게 고막이 터져 귀 안에서 나온 농과 피가 베개에 잔뜩 묻었다. 기침도 가래도 나왔고 노란 콧물도 나왔다. 증상이 끝나갈 때 체력도 조금씩 붙었는지 추운데도 바깥에서 놀 수 있게 되어 또래 아이들의 뒤를 따라 달릴 수 있게 되었다. 아직 다른 아이들보다 작지만 건강해지고 있다.

50 Yamabudo

야마부도 Yamab.

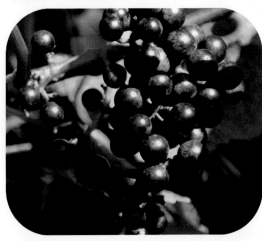

과속	포도과 포도속
학명	*Vitis coignetiae*
장소	심장
	순환기

테마 심장질환을 예방하는 포도 폴리페놀 함유

큰 특징
* 혈액순환 불량
* 동맥경화
* 저혈압
* 빈혈

특징
* 육체 피로
* 저혈당
* 구역질, 구토
* 냉기, 붓기
* 출혈

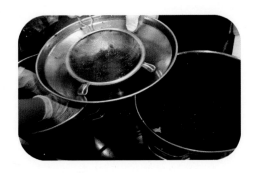

야마부도(Yamab.)는 일본 고유종입니다. 홋카이도와 혼슈의 추운 곳에서 잘 자랍니다. 그러니까 홋카이도 도야에 있는 일본 도요우케 자연농이 아주 좋은 환경입니다. 열매는 식용이지만 야마부도(Yamab.)는 자웅이주(암수 딴 그루)이기 때문에 수포기와 암포기가 없으면 열매가 열리지 않습니다. 생으로 먹거나 건조시켜 건포도로 먹기도 합니다. 매우 맛있습니다. 역시 품종개량 하지 않은 원종은 훌륭한 힘을 가지고 있습니다. 잼이나 주스, 시럽으로 담가 가공하기도 합니다. 최근에는 야마부도(Yamab.) 와인도 볼 수 있는데 자생한 것이 아닌 품종 개량한 것으로 만들고 있을 것 같습니다. 자연에서는 그렇게 대량으로 딸 수 없기 때문입니다.

야마부도(Yamab.)에는 몸에 좋은 성분이 많이 함유되어 있습니다. 안토시아닌, 카테킨, 구연산, 사과산, 칼슘이나 철 등 미네랄도 풍부합니다. 왜 곰이 야마부도(Yamab.)를 먹는지 알겠지요. 이전에 '프랑스 사람은 동물성 지방을 많이 먹는데도 심장병에 의한 사망률이 낮다'라는 논문이 발표되었을 때 레드와인의 폴리페놀이 동맥경화를 막아준다고 했습니다. 그 후 포도 폴리페놀의 항산화 작용이 유명해졌습니다. 야마부도(Yamab.)에도 포도 폴리페놀이 풍부하게 함유되어 있습니다. 야마부도(Yamab.)는 순환기계에 훌륭한 효과가 있습니다. 혈액 순환을 촉진하고 몸을 따뜻하게 합니다. 빈혈이 있는 사람에게도 추천입니다. 동맥경화, 저혈당, 저혈압에도 야마부도(Yamab.)를 사용할 수 있습니다. 염증이 있을 때도 야마부도(Yamab.)를 사용합시다. 만성신염이나 만성간염이 있는 사람, 위염으로 타는 듯한 통증이 있거나 구토가 나오는 경우에 사용해 보세요. 구연산이 풍부한 야마부도(Yamab.)는 영양 강장, 피로 회복 효과가 있습니다. 심신이 모두 지쳤을 때는 차조기 주스에 야마부도(Yamab.) 마더팅크처를 넣으면 상승효과가 있어 매우 맛있게 마실 수 있습니다.

【사 례】

저는 겨울에 난로 앞에서 새콤달콤한 Yamab. 술을 한잔 가득 홀짝홀짝 마시는 것을 정말 좋아합니다. 피로가 풀리고 혈액순환도 좋아지고 몸도 마음도 안정되기 때문입니다. 저는 빈혈 체질이기에 Yamab. 마더팅크처를 차조기 주스나 사과 주스 등에 20방울 넣어 매일 마십니다. 도야에서는 Yamab.가 자생하여 2012년 가을에 가지가 휠 정도로 열매가 많이 열렸습니다. 전부 다 따는 것이 아니라 곰도 먹을 수 있도록 반 정도를 남겼습니다. 말린 Yamab.도 씨앗까지 먹습니다만 한 알 먹을 때 마다 침이 스며나옵니다. 그렇게 생각해서인지 컴퓨터 때문에 피곤해진 눈이 편안해 진 느낌입니다. Yamab. 술과 한천, 메이플시럽으로 만든 젤리는 농후한 맛이라 모두들 좋아합니다. 이 마더팅크처는 임산부 빈혈에도 좋습니다. 빈혈이 있는 사람은 몇 가지 패턴이 있습니다만 아래 그 중 한가지 패턴에 대한 ZEN프로토콜을 참고하시기 바랍니다

적용	빈혈 ZEN프로토콜 (참고예시) 수시 : 혈액(빈혈) 서포트 팅크처 (φYamab.) 아침 : Ferr. 낮 : Carc. 밤 : Puls.
결과	음식으로는 살구를 말린 것, 파슬리, 낫토, 고추를 많이 먹으면 철분을 잘 흡수할 수 있습니다. 그리고 조혈작용을 하는 비장 서포트 팅크처를 추천합니다. 치시마 학설에 따르면 장에서 적혈구가 만들어지기 때문에 소장 서포트 팅크처도 추천입니다.

51 Zingiber

진저 Zing.

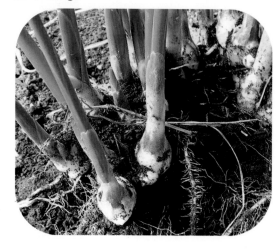

과속   생강과 생강속
학명   *Zingiber*
          officinale
장소   위
          장
          호흡기

테마   소화불량과 설사 및 식중독 등 위장 문제

큰 특징

* 소화불량
* 설사

특징

* 위산 과다, 구역질
* 고창, 트림
* 식중독
* 아침에 악화하는 천식
* 목 안이 긁힌 듯한 감각

서포트 팅크처

Φ … 위 / 설사·살모넬라균·원충

진저(Zing.)는 생강 마더팅크처입니다. 뿌리줄기를 알코올에 담가 만듭니다. 이 마더팅크처는 맛있습니다. 홍차에 넣으면 마살라 티 느낌이 됩니다. 진저(Zing.)는 소화기계 증상에 자주 쓰는 마더팅크처로 특히 설사에 좋습니다. 이질이나 식중독, 혹은 안 좋은 물을 마셔 심한 설사를 할 때 사용합니다. 그러니까 인도에 갈 때는 진저(Zing.) 마더팅크처를 가지고 가면 좋겠지요. 소화불량에도 적합합니다. 소화되지 않은 음식이 장기간 위에 정체되어 짓눌린 듯한 아픔을 느낄 때, 그로 인해 두통이 생겼을 때, 위산 과다일 경우 진저(Zing.)를 사용합시다. 구역질이나 트림, 고창이 심할 때도 진저(Zing.)를 사용하면 좋습니다.

진저(Zing.)는 호흡기계에도 작용합니다. 민간요법에서는 목이 아플 때 생강 간 것을 마십니다. 얼얼한 것에는 얼얼한 것을 사용한다는 것은 옛날부터 전해져 오는 동종요법입니다. 진저(Zing.) 마더팅크처도 목이 얼얼하게 아픈 감각이나 뭔가가 걸린 듯한 감각에 적합합니다. 천식이 있는 사람에게도 좋고, 특히 아침에 증상이 악화되는 경우에 진저(Zing.)를 사용하면 좋습니다.

생강은 수분이 많은 밭에서 잘 자랍니다. 생강 농축 시럽 1에 따뜻한 물이나 그냥 물을 5비율로 넣으면 매우 맛있는 주스가 됩니다. 생강을 물에 많이 넣으면 수제 진저에일이 됩니다. 스리랑카에서 열과 설사가 지속되어 몸이 나른하고 식욕이 전혀 없을 때 호텔 직원이 갈아 내린 생강과 흑설탕, 레몬즙을 탄산수에 섞어 가져다 줬습니다. 저는 그 맛을 잊을 수 없습니다. 여행의 피로도 날리고 설사도 깨끗하게 멈췄습니다. 그리곤 실론의 아름다운 바다에서 헤엄쳤습니다.

그 후로 40년 가까이 지났습니다. 겨우 자연농을 할 수 있는 자격을 딴 저는 실론에서 마신 진저에일이 마시고 싶어 일본 도요우케 자연농 사람들과 함께 무농약 생강을 많이 심었습니다. 겨울뿐 아니라 더운 여름날 몸이 나른해졌을 때도 꼭 마셔보세요.

채소와 흙을 위한 마더팅크처

 제가 이 시리즈를 만들겠다고 생각한 것은 시즈오카에 있는 일본 도요우케 자연농 당근밭에 잡초가 대량으로 발생한 것이 계기였습니다. 처음에 잡초에 대한 대책으로 같은 종류의 풀 마더팅크처가 좋지 않을까 하고 생각했습니다. 밭에 잡초의 기운을 가득 충족시켜 주면 더 이상 자라지 않게 되는 것이 아닐까라고 생각한 것입니다. 그래서 당근밭에 있는 풀로 마더팅크처를 만들어 밭에 뿌려보았습니다. 그러자 당근밭에는 잡초가 더욱 많이 나고 당근은 작아졌습니다. 보기 좋게 실패했습니다. 그래도 덕분에 풀의 기운을 뿌리면 그 풀만 더욱 퍼진다는 것을 알게 되었습니다. 당근을 성장시키려면 당근의 기운을 뿌려야 되는 것입니다.

 그래서 재빨리 당근 마더팅크처를 만들어 시험해 보았습니다. 예상은 했지만 결과는 놀라웠습니다. 당근만이 성장하고 주변 풀들은 작아진 것입니다. 대파, 양배추에도 마더팅크처를 만들어 시험해 보니 역시 같은 효과였습니다. 이렇게 하여 일본 도요우케 자연농에서는 각각의 채소로 마더팅크처를 만들게 되었습니다.

 채소 마더팅크처는 채소를 먹을 때에도 사용할 수 있습니다. 예를 들어 농약을 사용하여 재배한 당근을 먹는다고 합시다. 그때 그 당근 위에 자가채종 씨앗을 무농약, 무화학비료의 자연농으로 재배한 당근으로 만든 마더팅크처를 뿌립니다. 이건 저의 직감입니다만 그렇게 하는 것으로 인해 농약의 영향과 유전자 조작의 악영향을 감소시키는 것이 가능하다고 생각합니다. 장기친화성이 있는 마더팅크처가 장기를 본래의 모습으로 정돈시키듯, 자연스러운 당근 마더팅크처에 의해 당근 본래의 자연스러운 모습으로 돌아간다(부자연스러운 부분을 중화한다)고 하면 될까요?

 채소는 단순한 영양원이 아닙니다. 그 안에는 다양한 성분이 함유되어 있어 약초와 같은 효과와 효능이 있습니다. 그렇기에 채소 마더팅크처도 약초 마더팅크처와 같이 사용할 수 있습니다.

  저는 채소 마더팅크처를 화장품에도 응용하고 있습니다. 몸이 무농약을 바라는 것처럼 피부도 자연스러운 무농약을 원한다고 생각하기 때문입니다.

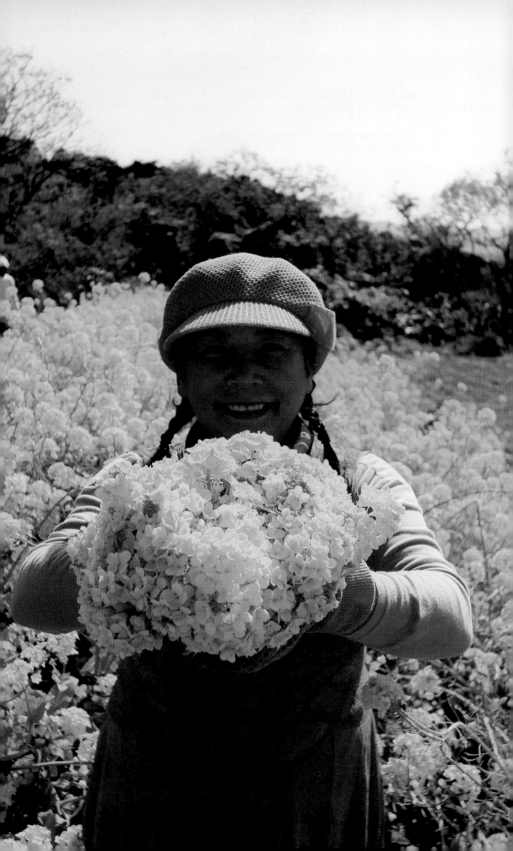

52 Daucus carota

다쿠스 캐로타 Dauc.

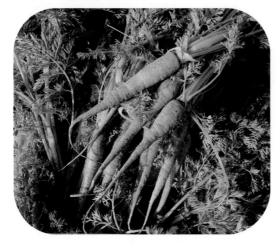

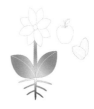

과속 미나리과 당근속
학명 *Daucus carota*
장소 피부
　　　점막
　　　눈
　　　면역

테마 피부나 점막을 보호 및 복원한다

큰 특징

* 습진, 피부염

특징

* 위염, 위궤양　　* 치질, 동맥류
* 점막 건조　　　* 시력저하, 야맹증
* 안구 건조
* 감기에 잘 걸린다

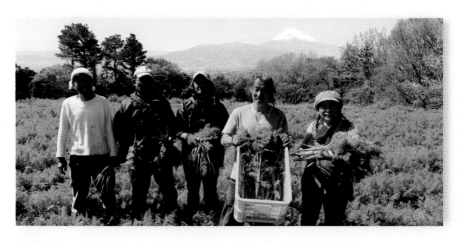

당근은 모든 병에 효과가 있는 훌륭한 채소입니다. 당근에는 베타카로틴이 풍부하게 함유되어 있습니다. 카로틴(carrotin)의 어원은 당근(carrort)으로 당근의 오렌지색은 카로틴에서 나옵니다. 카로틴은 체내에서 비타민A로 바뀌는 성분입니다.

베타카로틴에는 항산화 작용이 있습니다. 활성산소를 제거하는 힘이 있고 면역력을 높입니다. 평소에 당근을 자주 먹는 사람은 암에 잘 걸리지 않고 폐암 발생률이 반으로 줄어든다는 이야기도 있으니 매일 먹읍시다.

유럽 민간요법에서는 당근과 사과로 스무디를 만듭니다. 건강을 유지하고 만병을 예방하기 위해 많이 마십니다. 병을 앓은 후 쇠약해졌을 때에는 당근, 감자, 양파 등으로 끓인 수프가 좋겠지요.

카로틴은 눈 문제에도 좋아 시력 회복에도 효과가 있습니다. 거칠어진 피부와 피부병에도 효과적입니다. 카로틴에는 피부나 점막을 복원, 보호하는 힘이 있습니다. 그래서 저는 아토피가 있는 분에게 당근을 먹도록 권합니다.

당근에는 비타민B군, C, 칼슘, 철 등도 함유되어 있습니다. B군은 건강한 피부나 머리카락, 손톱을 만드는 데에 필요하고 거칠어진 피부나 뾰루지 등에 효과가 있는 비타민입니다.

당근 잎은 미네랄이 풍부하여 특히 칼륨이 많이 함유되어 있습니다. 소장의 움직임이 나빠져 소화 흡수가 안 되는 사람은 당근 잎을 건조해 차로 마셔보세요. 볶아서 먹어도 맛있습니다.

53 Brassica oleracea var. capitata

브래시카 올레라시아 Bras-o-c.

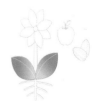

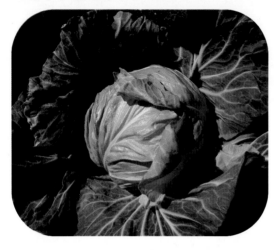

과속   십자화과 십자화속

학명   *Brassica oleracea*
         var. capitata

장소   위

      십이지장

      대장

      뼈

      호흡기

테마   위장 상태를 조절하고 정돈한다

큰 특징

* 위통, 위산 과다

특징

* 위·십이지장 궤양

* 암 예방

* 골다공증

* 감기, 가래가 나온다

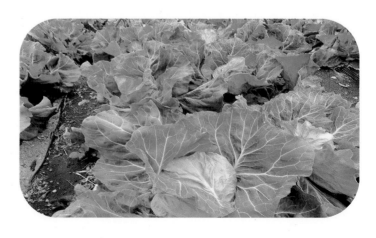

250

양배추의 역사는 오래되어 고대 그리스에서는 약이나 건강식으로 알려져 있었습니다. 히포크라테스는 양배추를 '복통과 이질의 특효약'이라고 했고 피타고라스는 '활력과 안정을 유지해준다'라고 했습니다. 유럽에서는 '가난한 사람의 의사'라고도 불렸습니다. 양배추는 특히 위통, 위산 과다, 위·십이지장궤양에 효과가 있습니다. 이것은 양배추에 함유된 비타민U에 의한 것입니다. 비타민U에는 위산 분비를 억제하고 위 점막 복구를 도와 위궤양을 방지하는 기능이 있습니다.

양배추는 암 예방이나 암 개선에도 효과가 있습니다. 양배추에는 인돌화합물이 함유되어 있어 발암물질의 해독을 촉진하고 암을 예방합니다. 특히 대장암을 예방하는 채소로 알려져 있습니다. 요즘 대장암에 걸리는 사람이 늘어나고 있는데 고기만 먹고 양배추 등은 먹지 않기 때문이 아닐까요? 양배추는 위암이나 결장암, 유방암을 예방하는데에도 좋다고 알려져 있습니다. 위장에 작용하는 것으로는 양배추에 함유된 유황의 기능도 중요합니다. 유황은 장내 노폐물을 분해하여 정화합니다. 장내에서 이상발효를 일으키지 않도록 해주는 것입니다. 양배추를 많이 먹으면 유황 냄새가 나는 가스가 생깁니다. 그 정도로 양배추에는 유황이 풍부하게 함유되어 있습니다. 유황은 호흡기에도 작용하여 염증을 없애 줍니다. 양배추에는 비타민C도 함유되어 있기에 감기에 걸렸을 때 먹으면 좋겠지요. 비타민C는 콜라겐 합성에도 관여하여 주름이나 주근깨를 예방합니다. 양배추는 미용효과도 있는 채소입니다. 또한, 비타민K도 풍부하기 때문에 뼈를 튼튼하게 합니다. 골다공증 예방에도 좋습니다.

마더팅크처와 미네랄 *2*

칼슘 이 많이 함유된 마더팅크처

| Equis-a. | Eriob. | Morus | Urt-p. | Valer. |

칼륨 이 많이 함유된 마더팅크처

| Aven. | Borago | Cich. | Tarax. | Urt-p. |

마그네슘 이 많이 함유된 마더팅크처

| Aven. | Borago | Lappa | Morus | Urt-p. |

나트륨 이 많이 함유된 마더팅크처

| Aven. | Borago | Tarax. |

구리 가 많이 함유된 마더팅크처   아연 이 많이 함유된 마더팅크처

Lappa   Urt-p.

제 **3** 부

서포트 팅크처

눈 서포트

Φ :   Cineraria Dios. Euphr. Thuja Valer.

Rx :   Con. Dig. Hyos. Iod. Kali-br. Kali-bi. Kali-i. Led. LED-Blue. LED-Green LED-Pink LED-Purple LED-Red LED-White Lit-t. Nit-ac. Phos. Phys. Sec-c. Sol.

해설 인도에 갔을 때 동종요법 제품 공장을 견학하게 되었습니다. 그곳에 훌륭한 안약이 있었는데 Euphr.와 Cineraria가 들어있었습니다. 눈 염증에는 Euphr.만으로는 충분하지 않고 Cineraria가 필요합니다. 눈에 염증이 생기면 곧 흰자가 혼탁해집니다. 그래서 눈앞이 뿌옇게 보이게 됩니다. 그럴 때는 Cineraria가 가장 좋습니다. Cineraria는 노인성 백내장, 외상성 백내장이 진행되어 마지막에 망막 박리가 되는 경우를 막아주는 훌륭한 마더팅크처입니다. 제가 콘택트렌즈로 인해 눈이 건조할 때 그 안약을 사용해 보니 눈앞이 맑아져 잘 보이게 되었습니다. 안구 세척에 사용하고 싶을 때는 작은 컵을 준비하고 소금 조금(한 꼬집 정도)과 눈 서포트 팅크처를 5방울 정도 넣어 컵에 눈을 대고 깜빡이면 좋을 것입니다.

근시 서포트

Φ :   Cineraria Euphr. Ruta Thuja Valer.

Rx :   Agar. Bell. Calc-p. Chin. Con. Cycl. LED-B Merc. Nat-m. Nice. Nit-ac. Puls. Strain.

귀 서포트

Φ :   Calen. Dios. Verb.

Rx :   Calen. Cann-s. Hep. Kali-m. Merc-sol. Nat-m.
Nice. Nit-ac. Puls. Sec. Strain. Sulph. Tell.

> **해설** 외이염, 중이염, 귀가 가려울 때, 귀 궤양에 대응하는
> 팅크처입니다.

입과 충치 서포트

Φ :   Plan. Thuja

Rx :   Calc-p. Cham. Hecla Kreos. Lac-h. Mag-c.
Merc-sol. Staph. Sulph. Syph.

> **해설** 이것은 구강 내 전반의 문제에 적합하지만 이가 부서지거
> 나 치석이 생길 때 등에 좋습니다. 잇몸 궤양, 구강 내 궤
> 양, 부종, 구내염, 구각염 등을 서포트합니다. 뜨거운 것을
> 먹고 입 속 껍질이 벗겨졌을 때, 개에게 구강 문제가 생겼
> 을 때도 적합합니다.

2. 내장 서포트 팅크처

뇌 서포트→ 뇌와 신경 서포트 참조

갑상선(후쿠시마) 서포트

Φ :   Borago Morus Thuja

Rx :   Ambr. Brom. Iod. Kali-i. Kali-i-D Pitu-gl. Pluton.
Spong. Stann. Thyr.

폐 서포트

Φ :　Echi-p. Queb. Rumex Verb.

Rx :　Ant-t. Calc-p. Cann-s. Chin. Cupr. Hep. Kali-c. Merc-sol. Phos. Puls.

해설　폐에는 Verb.도 좋습니다. Verb.은 비장에도 적합합니다. 다만 여기에는 포함하지 않았습니다. 만약 폐 서포트 팅크처를 써서 효과가 없으면 Verb. 마더팅크처를 사용해 보세요.

심장 서포트

Φ :　Cact. Crat. Dios.

Rx :　Acon. Arn. Aur. Calc-p. Cann-s. Dig. Nat-m. Puls. Rhus-t. Spig. Verat-v. Zinc-m.

간 서포트

Φ :　Berb. Card-m. Camph. Dios. Hyper. Ruta Tarax. Thuja Valer.

Rx :　Arg-n. Bry. Brom. Caust. Caul. Carb-v. Calc-s. Con. Ign. Kali-i. Kali-c. Lach. Laur. Lyc. Lyss Nat-m. Nit-ac. Nux-m. Petr. Sulph. Sep. Zinc.

신장 서포트

Φ :　Berb. Dios. Erig. Ham. Ruta. Solid-a. Thuja

Rx :　Canth. Calc-p. Cimic. Crot-t. Kali-i. Kali-bi. Lach. Lyc. Nit-ac. Ol-j. Ox-ac. Phys. Sang. Stann. Strept. Tell. Terb. Zinc.

비장 서포트

Φ : Dios. Echi-p. Ruta

Rx : Asaf. Cann-s. Cean. Chin. Dulc. Ign. Laur. Plat. Plb. Ran-b. Ruta Zinc-m.

췌장 서포트

Φ : Aral. Aven. Borago Quer. Thuja

Rx : Calc-p. Chin. Chr. Con. Ferr-p. Iod. Iris. Kali-c. Lyc. Mag-p. Mang. Merc-s. Nat-bic. Rhus-t. Syzyg. Selen. Vanad. Zinc.

자궁 서포트

Φ : Dios Thuja

Rx : Bell. Canth. Croc. Kali-c. Nat-m. Nux-v. Op. Plat. Puls. Rhus-t. Sabin. Sec.

난소 서포트

Φ : Thuja

Rx : Apis Asaf. Bell. Canth. Chin. His. Kali-s. Lach. Nat-m. Nit-ac. Ran-b. Sec. Staph. Zinc-m.

전립선 서포트

Φ : Thuja

Rx : Agn.(Vitx.) Bell. Calad. Chin. Con. Graph. Nat-m. Nux-m. Puls. Rhod. Sel. Spong. Staph. Zinc-m.

위 서포트

Φ :	Dios. Ruta Valer. Zing.
Rx :	Bry. Calc-p. Cham. Chin. Dig. Ip. Lyc. Nat-m. Nux-v. Puls. Rhus-t. Verat.

소장 서포트

Φ :	Alf. Crat. Dios. Quer. Zing.
Rx :	Cina Hell. Kali-n. Magn-ambo. Merc-sol. Mez. Morg-g. Psor. Sulph. Syph.

 소장 서포트 팅크처에 Crat.(Crataegus, 산사)의 마더 팅크처가 포함된 이유는 소장이라는 장기는 심장과 관계가 있기 때문입니다. 소장은 영양을 흡수하는 매우 중요한 장기입니다.

대장 서포트

Φ :	Chol. Dios. Queb. Quer. Ruta
Rx :	Alum. Ars. Camph. Carb-an. Chol. Dig. Hep. Phos. Psor. Tub. Staph.

 대장은 잘 관리하지 않으면 만병의 근원이 됩니다. 대장 서포트 팅크처에는 Chol.(Cholesterimum 콜레스테롤)을 포함합니다. 이것은 굉장히 중요한 포인트입니다. 왜냐하면 대장이 수분을 빨아들일 때 담즙도 빨아들이기 때문입니다. 대장이 담즙을 흡수하지 못하면 새로운 담즙을 만들 수 없습니다. 담즙 흡수로 인하여 새로운 담즙이 만들어지기 때문입니다. 담즙이 응축된 Chol.을 포함한 대장 서포트 팅크처는 대장의 담즙 흡수력이 떨어졌을 때 적합합니다.

설사 서포트

Φ : Rumex Thuja Valer.

Rx : Ars. Chin. Coloc. Iod. Merc-sol. Mez. Phos. Psor. Sulph.

 비행기나 기차, 야간 버스를 탔을 때 화장실에 갈 수 없는 상황일 때 설사 서포트 팅크처를 먹으면 좋습니다. "윽"하고 신호가 왔을 때에 사용하세요. 제가 오래전부터 급한 설사 때문에 갖고 다니던 레메디는 Chin.와 Ars., Sulph. 그리고 Nux-v.입니다. 아주 편안해집니다. 오랫동안 써보니 좋았기 때문에 Chin.와 Ars., Sulph.를 설사 서포트 팅크처에 포함시켰습니다.

변비 서포트

Φ : Dios. Ruta Tarax. Thuja

Rx : Alum. Camph. Chin. Graph. Hep. Iod. Merc-sol. Nat-m. Op. Psor. Verat.

 수십년간 변비였던 사람에게 이것을 주었더니 바로 변이 나오게 된 경우가 있습니다.

소화 서포트

Φ : Mill. Ruta

Rx : Ars. Bell. Carb-an. Carc. Con. Iod. Kali-c. Lyc. Nux-v. Phos. Ph-ac. Sep. Zinc.

피부(아토피·농가진) 서포트

Φ : Berb. Tarax. Urt-p.

Rx : Calc-s. Dulc. Graph. Jinkansen Kali-s. Lyc. Merc. Rhus-t. Sil. Sulph.

 아토피와 농가진에 사용합니다.

혈액(빈혈) 서포트

Φ : Berb. Dios. Echi-p. Ham. Mill. Urt-p.

Rx : Arn. Aur-m-n. Canth. Carb-v. Calc-c. Crot-h. Elaps. Glon. Iod. Lit-t. Lyss. Nit-ac. Nux-m. Ol-an. Ox-ac. Sep. Sulph. Zinc.

 Urt-u.에 철이 많이 들어 있습니다. Alf.는 엽산을 많이 함유하고 있습니다. 둘 다 조혈작용과 관련이 있습니다. 저는 궤양성 대장염으로 빈혈이 심한 사람에게 이 서포트 팅크처을 줍니다. 장 궤양을 치유하기 위해서는 장 융모를 제대로 관리해야 합니다. 장 융모가 얇으면 그곳으로 이물질이 들어오기 때문입니다. 그것을 막기 위해서 점막을 두껍게 해야 하는데 그러기 위해서는 조혈능력을 높여야 합니다. 빈혈 상태에서는 점막이 얇아집니다. 그렇기에 빈혈을 치료하는 것이 중요합니다. 이런 것들을 기억하며 이 서포트 팅크처를 만들었습니다. 실제로 이 서포트 팅크처를 먹은 사람은 헤모글로빈 수치가 훌륭하게 개선되었습니다.

정맥(정맥류) 서포트

Φ : Echi-p. Ham. Thuja

Rx : Arn. Coloc. Ferr-p. Lach. Nux-v. Puls. Spig. Thuja Zinc-m.

근육과 힘줄 인대 서포트

Φ : Berb. Hyper. Mill. Tarax. Thuja

Rx : Adren. Ang. Arn. Bell. Calc-p. Calc-f. Carb-an. Ip. Magnet-Aust. Magnet-Ambo. Magnet-Arct. Rhus-t. Ruta. Sep. Sil. Stann. Thiosin.

뇌와 신경 서포트

Φ : Aven. Bell-p. Dios. Gink-b. Hyper. Passi. Quer. Valer.

Rx : Aran. Arg-n. Carb-v. Cinnb. Hypoth. Kali-p. Lat-m. Mag-p. Naph. Pineal Pitu-gl. Spig. Spide-J Sulph. Tarent. Tarent-c. Tela.(Aran-tela.)

뼈 서포트

Φ : Dios. Equis. Morus Urt-p. Valer.

Rx : Asaf. Bor. Calc-f. Calc-p. Estrogen. Hecla Mag-p. Mang-s. Para-thyroid. Phos. Sil. Symph. Sulph. Zinc.

해설 Morus는 칼슘과 마그네슘이 많습니다. 칼슘은 우유와 비교하면 27배나 많습니다. 마그네슘도 뼈의 성장에 필수적입니다. 또한 Morus는 아연도 많이 함유합니다. 아연은 피부와 뼈의 대사를 높여줍니다. 필수 미량 원소도 있기 때문에 아연이 부족하면 신진 대사가 나빠집니다. Morus에는 이러한 미네랄들이 풍부합니다.

게다가 레메디 또한 뼈에 적합한 것을 조합하였습니다. 이 서포트 팅크처는 뼈와 치아 상태가 안 좋은 사람, 골다공증이 있는 사람, 성장기인 사람에게 적합합니다.

4. 기타 서포트 팅크처

방사선(후쿠시마) 서포트

Φ :	Dios. Echi-p. Urt-p.
Rx :	Aloe Aur. Cob. Cupr-ar. Ferr-p. Fukushima Hydr. Ign. RA(방사능 레메디) Ruby Syph.

복수(腹水) 서포트

Φ :	Erio.
Rx :	Ars. Bry. Camph. Cupr. Ferr. Lyc. Syph.

 복수 문제는 굉장히 어렵습니다. Kali-i.(Kali iodatum)과 Iod.(Iodum) 레메디를 추가해도 좋습니다.

무좀 서포트

Φ :	Calen. Thuja
Rx :	Calc-p. Graph. Hep. Hydrc-ac. Mez. Puls. Ran-b. Sabad. Sep. Sil.

질소 서포트

Φ : Erio.

Rx : Am-c. Am-m. Glon. Gunp. Hydrc-ac. Kali-n. Nit-ac. Uran-n.

해설 질소는 감정을 나르는 매체입니다. 감정체는 몸에서 나오고 공기 중의 질소를 통해서 상대방에게 전해집니다. 질소가 과도한 사람은 다른 사람이 생각하는 것을 민감하게 받아들입니다. 상대가 무엇을 생각하는지 잠재의식으로 알아차리는 것입니다. 그래서 상대가 분노와 미움의 감정을 가지고 있으면 그것에 얽매이게 됩니다. 분노나 증오, 원한의 감정이 있으면 질소는 몸속에 쌓입니다. 그럴수록 부정적인 것을 깨닫게 됩니다. 타인의 생각에 민감한 사람이나 영매 체질인 사람, 미움의 감정을 불태우며 다른 사람을 용서하지 못하는 사람, 자기를 비하하는 사람에게 이 팅크처는 적합합니다. 결핵, 심장, 폐의 문제에도 적합합니다.

과로(일을 많이 하는 사람) 서포트

Φ : Dios. Fago-t.

Rx : Chin. Kali-p. Lach. Lyc. Nux-v. Ph-ac. Prot. Sel. Zinc-m.

해설 과도하게 일하는 사람을 위해 만든 서포트 팅크처입니다. 과로하고, 피곤에 찌든 사람, 또한 기력이 나지 않는 사람, 초조감에 휩싸이는 사람에게 적합합니다. 싸우는 것이 아무 소용이 없다는 것을 알게 될 것이라고 생각합니다.

5. 동물 케어와 사람의 서포트 팅크처

마더팅크처는 일반적으로 1X이지만 동물에게 사용하는 것은 2X입니다. 왜냐하면 동물은 후각이 예민하여 1X라면 냄새가 강해 마시지 않기 때문이죠. 물론 동물뿐만 아니라 사람에게도 매우 좋습니다. 냄새를 싫어하는 아이, 쓴 것을 잘 못 먹는 성인은 2X가 좋습니다.

젖 서포트

Φ :	Alf.
Rx :	Calc-p. Chin. Ferr-p. Kali-p. Mag-p Nat-p. Ph-ac. Puls. Urt-u.

> **해설** Alf. 마더팅크처에 영양의 흡수를 높이는 레메디와 호르몬을 조정하고 임신을 도우며 태아의 성장을 돕는 레메디를 조합했습니다. 또한 이 마더팅크처는 젖이 나오지 않을 때나 뼈를 튼튼하게 하고 싶을 때에도 사용할 수 있습니다.

불임(자궁) 서포트

Φ :	Alf.
Rx :	Aur-m-n. Calc-p. Nat-m. Nat-s. Phos. Puls. Sep. Thuja

> **해설** 이것은 특히 난소와 자궁에 적합하게 만든 것으로, 부정 출혈 및 불임문제에 사용합니다. 물론 사람에게도 사용할 수 있습니다.

치아(이·뼈·알) 서포트

Φ : Alf.

Rx : Calc. Calc-p. Cob. Cupr-ar. Ferr-p. Kali-p.
Mag-p. Nat-p. Sel. Zinc.

 이것은 질이 나쁜 **뼈**와 치아의 문제에 적합합니다. 달걀 껍질의 질이 안 좋을 때, 키우는 새가 알을 낳지 않을 경우에 적합합니다. 또 소나 돼지가 호르몬제, 칼슘제를 사용하지 않으면 튼튼한 몸을 만들지 못하여 임신·출산할 수 없는 경우에도 사용하면 튼튼한 몸을 만들어 주겠지요. 사람도 골다공증에 잘 걸리는 경우에 사용해보세요. 젖 서포트 팅크처는 영양 흡수로 **뼈**와 근육을 튼튼하게 만들어 주고 이 팅크처는 **뼈**와 치아에 특화된 서포트 팅크처입니다.

뼈(다리의 경련) 서포트

Φ : Echi-p.

Rx : Bry. Calc. Calc-p. Nux-v. Rhus-t. Puls. Sel.
Symph.

 이것도 치아(치아·**뼈**·알)의 서포트 팅크처와 마찬가지로 골다공증에 적합하지만 이 서포트 팅크처는 칼슘 흡수가 안 되는 체질에 적합합니다. 동물들은 저칼슘혈증이 되면 다리가 덜덜 떨립니다. 강아지들이 어미 개 아래에 모여서 젖을 먹고난 후 어미개가 떨면서 일어설 수 없게 되는 경우가 있습니다. 그것은 저칼슘혈증 상태가 되었기 때문입니다. 이런 동물의 경우에 이 서포트 팅크처를 복용한다면 증상이 상당히 개선될 것입니다. 인간도 저칼슘혈증이 되면 다리가 떨려서 제대로 설 수 없게 됩니다. 자폐증 어린이들도 저칼슘혈증인 아이가 많은데, 이 팅크처가 효과가 있었습니다.

영양부족 서포트

Φ :   Alf.

Rx :   Vital Salt, Active Salt, Active Element

 Alf. 마더팅크처에 모든 미네랄의 조직염 레메디 (12종류의 생명조직염-Vital Salt, 12종류의 세포활성염-Active Salt, 12종류의 미량원소-Active Element)를 믹스합니다. 미네랄 부족을 해소하기 위한 팅크처로 동종요법판 영양제라고 생각하세요.

염증·열·기침 서포트

Φ :   Echi-p.

Rx :   Acon. Ant-t. Ars. Bell. Bry. Ferr-p. Kali-m. Nat-s. Nat-m.

 기침, 발열, 폐렴, 인두염, 후두염, 기관지염, 결막염, 비염. 기타 염증과 관련된 증상에 적합합니다. 동종요법판 항생제로 사용할 수 있습니다. Echi-p.등의 국화과 마더팅크처는 항균에 매우 유용합니다.

상처·부상·타박상·골절 서포트

Φ :   Calen. Hyper.

Rx :   Arn. Lach. Led. Rhus-t. Ruta Sil.

 부상, 사고, 타박상, 골절 상처 모두에 적합합니다. 고양이에게 물렸을 때 등에도 좋습니다. 물론 동물뿐만 아니라 사람에게도 좋습니다.

벌레물림(지네·뱀·모기) 서포트

Φ :　　Plan.

Rx :　　Apis Adren. Form. His. Lach. Mukad. Nat-m.
　　　　Suzumeb.

 벌레에 쏘이거나 전갈, 지네, 뱀에 물렸을 때 적합합니다. 부어올라 통증이 있을 때 써보세요.

설사·살모넬라균·원충 서포트

Φ :　　Zing.

Rx :　　Ars. Carb-v. Chin. Cina Mag-p. Merc-c. Morg-g.
　　　　Podo. Verat.

 이것은 만성 설사에 대처하기 위해 만들었습니다. 소화 불량, 위산 과다, 고창, 잦은 방귀. 긴장하면 바로 설사를 하는 사람에게도 적합합니다. 시험을 앞두면 설사를 하는 아이들은 Arg-n.과 함께 사용할 수 있습니다. 인도처럼 비위생적인 곳에 갈 때는 갖고 가면 좋을 것입니다. 식중독, 물갈이, 이질, 콜레라 등으로 인해 구토 설사증이 생겼을 때 이 팅크처가 좋습니다.

가려움(아토피·사마귀) 서포트

Φ :　　Calen. Urt-u.

Rx :　　Alum. Bac. Graph. Merc-i-r. Psor. Sulph. Thuja

 두드러기나 아토피 등의 피부 발진으로 쿡쿡거리고 따끔거려 계속 긁고, 긁으며 답답한 나머지 짜증을 내는 사람에게 적합합니다. 긁으면 긁을수록 심해지는 두드러기에는 Urt-u.이 적합합니다. 심한 가려움이 있는 아토피, 백선, 마른 버짐

과 사마귀, 화상을 입었을 때에도 좋고, 부종이나 신장의 문제에도 적합합니다. 아토피로 괴로울 때에는 이 서포트 팅크처를 먹으면 좋습니다.

피로(수족구와 후유증, 숨참, 타액과다, 체중 감소, 털이 난다, 모유분비 부족, 불임, 태반 잔류) 서포트

Φ : Alf.

Rx : Ant-t. Ars. Bry. Bor. Calc-p. Ferr-p. Kali-m. Kali-p. Kali-s. Mag-p. Merc-c. Nat-p. Rhus-t.

 피로하고 고단할 때 적합한 팅크처입니다. 밖에 데리고 나가도 걷지 않는 개나 고양이, 수족구 병이 온 반려동물, 숨이 찬 듯하여 침을 흘리고 있거나 우유를 마시는 양이 줄어든 반려동물에게 적합합니다. 소 구제역에도 사용합니다. 사람도 피곤해서 운동은 도저히 못하겠다는 경우, 무거운 몸을 끌고 다녀야 할 때, 몸이 200kg정도 되는 듯 무겁게 느낄 때, 누가 업어주거나 아기처럼 안아 주었으면 싶을 때 등에 적합합니다. 태반이 잔류하거나 태반 박리가 되기 쉬운 사람에게 이 팅크처를 쓰면 유산의 경향을 막을 수 있습니다.

간 서포트

Φ : Card-m.

Rx : Carb-v. Card-m. Chel. Chol. Hydr. Nat-s. Nux-v. Puls. Sul-ac. Ter.

 간 마더팅크처인 Card-m.에 간에 적합한 레메디를 조합해서 더욱 간에 특화하도록 만든 것입니다. 간은 체내를 정화하는 곳입니다. 약물이나 독소가 들어가거나 필요 없는 이물질이 들어가거나 하면 가장 곤란한 곳이 간입니다. 간은 SOS를 보내지 않습니다. 스트레스와 노폐물, 필요 없는 것들은 모두 간으로 갑니다. 요즘 사람들은 더욱 더 간을 튼튼하게 해야 합니다. 그러기 위해서 이 마더팅크처가 좋겠지요.

신장 서포트

Φ :　Berb.

Rx :　Adren. Benz-ac. Berb. Nat-m. Petros. Sars. Ser-ang. Sil. Solid. Urin-h.

해설　신장, 소변, 결석 등을 맑게 하려고 만든 팅크처입니다. 간과 담낭은 욕구 불만과 분노가 많이 쌓이는 곳입니다. 간이 나빠지면 혈액이 뭉치고 막히게 됩니다. 그러면 그 혈액을 여과하기 위해서 이번에는 신장이 나빠집니다. 간에 맺힌 감정을 신장으로 떠밀어버리는 것입니다. 그리하여 간과 신장이 동시에 타격을 입습니다. 그리고 원망하는 이도 원망을 듣는 이도, 빨리 죽어야 된다고 말합니다. 사람을 죽이는 구멍 두 개가 바로 이것입니다. 이런 문제는 빨리 해결해야 합니다. 어떤 사람에게 속았을 때, 그것은 속일만 했기에 속아 넘어간 것이라고 생각하면 좋습니다. 돈을 도둑맞았다면 도둑이 훔칠만 했기에 훔쳤다고 생각하면 좋습니다. 아무것도 걱정할 것이 없습니다. 모든 일은 일어나게끔 되어있기에 일어납니다. 어떤 레메디를 먹어도 다가올 일은 제발 오지 말라고 빌어도 옵니다. 레메디를 먹고 다가올 일에 얽매이지 않는 인간이 되는 것이 가장 중요합니다.

신경(신경피로·우울) 서포트

Φ :   Passi.

Rx :   Aur. Aven. Ign. Kali-p. Lach. Mag-p. Op. Passi.
Ph-ac. Staph. Valer. Zinc.

 Passi. 마더팅크처에 신경을 지원하는 레메디가 함께 들어 있습니다. 신경(신경 피로, 우울증)의 서포트 팅크처는 신경의 문제, 예를 들어 긴장, 흥분, 환각, 불면, 모든 불안에 적합합니다. 극도의 피로로 인한 불면, 침착하지 못함, 각성 상태, 특히 고령자 혹은 신생아나 아이가 불면으로 약해졌을 경우 등 불면과 관련된 다양한 증상에 적합합니다. 흥분으로 경련이 일어났을 때나 백일해, 급성 천식 증상, 야간에 기침이 멈추지 않게 되었을 때, 간질의 경련과 파상풍에 제격입니다. 그리고 환각이 보이거나 환청이 들릴 때, 히스테릭해 질 때도 적합합니다. 계속 짖어대며 멈추지 않는 개에게 이것을 주니 굉장히 차분해졌습니다. 물론 사람에게도 매우 좋습니다. 신경과 뇌의 서포트 팅크처도 신경의 문제에 적합한 서포트 팅크처입니다.

6. 발달장애를 위한 서포트 팅크처

Thuja· 백신병

Φ :   Thuja

Rx :   ActHIB-V BCG-V Carc. DPT-V H1N1. Inf97/98-V
Inf.03-V Jap-ence-V MMR-V Med. Norito Psor.
Pol-V Syph. Scarl. Shinkyo Tub. Varic. Vario. Varic-V

자세한 내용은 제1부 제3장의 서포트 팅크처 제1호를 참조하세요.

Hyper. · 스트레스

Φ : Hyper.

Rx : Alum. Calc. Kali-p. His. Lith-m. Mag-p. Merc-i-r. Mur-ac. Ph-ac. Pic-ac.

 자세한 내용은 제1부 제3장의 서포트 팅크처 제2호를 참조하세요.

자폐와 장의 문제

Φ : Alf.

Rx : Cupr-ar. Gaert. Kankyo-shiro Mang-s. Ol-j. Plb. Sacch. Sel. Thym-g. Zinc-m.

 자세한 내용은 제1부 제3장의 서포트 팅크처 제3호를 참조하세요.

Cupr-ar.은 설사, 티푸스, 대장염 등에 적합한 레메디 입니다. Gaert.는 장내 세균 노조드로 소화 흡수가 잘 안되는 사람에게 적합합니다. Mang-s.도 소화 흡수와 관계되는 레메디입니다. 망간이 없으면 담즙이 나오기 어려워 장에서의 흡수가 부족해집니다. Ol-j.(올리움 제 코리스)는 간유의 레메디로 장 궤양을 개선합니다. Plb.은 납의 독에 사용하는데, 납 등 중금속은 장의 융모에 축적 되니 그곳을 깨끗하게 청소해야 합니다. 납은 몸을 경직 시키고 다발성 경화증 경향을 만듭니다. Sacch.(사카럼)은 자당(sucrose) 레메디입니다. 단 것을 먹으면 장에 염증이 생기고 진물이 늘어납니다.

당은 점액을 늘립니다. 예방접종을 하면 아이들은 장 융모에 많은 점액을 만들게 됩니다. 그러면 장으로부터 영양을 흡수하지 못하고 항상 무른 대변을 보게 됩니다. 이러한 경우에 Sacch.이 적합합니다. Sel.에는 수은을 해독하는 작용이 있습니다. 장의 융모에 축적된 수은을 해독하려면 Sel.이 필요합니다. Zinc-m.은 스트레스를 완화하는 아연 레메디입니다. 아연이 부족하면 과잉행동인 아이는 더 움직이고 싶어집니다. Zinc-m.은 아연의 흡수를 돕습니다.

7. 암을 위한 서포트 팅크처

암을 위한 서포트 팅크처는 모두 아래의 레메디를 공통으로 조합합니다.
공통 Rxs : Ars. Carb-an. Kyosu-can. Lach. Med. Merc. Nit-ac. Psor. Scir. Sil. Syph.

골암

Φ :	Calen. Echi-p. Ham. Hyper. Morus Ruta Thuja Urt-p.
Rx :	Asaf. Calc. Calc-p. Mang-s. Phos. Ph-ac. Puls. Symph. 공통 Rxs

뇌종양

Φ :	Aven. Calen. Echi-p. Gink-b. Hyper. Ruta Thuja
Rx :	Calc-p. Cund. Hydr. Lyc. Phos. Ruta Sep. Thuja 공통 Rxs

유방암

Φ :	Calen. Card-m. Echi-p. Hyper. Ruta Thuja
Rx :	Cham. Cund. Con. Hep. Hydr. Lach. Phyt. 공통 Rxs

식도암

Φ :	Calen. Echi-p. Ham. Hyper. Ruta Thuja
Rx :	Arn. Canth. Cund. Dig. Germ. Lach. Nux-m. Zinc-m 공통 Rxs

백혈병

Φ :	Calen. Echi-p. Euphr. Ham. Hyper. Ruta Thuja
Rx :	Arn. Asaf. Bor. Chin. Cob. Ferr-p. Ign. Kali-m. Nat-m. Thuja 공통 Rxs

간암

Φ :	Calen. Card-m. Hyper. Ruta Valer. Thuja
Rx :	Bry. Con. Cund. Hydr. Mag-m . Nux-v. Sep. 공통 Rxs

폐암·기관지암

Φ :	Calen. Echi-p. Hyper. Queb. Ruta Valer. Thuja
Rx :	Calc-p. Cann-s. Hep. Kali-c. Lob. Myrr. Puls. Tub 공통 Rxs

림프암

Φ :	Berb. Calen. Card-m. Echi-p. Ham. Hyper. Ruta Thuja
Rx :	Both. Calc. Chin. Hydr. Kali-c. Nit-ac. Sep. Thuj 공통 Rxs

췌장암

Φ :	Calen. Hyper. Mill. Ruta
Rx :	Chin. Con. Cund. Hydr. Iod. Lyc. Nat-c. Sacch. Sulph. 공통Rxs

대장암

Φ :	Alf. Calen. Card-m. Echi-p. Hyper. Ruta Thuja
Rx :	Chel. Ferr-p. Hep. Hydr. Nit-ac. Staph. Thuj 공통 Rxs

위암

Φ :	Alf. Calen. Echi-p. Hyper. Ruta Thuja
Rx :	Bry. Calc. Carc. Chel. Crot-h. Cund. Hydr. Ip. Nux-v. Phos. Puls. Verat. 공통 Rxs

8. 채소와 흙을 위한 서포트 팅크처

채소와 흙을 위한 서포트 팅크처

Φ :	Alf. Hyper. Mill. Quer. Tarax. Urt-p. Valer.
Rx :	Echi-p. Hyper. Tarax. Urt-p. Valer. VitalSalt ActiveElement ActiveSalt Cina
해설	자세한 사항은 제1부 제3장의 채소를 위한 마더팅크처를 참조하세요.

제 **4** 부

레퍼토리

각 증상에 적합한 마더팅크처를 소개합니다.

1. 눈·코·귀·입 문제

눈의 염증·시력·기타 / 꽃가루 알레르기·비염·부비동염 / 코피 / 귀통증·이염·기타 / 헤르페스·구순염·구내염·입냄새 / 치아·잇몸

2. 호흡기 문제

기침 / 기관지염·천식 / 목 통증·편도염

3. 피부 문제

습진·두드러기·가려움증 / 여드름·부스럼 / 부종 / 창상 / 기타

4. 감염증 문제

감기·독감 / 기타

5. 심장·혈액·순환기 문제

심장 문제 / 혈관 문제 / 비장 문제 / 고혈압·저혈압 / 고지혈증 / 빈혈

6. 소화기 문제

변비 문제 / 설사 문제 / 구토 문제 / 소화 불량·식욕 부진 문제 / 위장염·위궤양 / 간·쓸개 문제 / 담석·황달

7. 비뇨기·생식기 문제

신장 문제 / 방광염·요도염 / 배뇨장애·요로결석·뇨침전물 / 전립선염·고환염·남성 생식기 문제 / 치질

8. 부인과계 문제 · 임신과 출산

여성 생식기·골반 문제 / 월경전 증후군 / 월경곤란(생리통)·월경불순 / 갱년기 장애 / 임신 중 / 출산 시 / 출산 후 / 모유·수유

9. 통증 문제

두통 / 목이나 어깨 결림·요통 / 근육통·염좌·타박상 / 관절염·류머티즘 / 신경통·신경염

10. 정신·신경계 문제

불안·긴장·공포 / 초조함 / 슬픔·우울 / 불면 / 건망증·사고력 저하 / 알츠하이머 병 / 기타

11. 기타 문제

피로·소모 / 경련·진전(근육의 수축과 이완) / 당뇨병 / 약으로 인한 해 / 기타

눈의 염증·시력·기타

Calen.	각막의 긁힌 상처, 곪기 쉬운 눈의 상처, 눈에 이물질이 들어가 있다
Chel.	백내장
Cineraria	백내장, 동공 혼탁, 안구의 외상
Euphr.	카타르성 결막염, 자극성 눈물이 나온다, 눈이 따끔거린다, 빛이 눈부시다, 백내장, 녹내장, 각막 궤양, 쇼그렌 증후군
Grin.	눈의 염증, 충혈되어 있다, 안구의 통증
Ham.	결막염, 눈이 충혈됨, 따갑고 아프다, 눈가의 다크써클
Hydr.	결막염
Rumex	눈 통증, 쑤시는 느낌
Ruta	두통을 일으키는 안정 피로, 눈을 혹사시켜 새빨개짐, 아프다, 시야가 흐려지다
Tarax.	눈에 모래가 들어간 것 같은 느낌, 불타는 듯한 아픔
Thuja	다래끼

꽃가루 알레르기·비염·부비동염

Euphr.	비염, 대량의 콧물로 코가 막힌다, 밤에 악화 코의 비자극성 분비물과 눈의 따가운 분비물을 동반하는 부비동염
Thuja	만성 카타르, 끈적끈적한 황록색의 점액

코피

Art-i.	코피가 흐르고 멈추지 않음
Euphr.	코피
Ham.	따갑고 아프다, 검은색, 코피가 자주 난다, 대상성(代償性)월경에 의한 출혈
Mill.	머리의 울혈과 함께 코피가 나온다, 눈에서 코까지 이어지는 부분을 관통하는 통증

귀통증 · 이염 · 기타

Calen.	고막 파열
Dios.	기침을 하거나 코를 풀면 악화되는 귀 통증
Ham.	귓속에서 이음이 들린다
Plan.	귀 뼈 통증, 통증이 머리를 통과하여 다른 쪽 귀로 넘어간다, 치통을 동반하는 귀 통증
Quer.	점액의 울체를 동반하는 이명과 어지럼증
Rumex	귓속의 통증과 가려움증, 귀가 울린다
Ruta	속이 근질거리며 아프다, 귀 연골부가 타박상을 입은 듯 아픔
Tarax.	귀에 찢어질 듯이 아프다, 전격통(전기가 닿은 듯 급하게 오는 통증)
Thuja	만성적인 이염, 냄새나는 고름을 분비
Valer.	경련성 통증을 동반한 귀 통증, 추위에 노출되면 아프다, 환청, 잡음
Verb.	귀 통증, 난청, 뭔가가 막힌 듯한 감각

헤르페스 · 구순염 · 구내염 · 입냄새

Arn.	구취
Bell-p.	입술의 작은 궤양, 균열, 입과 혀 점막에 통증
Cund.	구각염, 입가의 균열, 궤양, 혀의 궤양
Sasa	구내염, 구강 내에 세균이 번식하여 생기는 구취
Thuja	혀 밑부분 근처에 흰 수포

치아 · 잇몸

Arn.	발치 후의 출혈
Calen.	잇몸 출혈, 발치 후에 피가 멈추지 않는다, 상처가 좀처럼 낫지 않는다
Plan.	충치의 통증, 심한 신경 통증이 안면을 스쳐 지나간다, 과민성, 찬바람으로 악화, 치조농루, 잇몸 출혈, 발치 후 통증

Sasa	치은염
Tarax.	치아에 압박통, 치아가 들뜨는 느낌
Valer.	콕콕 쑤시는 치통

호흡기 문제 *2*

기침

Euphr.	대량의 점액을 뱉는 심한 기침, 아침에 악화. 호흡이 멈출 정도, 누우면 가라앉는다
Eup-per.	엎드리면 호전되는 기침
Mill.	기침을 하면 각혈한다
Passi.	야간에 생기는 기침, 백일해
Quer.	만성적인 폐의 점액과 계속되는 기침
Rumex	목이 근질근질 하여 나오는 기침, 차가운 공기를 마시면 악화
Verb.	마른 기침, 밤에 악화

기관지염 · 천식

Cact.	점액 때문에 목이 걸걸해지는 만성 기관지염, 호흡 곤란의 발작으로 실신
Erio.	단순 기관지염, 기침이나 가래가 나온다
Eup-per.	기관지염, 목소리가 갈라지고, 따갑게 아프다
Grin.	기관지염, 호흡 곤란을 동반하는 천식, 대량의 가래, 점액
Passi.	심각한 기관지 경련이 있을 경우의 급성 천식 발작
Queb.	호흡 곤란에 청색증(혈액 중의 산소가 결핍하여 피부나 점막이 검푸르게 보이는 상태)을 동반한 천식
Rumex	점막이 건조하며 과민해짐, 타는 듯한 아픔, 기침이 그치지 않는다
Solid-a.	기관지염, 피 묻은 객출물, 계속되는 호흡 곤란

Thuja	어린이 천식, 야간에 악화
Valer.	경련성 천식, 잠이 들 때 숨이 막혀서 힘들다
Verb.	목소리 갈라짐, 따가운 목 통증
Zing.	아침에 악화되는 천식

목 통증 · 편도염

Echi-p.	용혈연쇄구균 감염으로 인한 급성 인두염 혹은 급성 선도염
Gink-b.	인두염, 편도염, 기침을 동반하는 목의 자극감과 통증
Zing.	목의 따끔거림과 뭔가가 걸린듯한 감각

피부 문제 *3*

습진 · 두드러기 · 가려움

Echi-p.	체독으로 생기는 모든 피부 증상
Fago-t.	손 끝이나 다리·눈·코·항문 등의 가려움증, 노인성 가려움증, 따끔거린다
Grin.	벌레 물림, 옻나무 발진, 심한 가려움과 작열감
Lappa	피부 습진, 두드러기
Rumex	특히 다리에 나타난다, 냉기에 노출되거나 옷을 벗으면 악화
Thuja	가려운 발진, 긁으면 악화, 덮힌 부분에만 생기는 발진, 팔과 손에 생기는 갈색 반점, 대상포진
Urt-p.	피부가 부어오르는 두드러기, 작열감과 의주감(蟻走感: 개미가 몸을 기어다니는 것 같이 느끼는 증상), 심한 가려움을 동반한다

여드름·부스럼

Arn.	종기, 여드름
Bell-p.	여기저기에 고름이 생긴다, 여드름
Chel.	사마귀, 종양
Echi-p	부스럼, 종기, 냄새나는 농이 생김
Lappa	여드름, 고름
Tarax.	뽀루지가 많이 나오는 건강하지 않은 피부
Thuja	폴립, 사마귀, 종양

부종

Cact.	발목, 발등이 부어 오름, 심장에 문제가 있다
Crat.	심장 질환으로 인한 전신 부종
Equis-a	특히 외상 후의 부종
Gali.	림프선 붓기에 의한 부종
Urt-p.	상반신의 부종, 핍뇨와 동시에 생기는 부종

창상

Bell-p.	근육까지 닿는 깊은 상처, 찢어지는 듯한 아픔
Calen.	베인 상처, 찰과상, 균열, 상처가 벌어져 좀처럼 낫지 않음
Echi-p.	곤충이나 뱀에게 물린 상처로 환부에 염증이 생겼을 때
Ham.	상처가 벌어져 따갑고 아프다, 정맥출혈이 있고 쇠약을 동반한다
Hyper.	신경의 손상으로 인한 심한 통증을 수반하는 자상
Mill.	대량 출혈이 있는 모든 상처, 출혈은 선혈

기타

Calen.	표피의 화상
Equis-a	피부의 늘어짐이나 주름, 결합 조직이 무르다, 손톱과 모발이 약하다
Ham.	푸르스름한 동상

Urt-p.   피부에 국한된 화상과 열상

감염증 문제 *4*

감기 · 독감

Borago	감기로 열이 있을 때

Borago   감기로 열이 있을 때
Echi-p.   불규칙한 한기, 체온 상승, 발한이 보인다
Eup-per.   뼛속까지 스며드는 고통스러운 독감, 오한을 동반하
           는 고열
Mill.   고열이 계속될 때, 입이 마른다, 과잉 발한을 동반한다
Queb.   아이의 발열
Solid-a.   금방 다시 감기에 걸린다

기타

Absin.   콜레라
Echi-p   패혈증, 티푸스열, 산욕열, 용혈 연쇄 구균 감염증, 디프
           테리아, 광견병, 매독, 인두염, 편도염을 동반한다
Eup-per.   뎅기열
Ham.   폐결핵
Hyper.   파상풍, 지각 신경의 손상에서 유래
Passi.   파상풍의 강직증후군, 파상풍의 통증과 긴장을 없앤
           다, 단독(丹毒), 경련을 일으킬 때

심장 · 혈액 · 순환기 문제 *5*

심장 문제

Aven.   정액 감소, 신경 쇠약이 원인인 심계 항진
Bell-p.   심장신경증, 심장박동 리듬 이상, 부정맥, 심장 동계

Cact.	심장을 움켜쥐는 듯한 수축성의 통증, 질식하는 감각, 심한 동계
Cean.	동계와 호흡 곤란
Crat.	만성 심장질환, 심장 허약, 협심증, 심장 비대, 피로감이나 동계, 부정맥
Dios.	협심증, 통증이 흉골 뒤 혹은 팔에 느껴진다, 호흡 곤란
Grin.	빈맥, 동계
Queb.	심장 판막증, 심장 비대, 지방 심장, 스포츠 심장
Quer.	심장의 압박감, 심장이 쇠약하고 동계, 호흡곤란과 저혈압을 동반한다
Valer.	스트레스에서 생기는 심장 신경증, 동계, 호흡곤란, 가슴 통증

혈관 문제

Arn.	울혈, 이코노미 클라스 증후군, 혈전
Bell-p.	정맥 울혈, 확장사행정맥, 따끔거리며 아프다
Cact.	동맥류, 동맥경화
Diosp.	동맥경화
Fago-t.	모세 혈관을 강화하고 말단의 혈류를 좋아지게 한다
Gink-b.	뇌의 혈액 순환 불량으로 인해 머리의 활동이 둔해진다
Ham.	혈관이 약하다, 쉽게 출혈, 환부가 울혈되어 푸르스름하다, 통증을 동반하는 정맥류, 베체트병
Mill.	선혈이 대량으로 나옴
Quer.	쉽게 출혈하고 금방 멍이 듬, 비장이 나쁘다, 혈소판 감소성자반병
Yamab.	혈액 순환 불량, 그로 인해 몸이 차가워짐, 동맥경화

비장 문제

Cean.	비장의 붓기와 통증, 비장염
Echi-p.	비장이 약해지고 있다, 면역력이 저하되고 있다
Quer.	비장의 부종, 감염증, 외상, 쇠약해짐

고혈압 · 저혈압

Art-i.	고혈압
Crat.	고혈압과 저혈압, 심장 비대 혹은 심장의 통증이 생김
Diosp.	고혈압
Fago-t.	고혈압
Sasa	고혈압
Yamab.	저혈압

고지혈증

Crat.	고지혈증
Sasa	고지혈증

빈혈

Alf.	영양 부족으로 인한 빈혈
Art-i.	월경 등 출혈 후의 빈혈
Cean.	빈혈, 혈액이 탁하다, 백혈병, 림프의 정체
Mill.	대량 출혈 후의 빈혈, 현기증이 난다
Quer.	출혈이나 영양 부족 등 여러 원인에 의한 만성빈혈
Yamab.	빈혈

소화기 문제

변비 문제

Cact.	변은 딱딱하고 검다, 항문에 가려움이 있다
Card-m.	딱딱하여 변을 보기 어렵고 우둘투둘한 변이 설사와 번갈아 온다
Tarax.	대량으로 배변을 한 후 변비

Thuja	심한 직장 통증을 수반하는 변비, 통증 때문에 변이 들어감
Valer.	과민성 대장 증후군, 스트레스로 인해 설사나 변비를 일으킨다
Verb.	변비, 염소 같은 딱딱한 편

설사 문제

Alf.	노랗고 묽은 변이 반복해서 나온다, 통증이 있다
Bell-p.	노랗고 불쾌한 냄새의 변이 나온다, 무통의 설사, 밤에 악화된다
Card-m.	변비와 설사가 교대로 일어남, 풀 같은 끈적한 변
Diosp.	설사
Rumex	새벽에 무통의 설사, 갈색에 물이 많은 변으로 악취가 난다, 기침을 동반한다
Tarax.	담즙성 설사, 변은 희다, 종종 배변은 있지만 좀처럼 다 나오지 않는다
Thuja	만성 설사, 아침 식사 후에 악화
Valer.	과민성 대장 증후군, 스트레스로 인해 설사나 변비를 일으킨다
Zing.	식중독, 나쁜 물로 인해 생긴 복부의 통증과 설사

구토 문제

Ham.	식후의 메스꺼움, 구역질, 검은색 피를 토하다
Tarax.	기름진 음식을 과식했을 때와 같은 구역질, 쓴맛의 트림, 구토
Valer.	구토를 수반하는 공복감과 식욕

소화불량·식욕부진 문제

| Absin. | 위가 더부룩하고 압박감이 있다, 고창 |
| Alf. | 소화 불량, 식후 수 시간에 걸친 고창성 복통이 있다 |

Art-i.	기름진 음식을 먹으면 위가 거북하다
Bell-p.	고창증, 설사와 다량의 가스가 장에서 꾸르륵 소리를 낸다
Cact.	위에 수축감과 박동이 있다, 식사 후 위가 무겁다
Chel.	소화 불량
Dios.	고창, 고창성 소화 불량
Erio.	더위를 먹어 식욕을 잃다
Ham.	위의 뒷부분이 무겁고 아픔
Lappa	고창증을 수반하는 소화 불량
Quer.	위에 음식이 울체, 부패하고 구취를 일으킨다, 속쓰림, 식후의 고창증
Sasa	식욕 부진
Zing.	위산 과다와 고창증, 소화력이 약하고 위가 거북하다

위장염 · 위궤양

Aral-e.	스트레스나 알코올에 의한 위궤양, 십이지장 궤양
Art-i.	위 점막이 헐어 위가 아프다
Card-m.	알콜 과음으로 인해 생긴 위궤양
Cund.	위궤양, 속쓰림과 구토를 수반하는 위통
Dios.	심한 위통
Ham.	위궤양이 되기 쉬운 경향
Hydr.	위장 카타르, 위염
Quer.	장에서부터 출혈, 영양 흡수 불량
Rumex	만성 위염, 딸꾹질, 속쓰림, 구역질을 동반, 따끔거리는 통증
Sasa	위염
Yamab.	위염

간 · 쓸개 문제

Berb.	간과 쓸개 부분부터 위로 퍼지는 심한 통증, 압박으로 악화된다
Card-m.	간의 울혈과 비대, 알코올이나 약에 의한 손상, 간경변, 부종을 동반, 간 기능 장애

Cean.	간의 비대
Chel.	간염
Cich.	간 질환, 간 주변 통증
Dios.	만성적인 간내 담즙 울체
Hydr.	간염, 간 경화
Queb.	만성 간 질환, 간염, 간경변, 간 부전
Tarax.	간 부분에 통증, 황달이 있는 간염
Yamab.	만성 간염

담석·황달

Berb.	담석에 의한 격한 통증, 그 뒤 황달이 계속되는 경우가 많다
Calen.	담즙의 분비 부족에 의한 황달
Card-m.	담석, 담낭이 부어 따끔거리며 아프다, 간의 비대를 따른다, 황달, 간 기능의 저하로 담즙 분비가 불충분해서 일어난다, 한기와 발열을 동반한다
Chel.	담석, 황달
Cich.	황달, 담낭의 기능 부전
Dios.	담석에 의한 산통, 통증이 흉부, 등, 팔에 퍼진다
Hydr.	황달
Tarax.	담석, 만성 담낭염, 황달

비뇨기·생식기 문제　7

신장 문제

Berb.	신장의 손상, 통증, 소름이 돋는 감각, 저림 등이 있다
Dios.	신장 경련 통증, 통증이 정소와 손발에 퍼진다
Solid-a.	만성 신염으로 따끔거리며 아프다, 압박에 민감하다, 소변은 갈색으로 소량, 배뇨곤란
Thuja	왼쪽 신장에서 상복부에 걸친 통증

Yamab.	만성 신장염
Zing.	좌우의 신장에 둔한 동통, 빈번한 요의를 동반

방광염 · 요도염

Alf.	전립선 비대에 기인하는 방광경부의 염증
Berb.	배뇨하지 않을 때 요도에 타는 듯한 감각이 있다
Gali.	배뇨 중에 작열감이 커지고 방광염
Lappa	요도염, 배뇨 시에 불타는 듯한 아픔
Thuja	방광과 요도에 베인 듯한 통증과 작열감

배뇨장애 · 요로결석 · 뇨 침전물

Alf.	빈뇨, 뇨량도 많다
Berb.	빈뇨로 배뇨시에 작열감이 있고 그 후도 잔뇨감이 있다, 빨간 색의 침전물이나 모래 같은 것이 소변 속에 보인다, 신장 결석, 요로 결석
Equis-a.	신장 결석, 소변을 보기 어렵, 낮에는 핍뇨로 밤이 되면 살짝 새어나온다
Gali.	요사, 결석, 소변이 나오기 어렵고 배뇨 시 따끔거린다
Mill.	혈뇨, 고름 같은 분비물이 섞임
Tarax.	빈뇨, 방광에 무통의 절박감이 있고 다량의 소변이 나옴, 야뇨증
Thuja	통제할 수 없는 요의, 잦은 배뇨, 소변은 뚝뚝 떨어지고 거품이 일어난다
Urt-p.	신장 결석, 핍뇨, 신장이 손상되어 소변이 억압됨, 부종을 동반한다
Verb.	야뇨증

전립선염 · 고환염 · 남성생식기 문제

Aven.	자위 후 발기부전, 사정으로 악화, 정액루, 신경 쇠약
Bell-p.	현기증을 수반하는 몽정, 정액루, 전립샘 분비액이 소변으로 배출, 자위로 인한 현기증
Equis-a.	전립선 비대, 소변이 나오기 어렵다

Ham.	고환염, 부고환염, 고환의 신경통, 정계 정맥혹
Hyper.	척추 신경의 손상으로 인한 발기부전
Lappa	발기부전
Thuja	발기 부전, 성욕의 감퇴, 정자 수 감소, 포피와 귀두의 염증, 첨형 콘딜로마, 임질

치질

Ham.	대량 출혈을 보이며, 따끔거리며 아픔, 푸르스름한 환부
Thuja	항문에 생긴 치핵

부인과계 문제 · 임신과 출산

여성생식기 · 골반 문제

Bell-p.	자궁탈, 질탈, 밑으로 밀리는 듯한 압박감, 자궁의 염증과 출혈
Ham.	외상에 의한 자궁 출혈, 몸에 큰 충격이나 울퉁불퉁한 길에서의 상하진동으로 인해
Hydr.	자궁 종양, 노란 색 분비물
Lappa	자궁탈, 불임증, 질염
Mill.	자궁 출혈, 혈액의 색깔은 선홍색
Ruta	자궁 괴저성 종양
Thuja	호르몬 균형의 난조, 난소 낭종, 난소염, 왼쪽 난소의 심한 통증, 질 가려움증, 질이 민감하고 성교가 불가능하다, 끈적한 분비물, 자궁 폴립, 첨형 콘딜로마, 콜리플라워 모양의 부스럼
Urt-p.	찌르는 듯한 통증을 수반하는 외음부의 가려움

월경전 증후군

Dios.	월경 전이 되면 짜증이 남
Valer.	초조하고 히스테리 상태가 되기 쉽다

월경곤란 · 월경불순

Art-i.	복부의 통증이 강하다
Bell-p.	통증이 심한 월경
Cact.	자궁과 난소의 박동통이나 경련이 있다, 검은 덩어리 피가 섞이며 빨리 끝난다
Dios.	경련성의 강렬한 자궁 통증, 복부 전체에 방사형태로 퍼진다, 등을 펴면 호전
Euphr.	생리통이 있고 예정보다 느리고 짧다, 출혈도 조금, 야외에서 걸으면 악화
Ham.	경혈이 암적색으로 양이 많고 복통을 동반한다
Hyper.	생리통, 응혈 덩어리가 있다
Mill.	예정보다 빠르고 길다, 출혈은 대량으로 선홍색, 복부의 산통이 있다
Passi.	생리통을 완화한다
Ruta	불규칙한 생리
Thuja	생리가 짧고 빠르다, 경혈의 양은 적다

갱년기 장애

Art-i.	특히 냉기나 어깨 결림, 요통, 짜증 등이 있다
Dios.	동계가 있거나 식은땀을 많이 흘리기도 한다
Morus	뼈가 약하다, 골다공증

임신 중

Bell-p.	확장사행정맥, 좌골신경통

| Hydr. | 임산부의 갑상선종 |
| Mill. | 통증을 동반하는 임산부의 확장사행정맥 |

출산 시

Bell-p.	분만 시에 심한 통증을 동반한다
Mill.	난산 때 길어지는 출혈, 산후 출혈
Passi.	진통, 분만통, 극도의 통증을 완화시킨다

출산 후

Bell-p.	출산 후 자궁이 조여드는 것처럼 따끔거리며 아프다
Calen.	출산 후 질 파열
Echi-p.	산욕열
Passi.	산욕 경련

모유 · 수유

Alf.	영양 부족으로 모유의 양이 적고 싱겁고 영양도 없다
Arn.	모유에 피가 섞이는 유선염
Borago	젖이 나오지 않는다
Urt-p.	유선의 발육이 충분하지 못하여 젖이 나오지 않는다

통증 문제 *9*

두통

Arn.	머리를 부딪친 뒤의 두통, 뇌진탕
Cact.	머리 꼭대기에 누름돌이 있는 듯한 감각, 오른쪽의 박동통, 조여지는 느낌
Euphr.	앞머리의 압박통, 눈부심과 열을 동반한다, 머리에 맥박이 느껴짐

Gink-b. 앞머리의 무거운 느낌, 눈의 신경통

Ham. 왼쪽 관자 놀이를 망치로 얻어맞은 듯한 통증, 관자 놀이와 관자 놀이 사이에 번갯불이 스쳐가는 느낌

Hyper. 편두통, 머리가 쪼개지는 듯한 통증, 통증이 볼에 퍼진다

Mill. 머리를 관통하는 듯한 통증, 상반신을 앞으로 구부리면 악화

Ruta 눈의 혹사로 악화된 두통, 못에 박힌 듯한 통증

Tarax. 머리에 찌르는 듯한 통증, 머리 꼭대기에 열감

Valer. 안구를 움직이면 악화되는 두통

목이나 어깨 결림 · 요통

Art-i. 피로와 몸이 냉해서 생기는 어깨 결림, 복통, 요통

Berb. 배뇨 시에 허벅지와 허리 부위에 통증이 있음, 날카 롭고 찌르는 듯한 통증이 신장에서 등으로 퍼진다

Dios. 등의 날카로운 통증, 잘 움직여지지 않는다, 상반신 을 앞으로 구부리면 악화

Ham. 허리와 하복부 언저리의 심한 아픔, 부서질 것 같은 요통

Ruta 타박, 염좌에 의한 등의 통증, 허리 통증, 아침에 일 어나기 전에 악화

Tarax. 귀에서 목까지 찢어질 듯 한 아픔 등과 허리에 압박 하는 듯한 통증과 전격통

근육통 · 염좌 · 타박상

Arn. 근육통, 염좌, 타박상

Bell-p. 사고나 미끄러져 넘어짐에 의한 염좌나 타박상, 심한 통증과 부기를 동반하는 근육통

Celas. 근육통

Equis-a. 삔 곳이 잘 낫지 않는다

Hyper. 꼬리뼈를 다친 뒤 사지 마비

Mill.	높은 곳에서 떨어져 타박, 염좌
Ruta	손목이나 발목 염좌, 건막염이나 테니스엘보, 인대나 근육의 파열
Tarax.	쿡쿡과 찌르는 통증이 있는 근육통

관절염 · 류머티즘

Bell-p.	관절 류머티즘, 욱신거리며 아픔
Celas.	관절염, 류머티즘
Cich.	관절염, 류머티즘
Dios.	손발의 관절이 욱신욱신 아프다
Equis-a.	관절염, 류머티즘
Eup-per.	관절이나 근육의 통증, 뼛속까지 스며드는 듯이 아프다
Lappa	관절염, 류머티즘
Solid-a.	류머티즘
Tarax.	둔한 관절통
Urt-p.	발목과 손목의 류머티즘 통증, 급성 통풍의 통증, 요산이 쌓임

신경통 · 신경염

Bell-p.	임신 중의 좌골신경통
Dios.	엉덩이부터 허벅지 언저리에 통증이 있는 좌골신경통
Hyper.	꼬리뼈를 다친 후 통증, 좌골신경통, 신경염, 신경에 이르는 부상, 주위가 빨갛게 부어 있고 쑤신다, 타는 듯한 통증과 저림이 있다
Passi.	좌골신경통, 신경 진정, 경련
Rumex	냉기에 악화되는 민감한 신경통
Solid-a.	좌골신경통
Tarax.	무릎 신경통, 누르면 호전되다

| Valer. | 좌골신경통, 걸으면 호전, 서있거나 앉아서 쉬면 악화 |

불안 · 긴장 · 공포

Borago	자신의 건강에 대한 불안, 주위의 사람이나 사물에 대한 불안, 불안을 이기는 용기가 없다
Cact.	사소한 일에 잘 놀란다, 동요하기 쉽다, 밤에 활동하는 경향
Hyper.	사고의 트라우마에 따른 불안, 공포
Thuja	자신이 더러워지는 것에 대한 공포, 자신은 추악하고 사랑 받지 못한다고 생각한다
Valer.	신경과민으로 늘 긴장이나 불안을 안고 있다

초조함

Absin.	신경질에 짜증, 히스테리
Aven.	머리를 너무 많이 써서 신경이 날카로워짐, 짜증이 난다
Gink-b.	누군가를 똑 비판해야만 한다, 화를 내지 않기 위해 뭔가를 찢고 싶어한다
Passi.	히스테리를 가라앉히고 잠이 오게 한다
Plan.	통증으로 인해 짜증이 나고 사람을 멀리하려고 한다
Urt-p.	피부가 가려워서 긁으면서 짜증내며 화를 낸다
Valer.	기분이 변덕스럽다, 짜증이 난다, 히스테리를 일으킨다

슬픔· 우울

Cean.	우울, 멜랑콜리
Crat.	낙담하고 실망하여 슬픔을 놓을 수 없다
Hyper.	사고나 부상 이후 우울

불면

Absin.	신경 흥분으로 인한 불면
Aven.	만성적인 불면, 특히 심신 소모 후 피로로 악화된다
Cact.	밤이 되면 활동적인 경향
Passi.	걱정, 과로, 통증 등 여러 원인에 의한 신경 과민으로 불면증, 특히 고령자나 신생아, 약해진 사람들에 적합하다
Valer.	흥분 때문에 불면, 자주 경련을 동반한다

건망증·사고력 저하

Aral-e.	정신적 피로에서 오는 지능 저하
Aven.	신경 쇠약과 정액루를 동반하는 기억 장애
Fago-t.	집중할 수 없고 기억력이 나쁘다

알츠하이머 병

Gink-b.	두뇌가 둔하다, 집중할 수 없다, 멍하고 잘 잊어버린다, 알츠하이머 병
Mill.	하려고 했던 것을 잊어버린다
Plan.	통증에 의한 사고 저하

기타

Absin.	간질, 정신 착란, 환각과 의식 상실을 수반하는 신경성 현기증, 경련
Aven.	약물 중독, 알코올 중독, 불면증을 동반한다
Cean.	약물 중독
Passi.	약물 중독, 신경 장애, 어린이의 신경증, 정신 분열증

피로 · 소모

Alf.	식욕 부진, 영양 부족으로 피로, 마르고 살찌지 않음
Aral-e.	체력의 저하, 정신적 피로
Aven.	신경의 소모, 투병 후 회복기에 쇠약해 졌을 때
Passi.	신경 과민함을 동반하는 극도의 피로
Quer.	만성적인 권태감, 현기증, 영양 흡수 부족에 의한
Yamab.	육체 피로

경련 · 진전(근육의 수축과 이완)

Aven.	노인성 진전증, 마비된 듯한 손발의 저림, 파킨슨병, 무도병, 간질
Gink-b.	서경, 손에 쥐가 나서 떨리는 것
Passi.	어린이의 경련, 전조로 신경의 흥분이 일어난다, 산욕 경련
Valer.	히스테리성 경련, 종아리의 베인 듯한 아픔

당뇨병

Aral-e.	당뇨병
Cich.	당뇨병, 혈당치가 높다
Crat.	어린이 당뇨병
Erio.	당뇨병
Morus	당뇨병, 인슐린 분비 부족
Sasa	당뇨병

약으로 인한 해

Borago	스테로이드 사용에 의한 부신의 손상
Echi-p.	항암제의 해, 적혈구 감소증
Solid-a.	스테로이드나 항암제의 독 배출
Thuja	예방접종을 받은 이후 컨디션이 나쁘다

기타

Crat.	비정상적으로 대량의 땀, 손바닥에 땀이 배다
Diosp.	숙취, 알코올이 체내에 체류
Hyper.	다발성경화증
Morus	뼈가 약하다, 골다공증
Quer.	복부 장기탈, 직장탈, 방광탈, 자궁탈, 탈장
Sasa	산성 체질에 따른 체취
Tarax.	취침 시 대량의 식은땀
Thuja	손톱이 무르다, 너덜너덜하게 변형된다, 내향성 발톱

하세가와 키세이(동종요법 전문가 mujigae.info@gmail.com)

'모든 초원이나 초지, 산과 언덕은 모두 약국이다.' 파라켈수스의 말입니다. 마더팅크처 강의를 할 때 항상 위의 말을 강조합니다. 우리가 사는 이 세상은 하나의 약국이고 자연에는 도움이 되는 것이 반드시 있다고 느낍니다. 그것은 마치 내 속에 있는 자연치유력(생명력)이 의사가 되어 나를 도와주는 치유의 힘을 자연에서 발견하는 것과 같습니다. 그것이 무엇이고, 약이 되는 것을 어떻게 사용하면 효과적인지를 찾아낸 사람들이 이미 있습니다. 그분들이 파라켈수스와 하네만, 그리고 각 나라의 전통 의학을 만드신 분들입니다. 인간이 오랜 세월 동안 경험으로 알게 된 지혜야말로 귀한 약이 될 수 있습니다. 이런 귀한 약에 효과가 있다는 사실을 과학이 아직 다 발견하지 못했을 뿐입니다. 인간은 긴 역사 속에서 이미 알고 있었고 그것을 더 잃기 전에 되찾아 나가야 합니다. 오래된 미래적 방법을 말입니다.

　이 책은 동종요법적으로 약초를 다루는 방법에 대해 소개하고 있습니다. 물질이 가지고 있는 힘은 강합니다. 또한 물질 속에 잠재되어 있는 힘도 강하다는 것을 동종요법을 하면서 많이 느낍니다. 하네만은 동종요법을 확립하기 전에 약물의 부작용에 대해서 고민하다가 약물의 양을 줄이게 되었는데 줄여도 효과가 있었던 것입니다. 또한 진탕을 함으로써 효과는 더욱 증폭된다는 것도 발견하여 희석, 진탕을 통한 레메디로 발전시켜 나갔습니다. 결국 하네만은 물질의 부작용을 극복한 동종요법을 확립하게 되었습니다. 동종요법적으로 허브와 식물을 다루면 부작용이 거의 없는 적은 양의 식물로도 많은 사람들을 도울 수 있습니다. 그런 의미에서 동종요법의 마더팅크처는 부담 없이 사용할 수 있고 활용범

위도 넓어서 여러 방면에서 활용하면 좋습니다. 다음은 일상생활에서 활용할 수 있는 활용법과 사례를 간단히 소개해 드리겠습니다.

적용 사례

[사례 1] 교통사고, 큰 부상

적용:

MT)Arn. + Bell-p. + Hyper. + Calen. + Ruta

TS) Nat-s.12x Ferr-p.12x Mag-p.12x   (TS는 생명조직염)

사고가 나면 바로 Acon. Arn.를 먹으면 후유증을 줄일 수 있습니다. 큰 사고가 나면 외과에서 뼈를 제대로 고정한 후 뼈서포트를 먹으면 회복에 도움이 됩니다. 새로 개발된 '손상서포트'도 활용해 보면 좋습니다.

손상서포트: MT) Alf. + Crat. + Dios. + Quer. + Zing. Rx) Psor. + Syph. + Cina + Hell. + Magn-ambo. 등   (출처; https://mall.toyouke.com/)

[사례 2] 담낭의 통증, 50대 여성, 병원에서 수술을 권했지만 피하길 원함

적용: MT) Calen. + Card-m. + Chel. + Berb-v. + Hydr.

　　　TS) Ferr-p.6x + Mag-p.6x

결과: 두 달 후 통증도 완화되고 식욕도 생기기 시작했습니다. 수술을 일단 미루는 것으로 하였고 더 먹기를 원해서 같은 것을 권해 드렸습니다. 그 이후 담낭서포트와 간서포트를 추천하여 추가로 드셨습니다.

소견: 담석 때문에 통증이 있었는데 그것이 호전된 사례입니다. 담석이 생기는 이유는 여러 가지이지만 만성질환으로 보기 때문에 전문적으로 상담받는 것을 권장하고 있습니다. 본서에는 소개가

안 되었지만 담낭의 문제가 있는 분은 담낭서포트가 도움이 되니 시도해보셔도 좋겠습니다.

담낭서포트: MT) Berb-v. + Card-m. + Dios. Rx) Ferr-p. + Sabin. + Plb. + Puls. + Chin. + Lyc. + Coloc. + Nux-v. + Chel. 등 (https://mall.toyouke.com/)

【사례 3】 개의 복수. 곤지 5살. 암컷. 20kg정도.

증상: 4월부터 산책을 힘들어했고 천식 같은 기침을 했습니다. 혈뇨가 나왔고 복수가 찬 것처럼 배가 불러 보였습니다. 숨쉬기를 어려워했으며 심장사상충 증세와 유사한 모습을 보였습니다.

적용:

8월17일▶ MT) Alf. + Echi. + Erio. + Cact. Rx) Merc.30c + Sulph.30c + Chin.30c + Spig.30c + Sabad.6c + Carb-v.30c + Fila.(사상충)30c + Fila-m.(사상충유충)30c (먹는 물에 5-6방울 정도 넣어서 먹음)

8월26일▶ 복수서포트(MT: Erio.) MT)Alf. + Echi. Rx) Sulph.30c + Chin.30c Spig.30c + Nat-m.12x + Fila.30c + Fila-m.30c

호흡도 많이 부드러워지고 혈뇨도 옅어졌습니다. 복수는 아직 변화 없었지만 기운이 조금 생기고 밥도 조금씩 먹기 시작했습니다. 조금씩 좋아지는 것이 눈에 보였습니다. 혈뇨는 거의 없어졌습니다. 복수 빼고는 예전하고 크게 다른 증상은 없었습니다.(다른 증상은 많이 호전이 되었지만 아직 복수가 해결되지 않아 복수서포트를 사용함)

9월26일▶ 살도 다시 찌고 있고 다 좋아졌는데 한 번씩 거친 숨을 몰아쉬며 쇳소리를 조금씩 냈습니다. 기침과 거친 숨소리의 중간 정도 소리를 냈습니다.

소견: 이 개는 이미 심장 사상충의 증상이 많이 진행된 상태였고 복수 이외는 빨리 회복이 되었습니다. 복수 서포트를 이어서 사용하면서 첫 상담 후 한 달 만에 극복할 수 있었습니다.

Card-m. Hydr.

【사례 1】 60대 여성. 전문상담으로 신체적으로 큰 증상이 없어져서 전문가 상담은 받지 않고 그 대신에 마더팅크처를 먹기 시작했습니다. 간의 문제가 있는 것은 알고 있어서 맨 먼저 먹은 것이 다음과 같습니다.

적용: MT) Card-m.(B형간염 간암을 고려) Rx) Bry.200c (B형간염 간암을 고려) Sulph.30c + Carb-v.30c(숨이 막힘) + Thuja30c (종양)

결과: 마더팅크처와 함께 그 당시의 증상에 맞는 레메디를 스스로 골라서 함께 먹었습니다. 한 달 정도 먹었는데 숨이 차는 것이 많이 개선되었습니다. 또 간에 좋은 Hydr.를 먹었습니다. 그때 같이 먹은 레메디는 다음과 같습니다.

적용: MT) Hydr. (간) Rx) Bry.30c + Kali-al-s.12x + Nat-m.12x + Sep.30c + Ferr-p.12x(가끔 잠이 안 올때, 어지러울에)

결과: "한 달 정도 먹었는데 피부가 좋아져서 사람들이 저를 보면 눈동자가 밝아졌다고 합니다. 발바닥의 각질이 심하고 겨울이 되면 발가락이 괴사하거나 동상이 있었는데 발바닥이 예뻐졌고 많이 생기는 정전기가 없어졌습니다. 스스로 동종요법을 공부하면서 마더팅크처와 레메디를 먹었는데 Card-m., Hydr.가 많은 도움이 되었습니다. 제 몸으로 직접 느끼고 공부하면서 사용해본 것입니다. 다른 분들도 그냥 어디에 좋다고 해서 이것저것 먹는 것보다 스스로 자기 몸에 대해 느끼고 배워가며 적용하는 것이 좋다고 생각합니다."라고 소감을 남겨주셨습니다.

Rumex

【사례 1】 30대 남성. 10대 때부터 생긴 비염. 피곤할 때 심해지고 환절기에 심해집니다. 코가 막히고 콧물이 날 때 약 500ml의 물에 Rumex 2~3방울을 떨어뜨려 먹었습니다. 먹으면 증상이 수그러들었고 코가 뚫렸습니다. 두병을 1년 반 동안 증상이 나타나면 먹었습니다. 중학생 때는 비염 스프레이를 뿌렸었지만 한 번도 효과를 본 적이 없었습니다. 마더팅크처를 사용하고 비염 증상이 서서히 사라졌습니다.

【사례 2】 20대 남성. 먼지가 많은 곳에 있거나 날씨가 차가워지면 코가 막히면서 재채기가 심하고 눈가가 가려운 등 알레르기성 비염 증상이 있었습니다. 또 가을이나 겨울로 접어들면서 마른 기침을 하기 시작하면 이듬해 봄이 지날 때까지 이어지기도 했습니다. 1년 반 이상 비정기적으로 하루에 한 번씩 물에 타서 먹거나 증상이 나타나면 복용했습니다. 양약을 먹을 때는 입이 마르거나 졸림, 손 떨림, 변비 증상 등의 부작용을 느꼈습니다. 마더팅크처는 양약을 먹었을 때 나타났던 부작용은 없으면서 비염 증상이 점차 개선되는 것을 느낄 수 있었습니다.

　마더팅크처를 소개할 때 '자연이 준 선물'이라고 말합니다. 허브 요법은 '힐데가르트'를 빼고 이야기할 수 없는데 그는 '하나님은 인간을 위해 자연 속에서 편안을 주셨다.'라고 했습니다. 대우주, 소우주 모두가 어우러지는 이 세상에서 자연의 일부인 우리에게 필요한 것은 이미 준비되어 있습니다. 자연으로 돌아가서 자연에게 배우고 자연이 주는 선물을 느껴보시지 않겠습니까? 그 하나의 방법으로 마더팅크처를 선택을 해보십시오.

　코로나 사태를 통해서 여러 메시지를 느끼고 있는데 그중에 하나가 자연으로 돌아가라는 것입니다. 인간은 자연의 일부라는 것을 잊고 살아온 것이 아닐까요. 인간의 문명과 힘은 거대합니다. 그 힘의 방향성을 이제는 전환해야 될 때입니다. 이때까지 의식하지 않았던 바이러스와 세균들이 어떤 역할을 하고 있었는지 우리는 배우고 있습니다. 우리는 자연의 리듬을 느끼기 위해서 어떤 것을 해나가야 되는지 알아야 됩니다. 우선 자연의 일부인 내 몸부터 살펴보고 관심을 가져보면 어떨까요? 어떻게 하면 마음도 몸도 건강해질 수 있는지에 대한 답을 동종요법 속에서 찾을 수 있지 않을까요? 동종의 빛(한국호메오퍼시교육연구회)에서는 동종요법의 기초적인 교육을 하고 있습니다. 또한 제가 진행하는 힐링하우스 무지개에서는 마음의 문제를 스스로 돌보고 이너차일드를 케어하는 교육을 진행하고 있습니다.

인간의 거대한 힘의 방향성을 전환하기 위해서는 한 사람, 한 사람의 의식 변화가 있어야만 합니다. 그 의식의 전환은 내 몸과 마음에 대해서 관심을 가지며 돌봐주면서 서서히 할 수 있습니다. 우리 몸의 세포 하나하나가 그 자리에서 자신의 역할을 다해 장기를 만들고 몸을 만들어 움직이게 하고 있습니다. 너무 조그마해서 눈에 보이지도 않는 세포가 제대로 그 역할을 하지 않으면 우리 몸은 병들기 시작하고 무너집니다. 우리의 존재 하나하나는 역할이 있습니다. 자기 자신을 지구의 하나의 세포로 생각하면서 내가 나로서 자연의 리듬에 맞게 자연과 어울려서 밝고 건강하게 살아가는 것이 바로 지구를 살리는 길이라는 것을 알아차려야 됩니다. 들에 있는 풀꽃도, 나무도 뿌리내린 그 자리에서 자신의 역할을 하고 있습니다. 길가에 피는 민들레와 산에 있는 소나무도 그 자리에서 자신의 생명을 다 하고 삽니다. 그 존재 자체가 가치 있고 빛나는 것입니다.

자연은 많은 것을 우리에게 가져다줍니다. 그 선물을 사람은 받을 자격이 있습니다. 창 밖에서 빛을 보내주는 하늘의 태양은 지구에 사는 모든 생명에게 에너지를 주고 있습니다. 지구뿐만 아니라 다른 혹성들에게도 영향을 주고 있으며 태양계도 은하계속에서 다른 별들과 함께 어울리며 은하 속을 돌고 있습니다. 지구는 태양계의 하나의 구성원이고, 태양은 은하계의 구성원이며 우리의 은하는 우주의 구성원입니다. 이런 생각은 내가 대우주와 연결이 되어 있다는 것을 느낄 수 있게 해 줍니다. 대우주에서 보면 우리는 소우주입니다. 정말 희미한 존재이지만 존재의 가치가 있습니다. 마치 동종요법의 레메디처럼요. 하나의 레메디는 은하수의 눈물 한 방울 정도의 비율인 '10의 60승의 1'(30c에 경우)입니다. 그 레메디가 우리를 자극하고 우리의 생명력을 활성화시킵니다. 대우주에서 보면 희미한 존재인 우리도 충분히 힘이 있다고 볼 수 있습니다. '자연이 준 선물'인 허브 마더팅크처를 잘 활용해서 밝고 건강한 모습으로 살아가시길 기원하겠습니다.

마지막으로 동종요법을 만나게 해준 우리 아이, 제가 동종요법을 배우고 활동하는데 항상 뒷받침을 해준 남편과 우리 식구들, 동종요법과 이너차일드 치유의 많은 가르침을 주신 은사 유이 토라코선생님, 번역을 도와주신 박혜정님, 큰 용기를 내고 출판 작업을 해주신 최은혜 선생님, 저와 인연이 되어 인생의 이야기를 나누어주신 모든 분들에게 진심으로 감사의 말씀을 전하겠습니다. 감사합니다.

김마리요(동종요법 전문가 mariyo1025@yahoo.co.jp)

동종요법 전문가 김마리요입니다. 마더팅크처는 상담후 그 상담자에 맞춰 만드는 수시 레메디에 넣어서 활용하고 있습니다. 마더팅크처는 허브요법으로 주로 장기를 서포트하는 데 사용됩니다. 제가 사용했던 마더팅크처의 사례를 소개해 드리겠습니다.

적용 사례

【사례 1】30세 여성

발달장애 아이를 키우는 엄마. 아이를 기르며 욱하고, 화내고, 패닉에 빠져서 스스로 주체할 수 없는 화와 감정이 생겨 힘들어했습니다. 자기를 사랑하지 못하고 갖고 싶은 것도 못 산다고 했습니다. 자율신경 실조증과 우울증이 있었습니다. 항상 살고 싶지가 않고, 설거지만 해도 힘이 없어 쓰러질 것 같고 일상생활이 불가능했습니다. 몇 달 전부터 밥을 거의 못 먹어서 더 힘들다고 했습니다. 남편이 무서워서 동종요법도 숨기고 있었습니다.

적용:

수시 MT)Fucus. + Borago + Passi. + Alf. + 장내세균서포트 + Bor.LM1 + Arg-n.LM3 + kali-brom.12X + Sero.6x + Iod.12x + Thym-gl.12c

아침1 Ant-c.LM1 + Op.200c

아침2 Psor.LM2 + Bac.LM2

저녁3 Ig.LM3 + Hyos.LM3 + Aur.200c

결과: 이분의 증상 원인은 어머니와의 관계였습니다. 어렸을 때 어머니는 오빠만 사랑하고 자신에게는 엄하셔서 애정결핍 상태에

서 자랐습니다. 사랑을 주고받지 않아서 자신을 사랑하는 방법과 사람을 어떻게 사랑하는지를 몰랐습니다. 세로토닌이라는 신경전달물질이 있습니다. 이 물질은 행복 호르몬으로 불리며 편안함과 행복감 등의 감정을 발생시킵니다. 세로토닌의 90%는 장에 존재합니다. 장환경을 좋게 만들기 위해서 영양이 풍부한 Alf.라는 마더팅크처를 넣었습니다. 이것은 장서포트에 들어있는 마더팅크처 중 하나입니다. 임신 중인 분은 꼭 먹었으면 하는 마더팅크처입니다. 또 장의 환경을 악화시키는 진균을 줄이는 것에 대해서도 고려했었습니다. 이 분은 진균성 습진이 엉덩이에 있었습니다. 결핵 노조드 레메디인 Bac.와 Bor.라는 붕소 레메디는 진균을 줄일 때에 자주 사용하는 레메디입니다. 세로토닌 레메디도 함께 넣었습니다.

엄마의 사랑 부족으로 야기된 증상에는 Ant-c.이라는 레메디도 맞습니다. 이 분은 남편에 대한 공포를 가지고 있었으므로 Op.라는 공포의 레메디도 고려했습니다. 그리고 아무 말도 할 수 없고, 하고 싶은 말도 잘하지 못해서 공격을 받는 장기는 갑상선입니다. 갑상선이 허약하면 갑상선호르몬이 떨어지고 피로감과 나른함, 땀을 흘리지는 않지만 식욕이 떨어지고 한기를 느끼는 등의 신체적 증상 외에 무기력과 졸음, 기억력저하, 우울증 등의 증상도 나타납니다. 이 분은 갑상선에 대해서는 특별히 진단을 받은 적은 없었지만 증상으로 봐서는 갑상선에도 대미지가 있을 것이라고 생각했습니다. 그래서 갑상선 레메디인 Iod.을 넣기로 했어요.

Fucus.라는 마더팅크처도 갑상선에 좋습니다. (이 책에는 소개되어 있지 않습니다.) Borago는 부신의 문제에 이용되는 마더팅크처입니다. 이 분은 자율신경 실조증이 있었습니다. 자율신경 실조증의 증세와 갑상선의 증상은 비슷한 곳이 있습니다만 떼어 놓고 생각하는 것보다 전체적으로 보는 것이 중요합니다. 자율신경 실조증은 교감신경과 부교감 신경의 균형이 깨지면 기능이 항진하거나 기능이 저하됨으로써 발병합니다. 이들 자율신경의 기능이 비정상적으로 되는 원인으로 첫 번째가 스트레스입니다. 그 외에는 갱년기에 따른 호르몬 균형의 난조 등도 있습니다.

부신은 신장에 붙어 있는 장기인데, 신장과 직접 관계가 있는 것은 아닙니다. 부신은 생명을 유지하기 위해서 필수 불가결한 호르몬을 분비하는 내분비 계통의 하나입니다. 부신 안쪽의 수질은 자율신경의 교감신경의 일부입니다. 교감신경과 연계하여 생리작용을 조절합니다. 또한 부신 수질은 여러분도 아시는 바와 같이 아드레날린과 노르아드레날린을 합성하고 분비하고 있습니다. 불안과 공포, 분노 등의 스트레스를 느꼈을 때는 아드레날린과 노르아드레날린 분비가 높아지는데 스트레스가 장기간 계속되면 아드레날린과 노르아드레날린이 과잉 분비되고 공황장애가 일어날 수도 있습니다. 반대로 부족하게 되면 우울증을 일으킨다고 합니다. 이처럼 부신은 스트레스로부터 가장 공격을 많이 받는 곳이니 부신 서포트를 선택했습니다.

Passi.라는 마더팅크처는 깊게 잠들지 못하는 증상에 맞추어 선택했습니다. Passi는 불면에 흔히 쓰이는 레메디이지만 마더팅크처도 효과적입니다. 스트레스와 우울, 신경피로에 아주 좋은 마더팅크처입니다. Aur.라는 레메디는 우울증에 넘버원 레메디입니다. 우울감을 느꼈을 때는 꼭 Aur.200c를 사용해보세요. 이 처방에 플라워에센스도 추가되었지만 이번 소개에는 제외합니다.

4회 전문가 상담을 끝낸 후쯤에 이 분의 증상이 안정되었습니다. 자신을 위해 돈을 쓸 수 있게 되었고 남편에게도 어느 정도는 의견을 말할 수 있게 되었습니다. 이혼까지 생각했던 그녀가 남편과 어느 정도 좋은 관계를 형성하게 되었습니다. 그리고 1년 후, 3회의 전문가 상담을 더 하고 2년 후인 올해 2회 상담을 했습니다. 조금씩 조금씩 증상이 개선되고 있지만 갑자기 나빠지는 시기도 있는 것 같습니다. 그때는 환자에게 연락이 왔습니다. 이번에도 육아에 대한 스트레스로 우울 증상이 심해져서 연락이 왔습니다. 바로 전문가 상담을 하고 레메디를 보낸 뒤 다음날에 몸 상태를 물어보니 "선생님! 레메디 먹고 바로 다음날부터 괜찮아졌어요!! 근데 어젯밤부터 다시 좀 안 좋긴해요^^; 심한 건 아니고요~ 전 선생님 레메디가 너무 잘 듣는 것 같아 항상 안심되어요~~♡"라고 답장을 받았습니다. 회복하는 것도 빨라진 것 같아 다행이었습니다.

 ※ 일상생활에서 간단히 활용할 수 있는 마더팅크처를 소개해드리겠습니다. 안약은 결막염, 안구건조증 등 눈의 증상에 써보세요. 노안에도 효과가 있었다는 보고도 있습니다.

【안약 만드는 방법】
깨끗한 물을 끓인 후에 자연염(좋은 소금)을 약간 넣어서 식혀주세요. (눈물과 같은 염분농도) 10ml의 병에 담아서 안약 팅크처를 1~2방울 정도 넣어서 잘 진탕하여 매일 눈에 넣어 주세요. 약 5~7일 마다 한 번씩 새로 만들어 주시고 날씨가 더운 날은 더 자주 물을 바꿔주면서 사용해보세요.

【무좀】
Thuja, Calen.의 마더팅크처를 원액으로 하루 1~2회 발라보세요.

【상처의 소독】
Calen. 마더팅크처를 바릅니다
따끔거릴 때는 깨끗한 물에 조금 희석해서 사용하세요

【땀띠】
Eriobotrya 가려운 곳에 발라보세요

 동종요법은 약이 아닙니다. 마더팅크처는 자연의 선물이에요. 부작용이 없고 부드럽게 장기를 보호하기 때문에 굉장히 매력적인 분야입니다. 여러분도 꼭 이 책을 참고해서 여러 가지 마더팅크처를 사용하셔서 자연의 선물을 만끽하시기 바랍니다.

정명원 (동종요법 전문가 dyneyuna@naver.com)

마더팅크처는 동종요법과 비슷할 정도로 긴 역사를 가지고 있지만, 막상 동종요법 전문가(Homeopath) 중에 마더팅크처를 적극적으로 이용하시는 분들은 많지 않습니다. 저도 유이 토라코 선생님의 ZEN메소드를 본격적으로 배우기 전까지는 고전 동종요법에서 그러하듯 알약 레메디만을 이용했었습니다. 처음 마더팅크처를 접할 때의 낯선 느낌이 새삼 기억납니다.

우리 큰 아이는 자폐증입니다. 아이는 동종요법을 하기 전에는 영양제를 주로 활용하는 Naturopathy로 치료를 했었습니다. 미국에서 유명하다는 자연요법 의사(Naturopath)에게 상담을 받았고 효과도 많이 봤죠. 그녀가 주로 사용하는 것은 허브 계열의 영양제였습니다. 그런데 동종요법을 공부해보니 허브 계열 영양제와 같은 성분의 마더팅크처들이 많더군요. 예를 들어 세로토닌 분비를 증가시켜 신경안정과 감정기복에 좋은 성요한풀(St. John's wort)은 마더팅크처로는 하이페리쿰(Hypericum)이라는 이름이었고, 간에 좋은 민들레 뿌리(Dandelion root)는 타락사쿰(Taraxacum)이라는 이름의 팅크처였습니다. 영양제는 캡슐 형태가 주가 되다보니 캡슐의 주성분인 젤라틴도 부담스러운 위장을 가진 저나 제 딸의 경우에는 복용 후 가끔 속이 부대끼고는 했는데, 마더팅크처는 몇 방울 물에 타서 먹기만 하면 되니 참 편해서 좋고 흡수도 잘 되더군요.

다른 분들이 동종요법 레메디를 추천해달라고 하실 때 가벼운 증상의 경우에는 가급적 집에 갖고 계신 키트 레메디를 활용하게 하고자 하지만, 현대인들의 경우 대부분 만성질환에 대해 물어보시는 분들이 많아 아무래도 마더팅크처를 쓰게 됩니다. 일단 현재의 생활습관도 좋지 않고 각종 트라우마로 인하여 신체 장기나 기관이 약해져 있으며 미네랄도 결핍되어 있어 보완이 필요하기 때문에 티슈솔트나 마더팅크처가 도움이 되는 경우가 많습니다.

마더팅크처에 대한 내용은 이 책에 잘 정리되어 있으므로, 제가 어떻게 활용하는지 비교적 경증의 예시를 들어 이야기해보고자 합니다. 제 주변인들에게 제가 추천한 처방들입니다.

적용 사례

〔사례 1〕 50세 여성

이 분은 위통으로 고생하고 있었습니다. 경추와 견갑골 쪽에 통증이 있은지 굉장히 오래되었고 주로 왼쪽 어깨일 때가 많지만 때로는 오른쪽 어깨도 통증이 있었다고 합니다. 사실 통증은 원래 오른쪽부터 시작되었다고 하더군요. 항상 배는 더부룩하고 명치가 꽉 막힌 듯한 느낌이 들었으며 방귀를 뀌거나 화장실에 다녀오면 호전되는 듯하다가도 식사를 하면 다시 속이 답답해졌습니다. 식도염도 있는 듯 목에서 가슴까지 꽉 막힌 느낌이 있었고 코에서는 뭔가 실제는 존재하지 않는 냄새를 늘 맡고 있는 기분이 들었다고 합니다. 늘 피곤하고 오후가 되면 거의 그로기 상태가 되었습니다. 쉬거나 따뜻해지거나 배변을 보거나 땀을 흘리면 나아지지만 어디까지나 일시적이었습니다. 왜인지 모르겠으나 다양한 이유로 항상 같은 자리(왼발 약지)를 다친다고 합니다. 약해도 심했고 잠을 오랫동안 못 잤다고 하기에, 처음 비장 서포트와 Nux-v.를 중심으로 레메디를 추천했으나 그리 효과가 없었습니다. 포텐시를 바꾸어보아도 마찬가지였습니다. 다만 첫 번째 레메디를 투여하기 전과 다른 변화가 하나 있었는데 아침에 일어나면 녹색의 콧물이 나온다는 것이었습니다. 또한 생각해보니 지금처럼 위 언저리에 통증이 나타난 것은 자주 나오던 콧물이 코 막힘으로 변화한 시점부터였다고 합니다. 전에는 투명하고 물 같은 콧물이 매일 여행용 티슈 한 통을 써야 할 만큼 많이 나왔는데 언젠가부터 콧물이 딱 멈추고 그 대신 속 쓰림과 위 언저리의 통증이 나타났다는 것이었습니다.

현재는 명치에 조이는 듯한 통증이 있고 그 자리에 손을 얹으면 꾸르륵 내려가는 듯한 느낌이 들지만 금방 다시 통증이 되돌아왔습니다. 또 식사를 하면 잠시 괴로움이 가신 듯하지만 먹을 것을 다 먹고 소화가 시작되면 다시 속이 쓰려온다고 합니다. 이렇게 살짝 변화한 증상에 기초하여 레메디를 생각해보았습니다.

적용:

수시 MT)Zing. + Bac-7.30C + Hydr.6C + Mang-s.9X

아침1 Sul-ac.LM2

아침2 Tub-b.LM3

저녁 Par.LM4

MT)Zing. 소화불량, 메슥거림, 뱃속에 가스가 찰 때. 목에 뭔가 걸린 듯한 느낌이 들 때도 좋은 팅크처이므로 선택했습니다. 이 분은 원래 천식도 있었던 분이었어요. 자연요법 등을 한 덕분에 천식 증상은 5년 이상 없었다고 했지만, Zing.는 천식에도 좋은 팅크처죠. 다들 아시다시피 Zing.의 원료인 생강은 기침할 때 좋습니다.

Bac-7. 장내세균 레메디, 만성피로, 변비, 위의 팽만감으로 고생하는 사람에게 좋습니다.

Hydr. 원래는 팅크처로 쓰고 싶었지만 당시 팅크처가 다 떨어져서 어쩔 수 없이 6C를 이용했습니다. 간, 소화기관, 점막의 문제. 점액이 많이 나오며, 특히 위장에 점액이 차 있을 때 좋습니다. 면역력이 약하고 약을 많이 복용한 사람에게 좋은 레메디입니다. 이 분은 어릴 적부터 자주 아파서 약을 많이 썼던 분이었습니다.

Mang-s. 만성피로, 빈혈, 혈액순환의 문제, 발가락 약지를 자주 부딪치는 것이 뭔가를 시사하는 것이 아닐까 싶어 관련 경락을 찾아보니 담낭이라는 것을 알게 되었고, 담즙 분비와 관련 있는 티슈솔트인 Mang-s.를 선택하였습니다. 레퍼토라이제이션 순위도 3위였고요.

Sul-ac. 목에 뭔가 걸린 듯 쓰린 감각, 몸의 왼쪽과 명치의 압박감, 허약한 느낌이 드는 것과 부상과도 관련이 있어 선택했습니다.

Tub-b. 마이아즘 레메디로 선택했는데 원래 천식이 있고 통증의 위치가 자꾸 바뀌는 점 등을 고려하였습니다.

Par. 처음 대화를 나눴을 때는 듣지 못했던 내용인데, "속 쓰림이 있기 전에는 몇 달 동안 계속 콧물이 났었는데 그때 체내의 수분이 말라버린 것 같은 기분이 들어요.", "콧물이 저절로 멈춘 것은 몸 상태가 좋아져서가 아니라 더 이상 콧물을 배출할 체력이 없었나 봐요."라고 상담한 분이 말하더군요. 속 쓰림, 뱃속 가스, 변비, 녹색 콧물, 조이는 듯한 통증, 먹으면 호전되고 통증 부위를 만지면 호전되는 것, 건조한 몸 등 모든 특징을 충족시켜주는 레메디라 메인으로 선택했습니다. 상상 속의 악취라는 특징도 딱 들어맞더군요.

결과: 속 쓰림과 위의 통증, 복부 가스 등의 증상이 좋아져서 먹고 싶은 것을 마음 놓고 먹을 수 있게 되었습니다. 정말 행복하다고 말씀하시더군요. 실제로는 존재하지 않는 냄새가 나는 증상도 어느 새 사라졌고 불안하지도 않고 정신을 차려보니 목이나 어깨의 통증도 없다고요. 콧물이 다시 나오기 시작했지만 예전처럼 티슈 한 통을 쓸 정도는 아니고 아침마다 살짝 흘러내리는 정도였습니다. 저녁에 피곤함을 느끼는 것은 여전하지만 전보다는 훨씬 덜하다고 했습니다. 이 분은 갱년기였기에 그에 어울리는 Dios.등의 팅크처를 추천했고, 마더팅크처를 꾸준히 복용한 뒤 만성피로 증상도 개선되었습니다. 전에는 힘들어서 시도할 엄두를 내지 못했던 운동도 꾸준히 하고 계시다고 합니다.

【사례 2】 6세 남아

비염. 잠자기 전에 심해지고 환절기 때나 미세먼지가 있으면 종일 코가 막혀 힘들어합니다. 추워지면 증상이 심해지는 것은 아니고 오히려 더위를 잘 타는 편. 식욕이 없고 살이 전혀 찌지 않는다고 합니다. 몸은 길쭉하고 마른 스타일. 찬 우유를 먹으면 몸이 나빠지고, 땀을 잘 흘리지 않으며, 아침에 일어날 때마다 엄청 피곤해합니다. 결막염도 있는 듯 눈을 가끔 비빌 때가 있습니다. 어머님 왈, "아이가 밥 좀 잘 먹는 게 소원입니다. 아이가 마른 편이라 통통한 아이들 보면 업어오고 싶을 정도로 귀여워요."라고 하시더군요. 아이 아버님도 피로감이 많은 편이고 비염이 있으며 20대 이후 힘이 들어서 술을 마시지 못한다고 합니다.

적용:

MT) Alf. + Aven. + Tarax. + PM2.5 6C + Elect.6C + Ars-i.12X + Calc-p.6X + Sil.12X + Parathyr.12X

물+알코올 포텐시) Carb-v.LM1 + Med.LM2 + Nux-v.LM3

Alf. 소화불량, 영양흡수부족, 체력저하, 식욕부진, 허약한 아이

Aven. 영양부족, 신경쇠약, 수면 부족

Tarax. 간 기능 저하, 간, 담낭, 신장, 비장, 췌장 등 다양한 장기 보조

PM2.5 미세먼지 해독

Elect. 전자파 해독

Ars-i. 알레르기 체질, 계절이 바뀔 때마다 코가 막히거나 콧물이 납니다

Calc-p. Sil. 아이의 체질과 관련된 티슈솔트

Parathyr. 칼슘-인 대사와 관련된 조직인 부갑상선의 레메디

Carb-v. 소화기관의 문제, 산소 결핍, 대사의 문제 등과 관련된 개입 레메디

Med. 염증이 많은 부분을 커버하는 마이아즘 레메디

Nux-v. 아이의 메인 레메디. 전반적인 가계도를 볼 때 간이나 담낭이 약할 것으로 보여서 골랐습니다. 증상을 레퍼토라이제이션 해봐도 Nux-v.가 압도적인 1위였고요.

이 경우에는 엄마 되시는 분 쪽 가계도의 마이아즘이 심각한 편이

아니라서 주의가 필요할 것 같지 않아서 아침, 점심, 저녁 처방을 한꺼번에 하나의 액상 레메디에 혼합해 투여하게 했습니다. 투여 빈도나 진탕 횟수를 다 다르게 조절하는 것이 불가능하기 때문에 조금 불안은 있었습니다.

결과: 걱정했으나 초반에는 특별한 명현반응 없이 잘 지내고 있다고 했습니다. 하지만 2주 정도 지났을 무렵 아이가 고추가 아프다 해서 봤더니 성기 끝이 빨갛게 부풀어 올라 있다며 아이 어머님이 보고를 해왔습니다. 마이아즘 레메디에 반응했으리라는 생각이 들었습니다. 아이 아버님이 신장이랑 생식기가 약한 편이었다는 말을 들으니 확신이 들더군요. 그런 이유로 임신도 조금 오래 걸렸다고 합니다. 성기의 염증이라는 반응은 임질 마이아즘의 배출작용으로, 아이의 생명력(바이탈포스)이 강하다는 뜻이라서 내심 기뻤지만 이 부분에 대해 설명을 한다 한들 부모님이 이해해 주실까가 걱정이었습니다. 역시나, 아이가 소변을 보는데 오줌이 세 갈래로 갈라져 나왔다며 아이 아버님이 항생제를 먹이자고 하셨다더군요. 그러면 모든 것이 도로아미타불이라고 말렸죠. 이럴 때 어머님들 대부분이 아이 본인보다도 더 힘들어하시는데 다행히 아이의 어머님은 낙천적이고 긍정적인 분이었습니다. 아이 아버님도 어머님의 말을 듣고 일단 항생제 복용을 잠시 미루고 동종요법 레메디를 복용하는 것에 동의해주셨습니다. 이렇게 부부간에 소통이 되고 아내의 의견을 남편이 존중해주는 경우는 제가 관찰해 본 바 아이들이 잘 자라고 아프더라도 호전이 빠릅니다. 그런데 이런 일이 많지는 않기에 아버님께서 바로 수긍하셨다는 이야기를 듣고 제가 더 놀랐습니다. 유감스럽게도 비염도 호전이 되었다가 다시 코가 막혀 힘들어한다고 했습니다. 대신 밥을 전보다 잘 먹어서 살이 전보다 좀 붙었다고 합니다. 아이가 "배고파."라는 말을 해서 눈물 날 뻔하셨다고 합니다. 아무튼 성기 끝에 빨갛게 염증이 생긴 귀두포피염을 해결해야 했기에 기존의 레메디는 일

시 중지하고 또 다른 레메디를 추천했습니다.

적용: MT)Calen. + ThujaLM3 + Gunp.6C

Calen. 제균, 항균작용을 위한 마더팅크처

Thuja 오줌이 몇 갈래로 갈라져 나올 때, 귀두포피염, 임질 마이아즘의 최고 레메디

Gunp. 염증의 이동을 막기 위한 레메디

결과: 먹기 시작하고 얼마 안 되어 고추의 통증이 사라졌습니다. 붓기는 가라앉았지만 처음으로 완전히 돌아가지는 않았다고 하여 며칠 더 먹이시라고 했고, 사흘 정도 지나자 원 상태로 돌아왔고 소변도 편하게 보게 되었습니다. 그래서 다시 원래 복용하던 레메디로 돌아가도록 했습니다. 현재는 밤에 잠자기 전과 아침에 일어났을 때 코가 막혀 있다고 하더라고요. 전의 레메디를 다시 복용하기 시작하자 비염 증상은 조금씩 다시 호전되었습니다. 그 후 딱히 아픈 부분이 있는 것은 아니지만 전에 비해 밥을 잘 먹게 되자 기력이 생기고 몸통도 커지고 해서 소화 기능을 더 올리고 싶기도 하고, 아직은 날씨에 따라 아침저녁으로 코가 살짝 맹맹해지는 일도 있다고 하셔서 앞서 복용한 레메디의 다음 포텐시와 간이랑 장을 보조하는 레메디 위주로 추천드렸고 다행히 효과가 있는 것 같습니다. 부모님의 긍정적인 성격과 가계도(마이아즘적)의 문제가 '상대적으로' 적은 것 등, 여러 면에서 수월하게 진행할 수 있었던 케이스입니다. 체질적인 문제를 완전히 개선하려면 좀 더 시간이 필요하겠지만요.

이상으로 마더팅크처와 기타 레메디를 함께 활용한 사례 중에 비교적 경증이고 병리가 깊지 않은 경우를 골라서 정리해 보았습니다. 아마 약물학을 열심히 공부하신 분들이라면 굳이 동종요법 학교에 다니지 않았더라도 이런 정도의 증상은 많이 케어하실 수 있을 거라 생각이 됩니다. 이때 제가 했듯이 마더팅크처를 같이 쓰신다면 훨씬 빠르게 효과를 보실 수 있을 것이라 믿습니다.

지은이

유이 토라코 (由井寅子)

1953년 출생. College of Practical Homeopathy 대학원(영국) 졸업, Hon.Dr.Hom/Ph.D.Hom(동종요법 명예박사/동종요법 박사). 일본 동종요법 의학협회(JPHMA) 명예회장. Chhom(College of Holistic Homeopathy) 학장. 농업생산법인 일본 도요우케 자연농 (日本豊受自然農)주식회사 대표. 농민.

동종요법 학술지 「The Homoeopathy Heritage International」 (B. Jain Publishing House) 국제 어드바이저. 동종요법 실천과 하네만 연구로 해외에서 높은 평가를 얻었으며 21세기 동종요법을 견인하는 지도자로 활약중. 발달장애나 자가면역질환 등 현대 의학으로 치료할 수 없는 난치병을 경이적인 치료율로 개선을 이끄는 ZEN호메오퍼시를 창안하여 세계적으로 주목받고 있고, 많은 해외 강연에 초청받고 있다. 저서, 역서 다수. 저서는 영어, 독일어 등으로도 번역되었다.

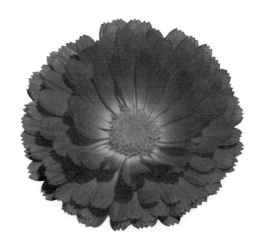

옮긴이

박혜정

한국예술종합학교 영상원 중퇴 후 풀무농업고등기술학교 생태농업 전공과정과 사이버한국외국어대학교 일본어학과를 졸업했다. 충남 홍성에 살며 사진 작업과 번역을 하고 있다.

감수

하세가와 키세이(長谷川希生)

JPHMA인증호메오퍼스 취득. ZEN메소드 전문가 인증. JPHMA 애니멀호메오퍼스 취득. JPHF인증 이너차일드 세라피스트 취득. 일본 간다(神田)외대 한국어학과를 졸업하고 충남 홍성에 있는 풀무농업고등기술학교에서 일본어 강사를 3년 동안 했다. 아이를 낳고 키우면서 동종요법을 만났고, 2006년 말부터 동종요법을 사용하기 시작했다. 2010년 봄부터 충남 홍성군 홍동면 지역에서 관심이 있는 엄마들과 함께 동종요법 공부모임을 시작해서 지금에 이르고 있다. 2010년 12월에 일본 '하네만 아카데미' 셀프 케어 어드바이저 스쿨(SAS)을 수강 후 일본 Callege of Holistic Homoeopatht에 입학, 2017년에 졸업하고 호메오퍼스자격증을 취득. 2018년 봄부터 네이버 블로그 '힐링하우스 무지개'를 운영하고 동종요법 건강상담을 하고 있다.

번역서 : '동종요법 가이드북' '동종요법 가이드북 어린이편' '동종요법 임신과 출산' (그물코)

자문

한국호메오퍼시교육연구회 동종의 빛

2015년 전국 각 지역에서 동종요법에 관심 있는 분들이 모여 한국호메오퍼시 교육연구회 동종의 빛(이하 동종의 빛)을 조직했습니다. 동종의 빛은 한국에 동종요법을 널리 알리기 위해 교육과정을 마련해서 교육 및 강연회를 꾸준히 진행하고 있습니다.

문의 http://cafe.daum.net/homeopathykorea

● 레메디와 마더팅크처의 한국어 표기를 도와주신 김양호 선생님 감사합니다.

허브 마더팅크처 Herb Mother tincture

초판 1쇄 발행일 2020년 12월 24일

지은이	유이 토라코 (由井寅子)
옮긴이	박혜정
감 수	하세가와 키세이(長谷川希生)
만든이	보리
교정 교열	이수연 윤혜신

펴낸곳	햇무리
펴낸이	최진혁
등록	제2020-000001호
주소	경북 영주시 문수로 497-25
전화	054-631-0409
전자우편	haesmuli@naver.com

ISBN 979-11-9725-67-0-7   값 30,000원

이 도서의 국립중앙도서관 출판예정도서목록(CIP)은 서지정보유통지원시스템 홈페이지(http://seoji.nl.go.kr)와 국가
자료종합목록 구축시스템(http://kolis-net.nl.go.kr)에서 이용하실 수 있습니다. (CIP제어번호 : CIP2020051595)